Auxiliar de enfermería

en

Gastroenterología

La guía completa

MARTIN STERLING

Índice

3

Capítulo 8: El uso de tecnologías y dispositivos médicos en gastroenterología

Apéndices

« Trabajar en gastroenterología es como ser detective del aparato digestivo: investigas lo que sale, adivinas lo que entra, ¡y esperas que todo se quede dentro! »

Introducción: ¿Por qué este libro?

- La importancia del papel del auxiliar de enfermería en gastroenterología

El papel del auxiliar de enfermería en gastroenterología es innegablemente importante, y constituye uno de los pilares del buen funcionamiento de este servicio médico. Como profesional sanitario, el auxiliar de enfermería está al frente de la atención diaria al paciente, desempeñando un papel crucial que va mucho más allá de la simple asistencia técnica. En un departamento tan específico como el de gastroenterología, donde las patologías tratadas afectan directamente a aspectos vitales como la digestión, la nutrición y la eliminación, el auxiliar de enfermería se convierte en un verdadero protagonista del confort y el bienestar de los pacientes.

El papel de los auxiliares de enfermería comienza en cuanto ingresan los pacientes. Suelen ser la primera persona que establece contacto directo, proporcionando una primera impresión tranquilizadora a los pacientes, que a menudo están ansiosos. Los auxiliares de enfermería deben ser capaces de adaptar su enfoque a cada individuo, ya sean adultos jóvenes con enfermedad inflamatoria intestinal, ancianos que padecen enfermedades crónicas como la cirrosis o pacientes con cáncer digestivo. Cada patología requiere unos cuidados específicos, y el auxiliar de enfermería debe comprender rápidamente las necesidades particulares de cada paciente para ajustar su atención.

En este contexto, el auxiliar de enfermería desempeña un papel clave en la gestión diaria, ya sea en términos de higiene, confort o seguimiento clínico. Los pacientes hospitalizados en gastroenterología pueden enfrentarse a situaciones difíciles: estomas, incontinencia, vómitos y dolores abdominales recurrentes. Estos síntomas, a veces tabú y resentidos, requieren un apoyo profesional pero sensible. El auxiliar de enfermería se convierte entonces no sólo en un técnico en cuidados, sino también en un apoyo psicológico, que ayuda a los pacientes a recuperar una forma de dignidad a pesar de los cambios en su estado físico.

Además de los cuidados higiénicos, el auxiliar de enfermería también desempeña un papel clave en la vigilancia de los signos clínicos. Al observar diariamente la evolución de los pacientes, a menudo son los primeros en detectar cambios sutiles pero significativos: un cambio en la frecuencia de las deposiciones, una aparición inusual de vómitos o signos de deterioro del estado general. Su estrecha relación con el paciente les permite detectar rápidamente los signos de empeoramiento y transmitir esta información al equipo asistencial para que pueda actuarse con rapidez. Este papel de "perro guardián" es esencial, porque en gastroenterología pueden producirse repentinamente situaciones críticas como una hemorragia digestiva o una perforación intestinal.

Los auxiliares de enfermería de gastroenterología también se distinguen por su participación en los cuidados técnicos, en particular durante la preparación y después de los exámenes endoscópicos. Las colonoscopias, gastroscopias y otras investigaciones requieren una preparación física que suele ser estresante para el paciente. El auxiliar de enfermería tiene la delicada tarea de preparar a los pacientes para estos exámenes, asegurándose de que se sientan cómodos y comprendan el proceso. Luego les acompañan durante el periodo posterior al examen, proporcionándoles cuidados y confort ante el cansancio o posibles complicaciones. De este modo, se convierten en una pieza clave de la cadena asistencial, garantizando la seguridad y el bienestar del paciente en todas las etapas.

Además de estos aspectos técnicos, el papel del celador de gastroenterología tiene una dimensión profundamente humana. Debe mostrar empatía, saber escuchar y, en ocasiones, tener una gran capacidad para gestionar las emociones de los pacientes y sus familiares. Las patologías digestivas, a menudo crónicas o incapacitantes, pueden alterar significativamente la calidad de vida de los pacientes, provocando ansiedad, frustración y a veces aislamiento. Con su presencia cotidiana y su proximidad, los cuidadores son a menudo quienes ofrecen apoyo moral, una sonrisa o una palabra tranquilizadora, contribuyendo a aligerar la carga de la enfermedad.

Está claro que el celador de gastroenterología no se limita a realizar tareas repetitivas. Es una pieza clave del servicio, capaz de combinar conocimientos técnicos, vigilancia clínica y humanidad. Ayudan a coordinar la asistencia, garantizan la comodidad del paciente y desempeñan un papel fundamental en el buen funcionamiento de la asistencia. Su impacto en la atención al paciente es profundo, ya que garantizan la continuidad de los cuidados y el apoyo en todo momento, haciendo más llevadera la estancia en el hospital de pacientes con patologías a menudo graves y complejas.

- Las especificidades de la gastroenterología: un campo rico en diversidad

La gastroenterología es un campo de la medicina particularmente vasto y diverso, en el que intervienen muchas de las funciones esenciales del cuerpo humano, como la digestión, la absorción de nutrientes y la eliminación de productos de desecho. Este campo de la medicina se distingue por el gran número de órganos implicados: desde el esófago hasta el recto, pasando por el hígado, el páncreas, el estómago y los intestinos. Esta diversidad anatómica hace que las patologías, los tratamientos y los cuidados sean complejos, lo que convierte a la gastroenterología en una especialidad tan técnica como gratificante. Trabajar en un departamento de gastroenterología le expone a una amplia gama de situaciones médicas, desde afecciones benignas a enfermedades crónicas discapacitantes e incluso urgencias potencialmente mortales.

Una de las principales especificidades de la gastroenterología es la gran variedad de patologías que abarca. Las enfermedades inflamatorias intestinales crónicas (como la enfermedad de Crohn o la rectocolitis hemorrágica) son ejemplos llamativos. Estas afecciones, a menudo diagnosticadas en pacientes jóvenes, requieren cuidados a largo plazo, que implican tratamientos inmunomoduladores, a veces intervenciones quirúrgicas complejas, así como un apoyo psicológico y nutricional continuo. Junto a estas patologías se encuentran los trastornos digestivos funcionales, como el síndrome del intestino irritable, que, aunque menos graves, pueden tener un impacto importante en la calidad de vida de los pacientes. Estos trastornos requieren una atención detallada y personalizada, que combine un enfoque terapéutico con apoyo moral, ya que los síntomas pueden verse agravados por el estrés y otros factores psicológicos.

El hígado, órgano central del metabolismo, también desempeña un papel importante en la gastroenterología, con una variedad de patologías que van desde la hepatitis vírica a la cirrosis alcohólica o metabólica. Estas hepatopatías, a menudo asintomáticas en sus fases iniciales, evolucionan a veces hacia fases avanzadas e irreversibles, con complicaciones graves como la insuficiencia hepática o el cáncer de hígado. El tratamiento de estas enfermedades requiere una vigilancia constante y una atención especial a los primeros signos de deterioro, como la aparición de ascitis o encefalopatía hepática. Además, el tratamiento de estos pacientes puede requerir procedimientos especializados, como punciones de ascitis o trasplantes de hígado, lo que ilustra el carácter técnico de esta especialidad.

El cáncer también desempeña un papel importante en la gastroenterología, con cánceres que afectan a todo el tubo digestivo y los órganos asociados. Los cánceres de colon, recto, estómago, páncreas e hígado se encuentran entre los más frecuentes y requieren un tratamiento multidisciplinar que combine cirugía, quimioterapia, radioterapia y cuidados paliativos en algunos casos avanzados. El abordaje terapéutico en gastroenterología implica, por tanto, una estrecha coordinación entre gastroenterólogos, cirujanos, oncólogos y equipos de cuidados de apoyo. La diversidad de los tratamientos quirúrgicos, que van desde las resecciones intestinales hasta las colectomías, ilustra hasta qué punto esta especialidad abarca procedimientos variados y a menudo complejos, que exigen un gran rigor en la gestión pre y postoperatoria.

Además de patologías graves, la gastroenterología también se ocupa de trastornos más comunes pero a menudo incapacitantes, como la enfermedad por reflujo gastroesofágico, las úlceras gástricas y los cálculos biliares. Aunque estas afecciones son más comunes, no dejan de ser delicadas de tratar, ya que afectan de cerca a la calidad de vida diaria de los pacientes. Por ejemplo, un paciente con enfermedad por reflujo gastroesofágico (ERGE) grave puede ver gravemente obstaculizadas sus actividades cotidianas y sus hábitos alimentarios, por lo que requiere un tratamiento terapéutico riguroso combinado con un asesoramiento nutricional adecuado. Del mismo modo, la litiasis biliar puede requerir una intervención quirúrgica como la colecistectomía, una operación frecuente pero no exenta de riesgos.

Otro aspecto que hace especialmente rica a la gastroenterología es la importancia de las exploraciones y técnicas diagnósticas propias de esta especialidad. La endoscopia digestiva, ya sea digestiva alta (gastroscopia) o baja (colonoscopia), es una de las exploraciones más frecuentes e imprescindibles en gastroenterología. No sólo permite ver el interior del tubo digestivo, sino que también puede utilizarse para tomar biopsias, extirpar pólipos y tratar determinadas lesiones. Estas exploraciones, aunque rutinarias en la práctica, exigen una preparación meticulosa del paciente, a menudo con dietas o purgas específicas, y requieren un estrecho seguimiento tras la intervención para evitar complicaciones. El auxiliar de enfermería desempeña aquí un papel clave al preparar y acompañar a los pacientes antes, durante y después de estos procedimientos, garantizando su comodidad y seguridad.

Por último, la gastroenterología se distingue por su enfoque holístico del paciente. Las patologías digestivas suelen ir asociadas a otras comorbilidades, como la diabetes, la obesidad o las enfermedades cardiovasculares, que pueden exacerbar los trastornos digestivos. Por lo tanto, es esencial adoptar un enfoque holístico en el tratamiento del paciente, colaborando estrechamente con otras especialidades médicas para garantizar una atención integral y coordinada. Por ejemplo, un paciente obeso con enfermedad por reflujo gastroesofágico se beneficiará no sólo de un tratamiento farmacológico, sino también de consejos dietéticos y posiblemente de un tratamiento quirúrgico (como la cirugía bariátrica) para tratar la causa subyacente del reflujo.

- Objetivos de este libro: Inspirar, formar y guiar

El objetivo de este libro es triple: **inspirar**, **formar** y **guiar a** los auxiliares sanitarios, ya sea al principio de su carrera o con experiencia, a través de una visión realista y detallada de la vida cotidiana en una sala de gastroenterología. Al reunir información práctica, consejos basados en la experiencia y sólidos conocimientos médicos, este libro pretende convertirse en un valioso recurso que ilumine cada etapa de la atención al paciente, al tiempo que ofrece una visión del compromiso personal y profesional de los auxiliares sanitarios.

Inspirar: revelar la vocación y el impacto de la profesión

El primer objetivo es inspirar a quienes se plantean trabajar o ya trabajan en gastroenterología, destacando no sólo la naturaleza técnica de la profesión, sino también su aspecto profundamente humano. Los asistentes sanitarios desempeñan un papel esencial en el cuidado de pacientes que sufren patologías a menudo incapacitantes, a veces crónicas, y que afectan a aspectos íntimos y vitales de sus vidas. A través de relatos personales, situaciones reales y ejemplos concretos, este libro pretende recordarnos que esta profesión, aunque a veces dura, es también una vocación rica en encuentros, retos superados y momentos de satisfacción.

Cada día que se pasa junto a la cama del paciente es una oportunidad para marcar la diferencia, ya sea prestando especial atención a un paciente ansioso antes de una exploración o proporcionando apoyo moral a un paciente que atraviesa un periodo difícil. Este libro muestra cómo, con su presencia atenta y sus acciones cotidianas, los auxiliares sanitarios contribuyen de forma fundamental a mejorar el bienestar de los pacientes y su recuperación. Al relatar experiencias positivas e ilustrar el impacto práctico de esta profesión en la vida de los pacientes, el objetivo es animar a los futuros auxiliares de cuidados a entrar en esta especialidad con pasión y determinación.

Formación: impartir conocimientos y competencias esenciales

El segundo objetivo es la **formación** de los auxiliares de enfermería, ofreciéndoles una guía completa y práctica que cubre todos los aspectos del trabajo en gastroenterología. Este libro pretende ser una verdadera caja de herramientas, que contenga conocimientos médicos básicos, técnicas específicas de esta especialidad y métodos para mejorar la calidad de los cuidados cotidianos.

Los cuidados prestados en gastroenterología suelen ser complejos y requieren una formación continua para dominar los procedimientos técnicos, como el manejo de ostomías, el manejo de sondas nasogástricas o la monitorización posendoscopia. El libro detallará estos procedimientos, explicando paso a paso lo que el auxiliar de enfermería debe hacer para garantizar la seguridad y el confort del paciente. Además de los aspectos técnicos, la formación también incluye aprender a comunicarse con pacientes que pueden estar ansiosos o padecer enfermedades crónicas y graves. Saber escuchar, calmar y tranquilizar es una habilidad tan esencial como la propia aplicación de los cuidados.

Al proporcionar un sólido marco teórico y ejemplos prácticos, este libro prepara a los auxiliares sanitarios para hacer frente a una amplia gama de situaciones, desde la gestión de urgencias gastrointestinales hasta el cuidado de pacientes al final de la vida. Cada capítulo está diseñado para proporcionar conocimientos de aplicación inmediata, al tiempo que fomenta una reflexión más amplia sobre cómo mejorar constantemente las prácticas asistenciales.

Orientación: apoyo en los retos cotidianos y a largo plazo

Por último, este libro pretende **orientar a** los auxiliares sanitarios, no sólo en la gestión de los cuidados cotidianos, sino también en el desarrollo de su carrera y su resiliencia profesional. Trabajar en un servicio de gastroenterología puede ser exigente, tanto física como emocionalmente, y es esencial que los asistentes sanitarios sepan cómo gestionar los retos a los que se enfrentan. Este libro les ayudará a hacerlo, ofreciéndoles estrategias para superar el estrés, prevenir el agotamiento y lograr el equilibrio entre la vida laboral y personal.

Es importante que los auxiliares sanitarios conozcan los cambios que se están produciendo en su profesión y las posibilidades de promoción profesional. Este libro les guiará explorando las diferentes perspectivas profesionales que se les ofrecen, desde especializarse en determinados aspectos de la atención gastroenterológica hasta acceder a puestos de formación, investigación o coordinación.

Además, en un entorno médico en constante cambio, este libro ofrece directrices para afrontar los nuevos retos que plantean los avances tecnológicos y los cambios en los protocolos asistenciales. Ya sea utilizando nuevos dispositivos médicos o gestionando pacientes cada vez mejor informados, los auxiliares sanitarios deben adaptar continuamente sus prácticas. Esta guía proporcionará las claves para mantenerse actualizado y competente, al tiempo que refuerza la importancia de la colaboración con otros miembros del equipo asistencial.

En resumen, la misión de este libro es inspirar, educar y guiar a los celadores de gastroenterología ofreciéndoles una visión general de su profesión, al tiempo que les proporciona herramientas concretas para sobresalir en su práctica diaria. Es un libro que celebra la importancia de su papel, al tiempo que los prepara para los muchos desafíos que encontrarán en esta especialidad exigente pero gratificante.

Capítulo 1

Comprender la gastroenterología: marco general y principales patologías

1 El servicio de gastroenterología: una especialidad compleja y diversa

- Definición y papel de la gastroenterología en el sistema sanitario

La gastroenterología es una especialidad médica dedicada al estudio, diagnóstico, prevención y tratamiento de las enfermedades del aparato digestivo. Este campo abarca una amplia gama de órganos esenciales, desde el esófago hasta el ano, así como órganos asociados como el hígado, el páncreas y los conductos biliares. Como especialidad, la gastroenterología desempeña un papel central en el sistema sanitario, ya que afecta a funciones vitales para el cuerpo humano, como la digestión de los alimentos, la absorción de nutrientes y la eliminación de residuos. Las disfunciones del aparato digestivo pueden tener importantes repercusiones en la calidad de vida de los pacientes y, en los casos más graves, pueden poner en peligro su vida.

La gastroenterología es esencial para la detección y el tratamiento de muchas enfermedades, algunas de las cuales son extremadamente comunes, como la enfermedad por reflujo gastroesofágico, las úlceras gástricas y las enfermedades hepáticas relacionadas con el alcohol. En el otro extremo del espectro, esta especialidad también se ocupa de patologías complejas y graves como los cánceres digestivos, la enfermedad inflamatoria intestinal (EII) crónica y la cirrosis hepática, que requieren cuidados a largo plazo, a veces multidisciplinares. La diversidad de enfermedades tratadas por la gastroenterología la convierte en una disciplina indispensable para la prevención de las enfermedades digestivas, así como para su tratamiento y seguimiento a largo plazo.

El papel de la gastroenterología en el sistema sanitario no se limita a la gestión de afecciones agudas o crónicas. También desempeña un papel fundamental en la detección precoz de enfermedades graves, gracias sobre todo a herramientas de diagnóstico como la colonoscopia y la gastroscopia. Estos exámenes permiten ver directamente el interior del tubo digestivo, identificar anomalías como pólipos o úlceras y tomar biopsias para confirmar un diagnóstico de cáncer o enfermedad inflamatoria. Esta función preventiva es especialmente crucial en el caso del cáncer colorrectal, uno de los más frecuentes y potencialmente mortales, pero que puede tratarse eficazmente cuando se detecta en una fase temprana.

El papel preventivo de la gastroenterología se extiende también al tratamiento de las enfermedades hepáticas, que van en aumento, sobre todo como consecuencia de la obesidad, la diabetes y el consumo excesivo de alcohol. La esteatohepatitis no alcohólica (EHNA), por ejemplo, se ha convertido en una de las principales causas de cirrosis e insuficiencia hepática. Los gastroenterólogos están a la vanguardia de la detección y el tratamiento de estas enfermedades, ayudando a prevenir su progresión a complicaciones más graves, como el cáncer de hígado o la necesidad de un trasplante hepático.

Otro aspecto esencial del papel de la gastroenterología en el sistema sanitario es el tratamiento de las enfermedades crónicas del tubo digestivo, como la enfermedad de Crohn y la rectocolitis hemorrágica. Estas enfermedades, que suelen afectar a los jóvenes, requieren un seguimiento constante y un ajuste del tratamiento a medida que evolucionan los síntomas. Los gastroenterólogos trabajan en estrecha colaboración con otros profesionales de la salud -enfermeras, dietistas, psicólogos- para proporcionar a los pacientes una atención integral que va más allá del simple tratamiento farmacológico. El apoyo dietético, el seguimiento de las deficiencias nutricionales y el apoyo psicológico son aspectos que ilustran la complejidad de esta especialidad.

Además del diagnóstico y el tratamiento, la gastroenterología desempeña un papel fundamental en la gestión de las urgencias digestivas, que pueden representar una amenaza inmediata para la vida de los pacientes. La hemorragia digestiva, la obstrucción intestinal o la perforación intestinal son situaciones críticas que requieren una intervención rápida para evitar complicaciones graves o incluso mortales. La capacidad de reaccionar rápidamente en estas situaciones, realizando endoscopias terapéuticas para detener la hemorragia u organizando una cirugía de urgencia, hace de la gastroenterología una disciplina en la que las decisiones deben tomarse con eficacia y precisión.

Desde una perspectiva más amplia, la gastroenterología también ayuda a educar al público y a concienciarlo sobre los hábitos de vida que pueden influir en la salud digestiva. Una dieta desequilibrada, el sedentarismo, el consumo de alcohol y el estrés son factores que pueden provocar trastornos digestivos. Por ello, los gastroenterólogos desempeñan una función educativa al asesorar a los pacientes sobre cómo prevenir estas afecciones mediante cambios en el estilo de vida. Cada vez más, esta especialidad adopta un enfoque preventivo, centrándose en la salud digestiva a largo plazo en lugar de limitarse a tratar los síntomas.

Por último, la gastroenterología es también una especialidad en el centro de muchas innovaciones médicas. Avances tecnológicos como la cápsula endoscópica, la endoscopia intervencionista y los nuevos tratamientos biológicos para la enfermedad inflamatoria intestinal crónica han transformado la forma de diagnosticar y tratar las enfermedades digestivas. Se trata de una especialidad en rápida evolución, y los gastroenterólogos deben formarse constantemente en nuevas técnicas y tratamientos para ofrecer a sus pacientes una atención de vanguardia. De este modo, la gastroenterología no sólo satisface las necesidades actuales de los pacientes, sino que también se anticipa a los retos futuros incorporando innovaciones médicas y adaptándose a los cambios demográficos y epidemiológicos.

- Estructura y organización de un servicio de gastroenterología

La estructura y la organización de un servicio de gastroenterología son elementos esenciales para garantizar una atención eficaz y coordinada a los pacientes. Este servicio médico se basa en una organización rigurosa, en la que se integran las competencias de varios profesionales sanitarios para satisfacer las complejas necesidades de los pacientes que padecen enfermedades digestivas. Por lo general, el servicio de gastroenterología se estructura en torno a varios departamentos complementarios, cada uno con papeles y funciones específicos, que van desde el diagnóstico y el tratamiento hasta el seguimiento postoperatorio y la gestión de enfermedades crónicas.

Un servicio de gastroenterología suele contar con **una unidad de hospitalización**, en la que se ingresa a los pacientes que requieren cuidados continuados durante periodos variables en función de la gravedad de su enfermedad o de la complejidad de su tratamiento. Los pacientes pueden ingresar en esta unidad por diversos motivos, como el tratamiento de complicaciones agudas (hemorragias digestivas, oclusiones, exacerbaciones de enfermedad inflamatoria intestinal crónica), la preparación y recuperación de cirugía digestiva o el seguimiento de tratamientos farmacológicos intensivos (quimioterapia, bioterapia). La unidad de hospitalización es una unidad de cuidados intensivos donde se controlan continuamente los signos clínicos y los parámetros vitales de los pacientes.

En el centro de esta unidad, el papel del equipo asistencial es crucial. Está formado por enfermeras, auxiliares de cuidados, gastroenterólogos, dietistas, fisioterapeutas y a veces psicólogos. Cada profesional tiene una misión claramente definida, pero todos colaboran estrechamente para ofrecer una atención integral al paciente. Por ejemplo, los gastroenterólogos realizan diagnósticos, establecen tratamientos y llevan a cabo procedimientos técnicos específicos, como endoscopias o punciones de ascitis. Las enfermeras y auxiliares asistenciales controlan diariamente a los pacientes, les administran tratamientos, velan por su comodidad y les proporcionan cuidados higiénicos y apoyo. El dietista, por su parte, desempeña un papel decisivo en la adaptación de la dieta de los pacientes, teniendo en cuenta las limitaciones específicas de cada patología digestiva.

El departamento de gastroenterología también dispone de una **plataforma técnica** específica donde se realizan exámenes diagnósticos y terapéuticos. Esto incluye varias salas de endoscopia, donde se realizan procedimientos como la colonoscopia y la gastroscopia, así como investigaciones más especializadas como la ecoendoscopia y la colangiopancreatografía retrógrada endoscópica (CPRE). Estos exámenes permiten no sólo ver el interior del tubo digestivo y los órganos asociados, sino también extirpar pólipos, dilatar estenosis o tratar hemorragias digestivas. El centro de asistencia técnica es una instalación altamente especializada, donde la coordinación entre el gastroenterólogo, la enfermera especializada y el auxiliar de enfermería es esencial para garantizar la seguridad y el confort del paciente, así como el buen desarrollo de las operaciones.

Además de la plataforma técnica, algunos departamentos de gastroenterología disponen de una **unidad ambulatoria**, a la que acuden los pacientes para consultas o tratamientos que no requieren hospitalización prolongada. Esta unidad es especialmente importante para pacientes con enfermedades crónicas, como la enfermedad de Crohn o la rectocolitis hemorrágica, que requieren un seguimiento regular y ajustes frecuentes de su tratamiento. La atención ambulatoria también incluye procedimientos como la preparación de infusiones para tratamientos intravenosos y la realización de exámenes biológicos y radiológicos de seguimiento. Este enfoque ambulatorio permite una gestión más flexible y menos restrictiva para los pacientes, al tiempo que garantiza un seguimiento médico de alta calidad.

La estructura del departamento de gastroenterología también suele incluir una **unidad de cirugía digestiva**, ya que muchas patologías digestivas requieren intervención quirúrgica. Esta unidad trabaja en estrecha colaboración con los gastroenterólogos para tratar afecciones como los cánceres digestivos, las obstrucciones intestinales y las complicaciones de la enfermedad inflamatoria intestinal crónica. Los cirujanos digestivos realizan resecciones tumorales, estomas, anastomosis intestinales y trasplantes de hígado. El vínculo entre los equipos de gastroenterología médica y quirúrgica es esencial para garantizar la continuidad de la asistencia, desde el diagnóstico hasta el seguimiento postoperatorio.

Otro elemento fundamental de la organización del departamento es la **consulta multidisciplinar**, en la que varios especialistas se reúnen para tratar casos complejos. Estas reuniones permiten adoptar un enfoque global y concertado, integrando las opiniones de gastroenterólogos, cirujanos, oncólogos, radiólogos y, en ocasiones, psicólogos y nutricionistas. Este enfoque colaborativo es esencial en el tratamiento de cánceres digestivos o enfermedades crónicas graves, ya que permite elaborar planes de tratamiento personalizados, adaptados a las necesidades específicas de cada paciente.

Por último, la **dimensión educativa** del servicio de gastroenterología es también un aspecto clave de su organización. Los pacientes que padecen enfermedades digestivas, sobre todo crónicas, a menudo necesitan formación sobre cómo gestionar su enfermedad. Por ello, el servicio organiza talleres de educación terapéutica, en los que los pacientes aprenden a gestionar su dieta, a estar atentos a los signos de recaída y a cuidar de su estoma. Estos talleres están dirigidos por enfermeras especializadas, dietistas y otros profesionales, y pretenden dar a los pacientes una mayor independencia en la gestión de su salud.

- Colaboración entre auxiliares asistenciales, enfermeros, médicos y otros profesionales

La colaboración entre celadores, enfermeras, médicos y otros profesionales sanitarios es la clave del buen funcionamiento de un servicio de gastroenterología. Esta cooperación es esencial para garantizar una atención completa, de alta calidad y adaptada a las necesidades de los pacientes. En gastroenterología, donde las patologías son a menudo complejas y los cuidados variados, las competencias complementarias de cada profesional son esenciales para garantizar una atención personalizada y eficaz. Un trabajo en equipo armonioso permite responder a las exigencias técnicas y humanas que imponen las enfermedades digestivas, creando al mismo tiempo un entorno de atención y apoyo a los pacientes.

El auxiliar de enfermería ocupa una posición única en esta dinámica de colaboración. En primera línea de los cuidados, están cerca de los pacientes. A diario, ayudan a los pacientes en las tareas cotidianas, proporcionándoles higiene, confort y asistencia en sus necesidades básicas. Su papel es esencial, ya que a menudo son los primeros en observar signos clínicos sutiles que pueden indicar un deterioro del estado de salud del paciente. Gracias a esta relación de confianza y proximidad, el auxiliar de enfermería actúa como "perro guardián", transmitiendo sus observaciones a los enfermeros y médicos para que puedan tomarse decisiones rápidas y adecuadas. La capacidad del auxiliar de enfermería para comunicarse eficazmente con el equipo de enfermería es crucial para garantizar una atención reactiva, sobre todo en caso de urgencia gastroenterológica, como una hemorragia digestiva o la descompensación de una enfermedad crónica.

Las enfermeras, por su parte, son agentes clave en la gestión diaria de los pacientes. Administran tratamientos, realizan cuidados técnicos específicos, como la colocación de sondas nasogástricas o el tratamiento de estomas, y controlan los parámetros vitales. Sin embargo, su papel va más allá de lo técnico, ya que también son responsables de coordinar los cuidados entre los distintos equipos médicos y paramédicos. Las enfermeras trabajan en estrecha colaboración con los auxiliares de cuidados, delegando en ellos algunos cuidados y asegurando al mismo tiempo la supervisión y la transmisión periódica de información médica. También actúan como enlace entre los pacientes y los médicos, explicando los tratamientos, respondiendo a las preguntas de los pacientes y asegurándose de que las órdenes médicas se siguen con precisión. Esta colaboración directa con los auxiliares de enfermería ayuda a crear un entorno asistencial fluido y armonioso, en el que cada uno conoce su papel y sus responsabilidades, al tiempo que contribuye al bienestar general de los pacientes.

El **gastroenterólogo** suele estar en el centro de la gestión diagnóstica y terapéutica. Es responsable de evaluar los síntomas, realizar diagnósticos y definir el plan de tratamiento. La colaboración con otros profesionales sanitarios es esencial para garantizar la continuidad de la asistencia y un enfoque individualizado. En consulta con el personal de enfermería y los auxiliares asistenciales, el médico se basa en sus observaciones diarias para ajustar los tratamientos y afinar los diagnósticos. Por ejemplo, en función de los signos notificados por el cuidador o la enfermera, como un cambio en las deposiciones o un dolor abdominal recurrente, el médico puede decidir solicitar pruebas adicionales, como una colonoscopia o una gammagrafía abdominal. Esta comunicación entre los médicos y el equipo de enfermería es crucial para reaccionar con rapidez y adaptar el tratamiento a las necesidades cambiantes de los pacientes.

El médico también colabora estrechamente con otros **especialistas**, como cirujanos digestivos, oncólogos y radiólogos. Dado que las patologías digestivas requieren a menudo enfoques multidisciplinares, estos profesionales se reúnen periódicamente para discutir casos complejos y desarrollar estrategias terapéuticas conjuntas. En el caso del cáncer de colon, por ejemplo, el gastroenterólogo, el oncólogo y el cirujano trabajarán juntos para planificar las fases del tratamiento, incluida la quimioterapia, la cirugía y posiblemente los cuidados paliativos. Esta colaboración multidisciplinar garantiza una atención integrada y completa, en la que cada profesional aporta su experiencia para ofrecer a los pacientes las mejores opciones de tratamiento.

Además de la interacción entre médicos, enfermeras y auxiliares asistenciales, en un servicio de gastroenterología desempeñan un papel fundamental otros profesionales sanitarios, como **dietistas** y **psicólogos**. Los pacientes que padecen enfermedades digestivas a menudo necesitan asesoramiento nutricional específico, ya sea para gestionar un estoma, seguir una dieta sin residuos antes de una colonoscopia o adaptar su dieta a su patología. El dietista trabaja con el resto del equipo para elaborar planes dietéticos adecuados y supervisar el estado nutricional de los pacientes.

También participa en la educación de los pacientes sobre buenos hábitos alimentarios a largo plazo, un aspecto crucial sobre todo para quienes padecen enfermedades crónicas como la enfermedad de Crohn o la cirrosis hepática.

Los psicólogos también desempeñan un papel esencial en el apoyo a los pacientes, especialmente los que padecen enfermedades graves o crónicas, que pueden sufrir ansiedad, depresión o dificultades para aceptar su enfermedad. Trabajando con el resto del equipo, podemos garantizar que la salud mental de los pacientes se controla en su conjunto, integrando el apoyo psicológico con el tratamiento médico. De hecho, muchos trastornos digestivos están influidos por el estrés y las emociones, y el apoyo psicológico puede desempeñar un papel decisivo en la recuperación o la gestión a largo plazo de la enfermedad.

Por último, la colaboración no se limita a la atención directa. La **comunicación entre los distintos profesionales sanitarios se** refuerza con reuniones periódicas, en las que se discuten los casos de los pacientes, se toman decisiones terapéuticas en común y se ajustan los cuidados. Estas reuniones multidisciplinares constituyen un foro en el que todos pueden compartir sus observaciones y conocimientos, lo que contribuye a mejorar la atención al paciente y a garantizar un enfoque coherente e integral.

2 Panorama de las principales patologías tratadas en gastroenterología

- Enfermedades inflamatorias intestinales (enfermedad de Crohn, rectocolitis hemorrágica)

Las enfermedades inflamatorias intestinales crónicas (EII), representadas principalmente por la enfermedad de Crohn y la rectocolitis hemorrágica (CU), son trastornos intestinales crónicos caracterizados por una inflamación persistente del tubo digestivo.

Estas dos enfermedades comparten una serie de características comunes, pero también se distinguen por importantes diferencias en su localización y presentación clínica. Tienen un impacto significativo en la calidad de vida de los pacientes, que a menudo tienen que hacer frente a síntomas incapacitantes, tratamientos exhaustivos y, en ocasiones, cirugía. Aunque no se conocen bien las causas exactas de estas enfermedades, se considera que son trastornos autoinmunitarios en los que el sistema inmunitario ataca de forma inadecuada al tejido intestinal.

Enfermedad de Crohn

La enfermedad de Crohn puede afectar a cualquier parte del tubo digestivo, desde la boca hasta el ano, aunque es más frecuente en el íleon terminal (la última porción del intestino delgado) y el colon. Se caracteriza por una inflamación transmural, es decir, que afecta a todas las capas de la pared intestinal, lo que explica la diversidad de sus complicaciones. Esta inflamación puede provocar ulceraciones, fístulas (conexiones anormales entre distintas partes del tubo digestivo o entre el intestino y otros órganos) y abscesos.

Los síntomas la de enfermedad de Crohn varían de un paciente a otro, pero suelen incluir dolor abdominal intenso, diarrea crónica, a veces sanguinolenta, y pérdida de peso significativa. La fatiga es otro síntoma importante, exacerbado por la inflamación crónica y las deficiencias nutricionales ligadas a la mala absorción de nutrientes. El curso de la enfermedad está marcado por periodos de brotes inflamatorios, alternados con fases de remisión de duración variable. Estos brotes pueden desencadenarse por infecciones, estrés, ciertos alimentos o a veces sin motivo aparente.

Las complicaciones de la enfermedad de Crohn son numerosas y pueden incluir obstrucciones intestinales causadas por el estrechamiento del tubo digestivo (estenosis), fístulas entre el intestino y otros órganos (como la vejiga o la piel) o perforaciones intestinales. Estas complicaciones suelen requerir cirugía. Por desgracia, incluso tras la resección quirúrgica de parte del intestino, la enfermedad de Crohn tiende a reaparecer en otras zonas del tubo digestivo, lo que dificulta su tratamiento a largo plazo.

Rectocolitis hemorrágica (CU)

A diferencia de la enfermedad de Crohn, la rectocolitis hemorrágica sólo afecta al colon y al recto. Se caracteriza por una inflamación limitada a la mucosa (la capa más superficial) de la pared intestinal, pero esta inflamación puede ser grave y provocar ulceraciones profundas en casos avanzados. La enfermedad siempre empieza en el recto y puede extenderse continuamente al colon, pero nunca afecta al intestino delgado.

Los principales síntomas de la rectocolitis hemorrágica son diarrea sanguinolenta y rectorragia (secreción de sangre por el ano), acompañadas de dolor abdominal, a menudo en el bajo vientre. Al igual que en la enfermedad de Crohn, los pacientes también sufren fatiga intensa, a veces agravada por la pérdida de sangre que provoca anemia. Los brotes de rectocolitis hemorrágica pueden ser violentos, con diarreas sanguinolentas frecuentes, asociadas a dolores abdominales intensos y una necesidad urgente de defecar (tenesmo). La enfermedad también evoluciona en recaídas y remisiones, y su carácter crónico obliga a los pacientes a someterse a una vigilancia médica periódica.

La rectocolitis hemorrágica puede provocar una serie de complicaciones graves. Una de las más temidas es el megacolon tóxico, una dilatación aguda y masiva del colon que puede poner en peligro la vida si no se trata a tiempo. Además, los pacientes con CU prolongada tienen un mayor riesgo de desarrollar cáncer de colon, lo que justifica un seguimiento endoscópico regular y biopsias para detectar lesiones precancerosas.

Tratamiento de la EII

El tratamiento de la EII, ya sea la enfermedad de Crohn o la rectocolitis hemorrágica, se basa en un enfoque progresivo destinado a controlar la inflamación, aliviar los síntomas y prevenir las complicaciones. Los tratamientos farmacológicos suelen incluir antiinflamatorios (como la mesalazina en el caso de la CU), inmunosupresores (como la azatioprina o el metotrexato) y bioterapias dirigidas (como los inhibidores del TNF, como el infliximab, u otras moléculas como el ustekinumab). Estos últimos han revolucionado el tratamiento de la EII, ofreciendo más posibilidades de mantener la enfermedad en remisión prolongada.

El tratamiento también puede incluir corticosteroides para controlar los brotes agudos, pero su uso a largo plazo es limitado debido a los numerosos efectos secundarios, como la osteoporosis o la diabetes. En algunos casos, sobre todo cuando hay complicaciones como fístulas, estenosis o perforaciones, se hace necesaria la cirugía. Para los pacientes con colitis ulcerosa que no responden al tratamiento, la colectomía (extirpación total del colon) puede ser una opción curativa, aunque radical. La enfermedad de Crohn, en cambio, es más difusa y no puede curarse con cirugía.

Impacto en la calidad de vida

La EII tiene un impacto considerable en la calidad de vida de los pacientes, debido no sólo a los síntomas digestivos, sino también a las complicaciones sistémicas. Estas enfermedades suelen asociarse a manifestaciones extraintestinales, como lesiones articulares (artritis), lesiones cutáneas (eritema nodoso) o inflamación ocular (uveítis). El tratamiento de estas afecciones requiere un enfoque multidisciplinar, en el que participen no sólo el gastroenterólogo, sino también reumatólogos, dermatólogos y oftalmólogos.

La naturaleza crónica de estas enfermedades hace que los pacientes necesiten un estrecho seguimiento médico y constantes ajustes de su tratamiento. Las recaídas imprevisibles, los efectos secundarios de los fármacos y las frecuentes intervenciones quirúrgicas generan una gran incertidumbre y ansiedad en los pacientes. Además, la fatiga crónica, las restricciones dietéticas y las repetidas ausencias del trabajo o la escuela debidas a hospitalizaciones o consultas médicas hacen que estas enfermedades sean especialmente incapacitantes social y profesionalmente.

- Trastornos digestivos funcionales (síndrome del intestino irritable, dispepsia)

Los trastornos digestivos funcionales, como el síndrome del intestino irritable (SII) y la dispepsia funcional, son afecciones frecuentes pero a menudo poco conocidas. A diferencia de otros trastornos digestivos, que se caracterizan por anomalías estructurales visibles o inflamación, los trastornos funcionales no suelen revelar lesiones orgánicas identificables en el examen endoscópico o radiológico. Sin embargo, pueden causar síntomas muy incapacitantes, que afectan profundamente a la calidad de vida de los pacientes. Estos trastornos se manifiestan principalmente como dolor abdominal, problemas intestinales, hinchazón o ardor gástrico, sin que los métodos de diagnóstico convencionales identifiquen ninguna causa subyacente específica.

Síndrome del intestino irritable (SII)

El síndrome del intestino irritable, también conocido como colopatía funcional, es uno de los trastornos digestivos funcionales más frecuentes. Afecta a alrededor del 10-15% de la población mundial, principalmente a adultos jóvenes, con una mayor prevalencia en las mujeres. El SII se caracteriza por dolor abdominal crónico asociado a alteraciones del tránsito intestinal, que pueden incluir diarrea, estreñimiento o una alternancia entre estos dos síntomas. Este dolor suele aliviarse con las deposiciones, pero su intensidad y frecuencia varían de un paciente a otro.

El mecanismo exacto del SII sigue siendo poco conocido, pero varios factores parecen contribuir a su desarrollo. Está ampliamente aceptado que el SII es el resultado de una compleja interacción entre el eje cerebro-intestino, la motilidad intestinal, el aumento de la sensibilidad visceral y las alteraciones de la flora intestinal (microbiota). Esta sensibilidad visceral, que se traduce en una reactividad exagerada de los intestinos a estímulos normales como los gases o la digestión de los alimentos, es una característica central del SII. Los pacientes con SII experimentan dolor y malestar a niveles de presión intestinal que serían tolerados sin dolor por individuos sin SII.

El papel del estrés y los factores psicológicos también es crucial en el SII. Muchos pacientes declaran una exacerbación de sus síntomas durante periodos de estrés, ansiedad o depresión. Esto pone de manifiesto la importancia del eje cerebro-intestino en esta enfermedad, en la que los sistemas nerviosos central y entérico se comunican de forma anómala. Aunque el SII es una enfermedad orgánicamente benigna, su impacto psicológico y social puede ser considerable, con un deterioro significativo de la calidad de vida y consecuencias para las relaciones sociales, el trabajo y las actividades cotidianas.

Dispepsia funcional

La dispepsia funcional, otro trastorno digestivo funcional importante, se manifiesta como dolor o malestar localizado en la parte superior del abdomen, a menudo descrito como sensación de hinchazón, saciedad precoz o ardor de estómago. Al igual que el SII, la dispepsia funcional no se acompaña de lesiones visibles en la endoscopia o el diagnóstico por imagen, lo que puede complicar el diagnóstico. Se trata de una afección frecuente, que afecta a alrededor del 20% de la población mundial, aunque muchas personas nunca acuden al médico por estos síntomas.

Los síntomas de la dispepsia funcional pueden desencadenarse o exacerbarse con la comida, sobre todo después de ingerir alimentos ricos, picantes o grasos. Sin embargo, el papel de los alimentos en esta afección no siempre está claramente definido y varía de una persona a otra. Al igual que el SII, los pacientes con dispepsia funcional padecen hipersensibilidad visceral, en la que el estómago y el intestino reaccionan de forma exagerada a los procesos digestivos normales. Los trastornos de la motilidad gastrointestinal, como el retraso del vaciado gástrico, también pueden influir en la aparición de los síntomas.

Al igual que ocurre con el SII, la dimensión psicológica también es un factor importante en la dispepsia funcional. Los pacientes que sufren ansiedad, estrés crónico o depresión son más propensos a desarrollar síntomas de dispepsia, y los periodos de tensión emocional pueden agravar las sensaciones de ardor o pesadez gástrica. Este vínculo entre trastornos funcionales y emociones pone de manifiesto la complejidad de la afección, en la que los mecanismos fisiológicos y psicológicos se entrelazan para crear una percepción alterada de las sensaciones digestivas.

Tratamiento de los trastornos funcionales digestivos

El tratamiento de los trastornos digestivos funcionales, como el SII y la dispepsia funcional, suele ser multidimensional y centrarse en el alivio de los síntomas, ya que no existe una cura definitiva. El tratamiento suele basarse en una combinación de modificaciones del estilo de vida, cambios dietéticos y tratamientos farmacológicos, con especial atención a los factores psicológicos.

En el caso del síndrome del intestino irritable, la dieta desempeña un papel fundamental en el control de los síntomas. Muchos pacientes se benefician de un enfoque dietético específico, como la dieta baja en FODMAP (Oligo-, Di-, Mono-sacáridos y Polioles Fermentables), que consiste en reducir el consumo de ciertos carbohidratos fermentables. Estos alimentos, como los productos lácteos, ciertas frutas y verduras o las legumbres, pueden digerirse mal, lo que provoca una producción excesiva de gases y una exacerbación de los síntomas. Además de estas medidas dietéticas, puede recurrirse a la medicación en función del tipo de SII. Por ejemplo, se recetan laxantes para las formas estreñidoras y antidiarreicos para las formas diarreicas. También se utilizan antiespasmódicos y probióticos para aliviar el dolor abdominal y mejorar la regulación de la microbiota intestinal.

En el caso de la dispepsia funcional, el tratamiento pretende reducir los síntomas gástricos mediante ajustes dietéticos (evitando comidas copiosas, alimentos grasos y bebidas gaseosas) y el uso de medicamentos como antiácidos, inhibidores de la bomba de protones (IBP) y procinéticos, que facilitan el vaciado gástrico. Sin embargo, la eficacia de los tratamientos farmacológicos sigue siendo variable, y el enfoque terapéutico a menudo debe adaptarse a las características de los síntomas.

En ambos casos, es esencial controlar el estrés y los problemas psicológicos. Enfoques como la psicoterapia, la terapia cognitivo-conductual (TCC) o la relajación pueden ser de gran ayuda para reducir el impacto del estrés en los síntomas digestivos. A veces se recetan antidepresivos, en dosis bajas, para modular la sensibilidad intestinal y mejorar el estado psicológico del paciente. Este enfoque holístico es esencial, ya que permite tratar no sólo los síntomas físicos, sino también los factores psicológicos subyacentes que pueden exacerbar los trastornos digestivos.

Impacto en la calidad de vida

Aunque los trastornos digestivos funcionales se consideran benignos en cuanto a complicaciones orgánicas, tienen un gran impacto en la calidad de vida de los pacientes. Los síntomas recurrentes e imprevisibles, la ansiedad asociada a la ingesta de determinados alimentos y la vergüenza social o profesional causada por el dolor abdominal o los trastornos del tránsito crean una verdadera carga psicológica. A muchos pacientes les resulta difícil gestionar su vida cotidiana, su alimentación y su trabajo, con importantes repercusiones en su bienestar emocional y relacional.

• Enfermedades hepáticas (hepatitis, cirrosis)

Las enfermedades hepáticas, en particular la hepatitis y la cirrosis, ocupan un lugar central en la gastroenterología debido a su impacto en la salud general de los pacientes y a la complejidad de su tratamiento. El hígado es un órgano esencial para el buen funcionamiento del organismo, ya que participa en funciones vitales como la desintoxicación de la sangre, la producción de bilis, la síntesis de proteínas y el almacenamiento de nutrientes. Cuando este órgano resulta dañado por una inflamación crónica o una destrucción progresiva de sus células, tiene importantes consecuencias sistémicas, con repercusiones no sólo en el metabolismo sino también en otros órganos. Las enfermedades hepáticas suelen ser insidiosas, evolucionando silenciosamente durante años antes de manifestarse con síntomas evidentes, lo que dificulta su diagnóstico precoz y su tratamiento eficaz.

Hepatitis

La hepatitis es la inflamación del hígado y puede estar causada por diversos factores, como infecciones víricas (hepatitis A, B, C, D y E), abuso de alcohol, ciertas sustancias tóxicas (como drogas o toxinas) y enfermedades autoinmunes. La hepatitis vírica es una de las principales causas de inflamación hepática en todo el mundo y es responsable de millones de muertes cada año.

La hepatitis A se contrae generalmente por beber agua o comer alimentos contaminados, y se manifiesta con síntomas agudos como fiebre, ictericia, náuseas y fatiga. Suele ser benigna y curarse espontáneamente sin secuelas, pero puede ser grave en ciertas poblaciones vulnerables. Por otro lado, **las hepatitis B y C** pueden evolucionar a formas crónicas, dando lugar a complicaciones graves como cirrosis y cáncer de hígado. La hepatitis B se transmite principalmente por contacto sanguíneo o sexual, mientras que la hepatitis C se transmite sobre todo por contacto con sangre infectada, en particular durante inyecciones de drogas o transfusiones de sangre poco seguras.

Las formas crónicas de hepatitis B y C son especialmente peligrosas, ya que pueden progresar durante varios años sin síntomas evidentes, causando una destrucción progresiva del tejido hepático. A menudo, los pacientes sólo muestran signos cuando ya se han producido daños importantes, en forma de ictericia, ascitis (acumulación de líquido en el abdomen) o encefalopatía hepática, resultado de una acumulación de toxinas en el cerebro. Gracias a los avances terapéuticos, la hepatitis C puede curarse con antivirales de acción directa, mientras que la hepatitis B puede controlarse con tratamientos antivirales que impiden la replicación del virus y ralentizan la progresión de la enfermedad.

La hepatitis alcohólica, por su parte, es una inflamación del hígado causada por el consumo excesivo y prolongado de alcohol. Puede presentarse de forma aguda o evolucionar hacia una hepatitis crónica, sobre todo si el consumo de alcohol es continuado. La hepatitis alcohólica grave se manifiesta con síntomas como dolor abdominal, ictericia y pérdida rápida de peso. Si no se trata, puede causar daños irreversibles en el hígado que desemboquen en cirrosis.

Cirrosis

La cirrosis es una enfermedad hepática avanzada caracterizada por una fibrosis extensa del hígado, resultado de la destrucción progresiva de las células hepáticas y la formación de tejido cicatricial. Este tejido cicatricial altera la estructura normal del hígado, comprometiendo sus funciones esenciales. La cirrosis suele ser el resultado de una hepatitis crónica no tratada (hepatitis vírica B o C) o del consumo excesivo de alcohol durante un largo periodo. Otras causas son las enfermedades metabólicas, como el hígado graso no alcohólico (EHNA), asociado a la obesidad, la diabetes y el síndrome metabólico.

Las primeras fases de la cirrosis suelen ser asintomáticas, lo que dificulta el diagnóstico precoz. Sin embargo, a medida que la enfermedad avanza, el hígado va perdiendo gradualmente su capacidad para llevar a cabo sus funciones vitales. Los pacientes pueden experimentar entonces síntomas como fatiga, debilidad, pérdida de apetito e ictericia. La cirrosis avanzada puede provocar complicaciones graves, como ascitis (acumulación de líquido en la cavidad abdominal), hipertensión portal (aumento de la presión sanguínea en la vena porta), varices esofágicas que pueden romperse y causar hemorragias digestivas, y encefalopatía hepática, una confusión mental causada por la incapacidad del hígado para eliminar las toxinas de la sangre.

Una de las complicaciones más graves de la cirrosis es **el carcinoma hepatocelular**, un cáncer de hígado que suele desarrollarse en un hígado cirrótico. El riesgo de desarrollar cáncer de hígado es especialmente alto en pacientes con hepatitis crónica B o C o cirrosis alcohólica. El pronóstico de este cáncer es malo cuando se diagnostica en una fase avanzada, lo que subraya la importancia del cribado periódico de los pacientes con cirrosis, mediante ecografías y pruebas de alfa-fetoproteína (un marcador tumoral).

Tratamiento de las enfermedades hepáticas

El tratamiento de las enfermedades hepáticas varía en función de la causa subyacente, el estadio de la enfermedad y la presencia de complicaciones. En el caso de las hepatitis víricas B y C, el tratamiento antivírico es la piedra angular de la gestión de la enfermedad. Los enfermos de hepatitis C se benefician actualmente de tratamientos curativos muy eficaces, mientras que la hepatitis B requiere un tratamiento de por vida para controlar la replicación del virus. La vacunación contra la hepatitis B también es una medida preventiva crucial para reducir la incidencia de esta infección.

En el caso de la **cirrosis**, el tratamiento se dirige a frenar la progresión de la enfermedad y prevenir las complicaciones. Puede incluir diuréticos para controlar la ascitis, betabloqueantes para reducir el riesgo de hemorragia por varices y tratamientos para prevenir la encefalopatía hepática. El cese del consumo de alcohol es esencial para los pacientes con cirrosis alcohólica, y pueden ofrecerse programas de abstinencia para ayudar a los pacientes a superar su dependencia.

El trasplante de hígado sigue siendo el tratamiento de último recurso para pacientes con cirrosis descompensada o cáncer hepático terminal. Aunque compleja, esta operación ofrece una posibilidad de supervivencia a largo plazo a los pacientes cuyo hígado ya no puede funcionar. Sin embargo, la escasez de injertos y los estrictos criterios de selección limitan el acceso de muchos pacientes a esta opción.

Repercusiones de las enfermedades hepáticas en la calidad de vida

La enfermedad hepática, sobre todo cuando evoluciona a cirrosis, tiene un impacto devastador en la calidad de vida de los pacientes. La fatiga crónica, la acumulación de líquido en el abdomen y la confusión mental dificultan la vida cotidiana. Además, las restricciones dietéticas, la gestión de tratamientos complejos y las frecuentes hospitalizaciones para tratar complicaciones aumentan la carga emocional y física. Los pacientes con cirrosis descompensada suelen necesitar apoyo constante, y las familias se ven a menudo implicadas en los cuidados a largo plazo, lo que puede suponer una pesada carga para quienes les rodean.

- Tumores digestivos (cáncer de colon, estómago e hígado)
Los tumores del aparato digestivo, en particular los cánceres de colon, estómago e hígado, son enfermedades graves y potencialmente mortales que afectan a una gran parte de la población mundial. Representan un reto importante en gastroenterología por su creciente incidencia y los desafíos que plantean su diagnóstico precoz, tratamiento y seguimiento. Estos cánceres suelen ser insidiosos, desarrollándose lentamente a lo

largo de varios años antes de ser detectados, lo que complica su tratamiento. A pesar de los avances en el tratamiento y las campañas de cribado, estas enfermedades siguen siendo una de las principales causas de muerte en todo el mundo. Su tratamiento requiere un enfoque multidisciplinar en el que participen gastroenterólogos, cirujanos, oncólogos y radiólogos, con estrategias terapéuticas que combinen cirugía, quimioterapia, radioterapia y, en algunos casos, inmunoterapia.

Cáncer de colon

El cáncer de colon, o cáncer colorrectal, es uno de los cánceres digestivos más frecuentes en todo el mundo, sobre todo en los países industrializados. Afecta principalmente a personas mayores de 50 años, pero también puede afectar a individuos más jóvenes, especialmente en presencia de predisposiciones genéticas como la poliposis adenomatosa familiar (PAF) o el síndrome de Lynch. El desarrollo del cáncer de colon suele estar relacionado con la transformación maligna de pólipos adenomatosos presentes en la mucosa del colon. Esta transformación puede durar varios años, lo que ofrece una valiosa oportunidad para la detección y la intervención precoces.

El cribado sistemático mediante colonoscopia es un arma esencial para reducir la mortalidad por cáncer de colon. Al identificar y extirpar los pólipos antes de que se conviertan en cáncer, se pueden prevenir muchos casos. Los programas de cribado suelen recomendar la colonoscopia de vigilancia a partir de los 50 años, o incluso antes en personas con antecedentes familiares de cáncer colorrectal o enfermedades predisponentes como la enfermedad inflamatoria intestinal crónica (enfermedad de Crohn, rectocolitis hemorrágica).

Las primeras fases del cáncer de colon suelen ser asintomáticas, por lo que el cribado es crucial. Cuando aparecen síntomas, éstos pueden incluir dolor abdominal, cambios en las deposiciones (estreñimiento o diarrea), sangre en las heces, anemia inexplicable o pérdida de peso. En una fase avanzada, el cáncer puede provocar una obstrucción intestinal que requiera una intervención quirúrgica urgente. La base del tratamiento es la extirpación quirúrgica de la parte afectada del colon (colectomía). Esta cirugía suele combinarse con quimioterapia adyuvante para reducir el riesgo de recidiva, sobre todo si el cáncer se detecta en un estadio avanzado o si hay ganglios linfáticos afectados.

Cáncer de estómago

El cáncer de estómago o gástrico es menos frecuente que el de colon, pero sigue siendo una de las principales causas de muerte por cáncer en todo el mundo, sobre todo en Asia Oriental. Este cáncer se desarrolla generalmente en el revestimiento del estómago y puede adoptar varias formas, la más común de las cuales es el adenocarcinoma. Entre los factores de riesgo figuran la infección por *Helicobacter pylori* (una bacteria responsable de las úlceras gástricas), el tabaquismo, el alcohol y factores dietéticos como una dieta rica en sal y alimentos ahumados. También existe predisposición genética, sobre todo en los casos de cáncer gástrico familiar.

El cáncer de estómago suele diagnosticarse tarde porque los primeros síntomas son vagos e inespecíficos, como dolor epigástrico, ardor de estómago, saciedad precoz o pérdida de apetito. Estos síntomas suelen confundirse con los de una dispepsia funcional o una simple úlcera gástrica, lo que retrasa el diagnóstico. Cuando el cáncer alcanza una fase más avanzada, puede provocar hemorragias digestivas, pérdida de peso acusada o vómitos recurrentes. Uno de los signos tardíos es la presencia de ganglios linfáticos palpables en la clavícula (ganglio linfático de Troisier), que suele indicar una diseminación metastásica.

La base del tratamiento del cáncer de estómago es la cirugía, que consiste en extirpar total o parcialmente el estómago (gastrectomía) en función de la localización y extensión del tumor. La quimioterapia y la radioterapia suelen combinarse para mejorar las posibilidades de supervivencia, sobre todo en estadios avanzados. La inmunoterapia también ha dado resultados prometedores en algunos casos, sobre todo en cánceres que expresan marcadores específicos como el HER2. Sin embargo, el pronóstico del cáncer gástrico sigue siendo reservado, sobre todo si se detecta tarde, de ahí la importancia del cribado precoz en las poblaciones de riesgo, en particular las expuestas al *Helicobacter pylori*.

Cáncer de hígado

El cáncer de hígado, o carcinoma hepatocelular (CHC), es uno de los tumores digestivos más agresivos, a menudo asociado a una cirrosis subyacente. Las principales causas de este cáncer son la infección crónica por los virus de la hepatitis B y C, así como el alcoholismo crónico y la enfermedad del hígado graso no alcohólico (EHGNA), esta última cada vez más frecuente debido al aumento de la obesidad y la diabetes de tipo 2 en todo el mundo. La cirrosis, sea cual sea su etiología, es un factor de riesgo importante para el desarrollo del cáncer de hígado, ya que la destrucción progresiva del tejido hepático favorece la aparición de tumores.

El cáncer de hígado suele ser silencioso en sus fases iniciales, pero signos como la pérdida de peso inexplicable, el dolor en el hipocondrio derecho, la ictericia o la aparición de un abdomen distendido debido a la ascitis pueden ser indicios de una enfermedad avanzada. Por tanto, el cribado periódico de los pacientes cirróticos, mediante ecografía hepática y análisis de sangre de alfafetoproteínas, es esencial para la detección precoz del carcinoma hepatocelular.

El tratamiento del cáncer de hígado depende de varios factores, como el tamaño y el número de tumores, la función hepática restante y la extensión de la enfermedad. Las opciones de tratamiento incluyen la resección quirúrgica (en los casos en que el tumor está aislado y el paciente tiene una buena función hepática), el trasplante de hígado (para pacientes con tumores múltiples o cirrosis descompensada) y tratamientos locales como la radiofrecuencia o la quimioembolización, cuyo objetivo es reducir el tamaño del tumor. En estadios más avanzados, se utilizan tratamientos sistémicos como el sorafenib (un inhibidor de la tirosina quinasa) o la inmunoterapia, aunque el pronóstico suele ser malo cuando el cáncer se detecta tarde.

Atención multidisciplinar y prevención

El tratamiento de los tumores digestivos, ya sean cánceres de colon, estómago o hígado, requiere un enfoque multidisciplinar. Gastroenterólogos, cirujanos digestivos, oncólogos, radiólogos y patólogos trabajan juntos para establecer el diagnóstico y proponer la mejor estrategia de tratamiento. Las decisiones suelen tomarse en reuniones de consulta multidisciplinares (RCP), donde se discuten las particularidades de cada caso, teniendo en cuenta el estado general del paciente, las características del tumor y las opciones de tratamiento disponibles.

La prevención desempeña un papel fundamental en la lucha contra los cánceres digestivos. En el caso del cáncer de colon, el cribado mediante colonoscopia es una medida muy eficaz que permite detectar y extirpar los pólipos antes de que se vuelvan cancerosos. Para el cáncer de estómago, la prevención pasa por erradicar la infección por *Helicobacter pylori* en las poblaciones de riesgo. Por último, para el cáncer de hígado, la vacunación contra la hepatitis B, el tratamiento de la hepatitis C y la lucha contra el alcoholismo y la obesidad son medidas preventivas esenciales.

• Trastornos biliares y pancreáticos
Las enfermedades biliares y pancreáticas son un área clave de la gastroenterología debido a su impacto, a menudo grave, en la salud de los pacientes y a la complejidad de su tratamiento. Estas enfermedades afectan a órganos esenciales del aparato digestivo: la vesícula biliar, los conductos biliares y el páncreas. Incluyen afecciones comunes como los cálculos biliares, y enfermedades más graves y a veces mortales como el cáncer de páncreas o la pancreatitis aguda. La diversidad de los trastornos biliares y

pancreáticos requiere un tratamiento multidisciplinar y a menudo urgente, debido al carácter agudo de ciertas complicaciones y al impacto sistémico de estas afecciones sobre el metabolismo y la digestión.

Trastornos biliares

Los trastornos biliares afectan principalmente a la vesícula biliar y los conductos biliares, que desempeñan un papel esencial en el almacenamiento y transporte de la bilis, un líquido producido por el hígado para ayudar a digerir las grasas. La bilis se almacena en la vesícula biliar y se libera al intestino delgado después de las comidas para facilitar la digestión. Cuando este proceso se interrumpe, debido a cálculos biliares u otras anomalías, pueden producirse dolores intensos y complicaciones.

La litiasis biliar, o cálculos biliares, es uno de los trastornos biliares más frecuentes. Se caracteriza por la formación de cristales sólidos, a menudo de colesterol, en la vesícula biliar. Estos cálculos pueden permanecer asintomáticos durante años o provocar cólicos biliares, dolores intensos en el hipocondrio derecho, sobre todo después de comidas ricas en grasas. En algunos casos, estos cálculos pueden migrar a los conductos biliares y provocar complicaciones graves, como colecistitis aguda (inflamación de la vesícula biliar), angiocolitis (infección de los conductos biliares) o pancreatitis aguda. Estas complicaciones requieren un tratamiento rápido, que a menudo implica cirugía para extirpar la vesícula biliar (colecistectomía) o cirugía endoscópica (CPRE) para extraer los cálculos que obstruyen los conductos biliares.

La **colecistitis aguda**, que suele ser consecuencia de la obstrucción del conducto cístico por un cálculo, es una inflamación de la vesícula biliar. Se manifiesta con dolor abdominal intenso, fiebre y malestar general. Si no se trata a tiempo, la colecistitis puede derivar en complicaciones más graves, como perforación de la vesícula o peritonitis. El tratamiento de la colecistitis aguda suele consistir en una intervención quirúrgica urgente para extirpar la vesícula biliar, acompañada de terapia antibiótica para tratar la infección.

La angiocolitis, también conocida como colangitis, es una infección de los conductos biliares que se produce cuando éstos están obstruidos por un cálculo o un tumor. Se manifiesta con la clásica tríada de Charcot de dolor abdominal, fiebre e ictericia. La angiocolitis es una urgencia médica, ya que la infección puede extenderse rápidamente por todo el organismo y provocar un shock séptico. El tratamiento consiste en una rápida descompresión de los conductos biliares, a menudo mediante endoscopia (CPRE), para eliminar la obstrucción, y una terapia antibiótica agresiva para erradicar la infección.

Trastornos pancreáticos

Las enfermedades del páncreas suelen ser graves y requieren un tratamiento rápido y especializado. El páncreas es un órgano esencial para la digestión y la regulación de los niveles de azúcar en sangre. Segrega enzimas digestivas que ayudan a descomponer las grasas, las proteínas y los hidratos de carbono, así como hormonas, como la insulina, que regulan el metabolismo del azúcar. Cuando el páncreas se ve afectado por una inflamación o un tumor, las consecuencias pueden ser graves, desde intensos dolores abdominales hasta insuficiencia pancreática y diabetes.

La pancreatitis aguda es uno de los trastornos pancreáticos más urgentes. Generalmente está causada por la obstrucción del conducto pancreático por un cálculo biliar o por un consumo excesivo de alcohol. La pancreatitis aguda se caracteriza por una inflamación repentina del páncreas, con dolor abdominal intenso que a menudo se irradia a la espalda, náuseas y vómitos. En las formas graves, la pancreatitis aguda puede provocar complicaciones sistémicas, como insuficiencia respiratoria, insuficiencia renal o shock séptico. El tratamiento implica la hospitalización de urgencia, con apoyo médico intensivo que incluye rehidratación, tratamiento del dolor y, a veces, cirugía para extraer cálculos biliares o drenar las acumulaciones de líquido alrededor del páncreas. En algunos casos, la pancreatitis aguda puede evolucionar a necrosis pancreática, lo que requiere una intervención quirúrgica o endoscópica para extirpar el tejido necrótico.

La **pancreatitis crónica** es una inflamación del páncreas que se desarrolla a lo largo de varios años y provoca una destrucción progresiva del tejido pancreático. Suele estar relacionada con el consumo excesivo y prolongado de alcohol, aunque también pueden intervenir otras causas, como anomalías congénitas de los conductos pancreáticos, enfermedades autoinmunes o factores genéticos. La pancreatitis crónica provoca dolor abdominal recurrente, insuficiencia pancreática exocrina (incapacidad para digerir correctamente los alimentos) y, en fases avanzadas, insuficiencia pancreática endocrina (diabetes). El tratamiento consiste en aliviar el dolor, reponer las enzimas pancreáticas faltantes con suplementos y prevenir las complicaciones. En algunos casos, puede ser necesaria la cirugía para tratar complicaciones como la estenosis del conducto pancreático o los pseudoquistes.

El cáncer de páncreas es uno de los tumores más agresivos y difíciles de tratar. A menudo se diagnostica en una fase avanzada porque no presenta síntomas tempranos. Los síntomas, cuando aparecen, incluyen dolor abdominal, pérdida de peso, ictericia (cuando el tumor obstruye el conducto biliar) y, a veces, trastornos digestivos. El cáncer de páncreas tiene mal pronóstico, con una tasa de supervivencia a cinco años muy baja, debido principalmente a la dificultad de diagnosticarlo precozmente y a la resistencia al tratamiento. El tratamiento se basa en la cirugía, pero sólo una minoría de los tumores son resecables en el momento del diagnóstico. La quimioterapia y, en algunos casos, la radioterapia se utilizan para prolongar la supervivencia, pero los resultados suelen ser limitados. La investigación actual se centra en nuevos enfoques, como la inmunoterapia, para mejorar las posibilidades de supervivencia de los pacientes con esta enfermedad.

Tratamiento de los trastornos biliares y pancreáticos

El tratamiento de las enfermedades biliares y pancreáticas se basa en un enfoque multidisciplinar en el que participan gastroenterólogos, cirujanos, radiólogos y oncólogos. En el caso de las enfermedades biliares, los procedimientos endoscópicos desempeñan un papel fundamental en el tratamiento de los cálculos y el drenaje de los conductos biliares. En el caso de las enfermedades pancreáticas, el tratamiento puede ir desde los cuidados médicos intensivos para la pancreatitis aguda hasta la cirugía para los tumores pancreáticos. El tratamiento del dolor, la corrección de las deficiencias nutricionales y el tratamiento de las complicaciones son elementos esenciales del tratamiento a largo plazo, sobre todo en la pancreatitis crónica.

Impacto en la calidad de vida

Las enfermedades biliares y pancreáticas, sobre todo en sus formas agudas o graves, tienen un gran impacto en la calidad de vida de los pacientes. Los dolores abdominales recurrentes, las hospitalizaciones frecuentes y la necesidad de seguir una dieta estricta o tomar suplementos enzimáticos dificultan la vida diaria de muchos pacientes. Además, los trastornos pancreáticos, cuando desembocan en una insuficiencia pancreática exocrina o endocrina, requieren una adaptación continua de la gestión, en particular con tratamientos sustitutivos y una estrecha vigilancia para prevenir las complicaciones.

3 El impacto de estas enfermedades en el paciente y el papel del cuidador

- Deterioro de la calidad de vida

El deterioro de la calidad de vida es una de las principales consecuencias de las enfermedades digestivas, ya sean agudas o crónicas, benignas o graves. Es un aspecto esencial de la atención al paciente, porque más allá de los síntomas físicos, las repercusiones en la vida cotidiana, las relaciones sociales y la salud mental suelen ser profundas y duraderas. El impacto de las enfermedades gastrointestinales no se limita al dolor o las molestias físicas. Estas enfermedades afectan al equilibrio general de la persona, modificando su relación con la comida, su cuerpo, sus seres queridos y su entorno profesional o social.

Síntomas y su repercusión en la vida cotidiana

Los síntomas asociados a las enfermedades digestivas pueden ser extremadamente debilitantes, incluso cuando no suponen una amenaza inmediata para la vida. El dolor abdominal crónico, la diarrea, el estreñimiento, los vómitos o la distensión abdominal perturban la vida cotidiana de los pacientes, dificultando la realización de tareas sencillas y las interacciones sociales. En afecciones como el síndrome del intestino irritable (SII) o la enfermedad inflamatoria intestinal crónica (EII), estos síntomas son impredecibles, lo que aumenta el estrés y la incertidumbre de los pacientes. A menudo tienen que ajustar sus horarios, evitar ciertos alimentos y vivir con el temor constante a una recaída o a una reagudización de los síntomas.

El tratamiento diario de los síntomas suele implicar ajustes estrictos de la dieta, medicación regular e incluso tratamientos invasivos como infusiones o inyecciones para pacientes con enfermedades crónicas. Estas limitaciones pesan mucho sobre los pacientes, que pueden sentirse restringidos en sus opciones dietéticas, sociales e incluso profesionales. Las comidas, un momento central de la vida social, se convierten a menudo en una fuente de ansiedad. Las personas con trastornos digestivos pueden temer comer en público, enfrentarse a alimentos desencadenantes o tener que manejar síntomas incómodos en situaciones sociales o profesionales.

Repercusiones psicológicas

Las enfermedades digestivas crónicas afectan profundamente a la salud mental de los pacientes. El dolor y las molestias constantes, combinados con la incertidumbre sobre la evolución de la enfermedad, son factores importantes de ansiedad y depresión. En afecciones como la enfermedad de Crohn o la rectocolitis hemorrágica, en las que los brotes inflamatorios pueden producirse de forma impredecible, la ansiedad anticipatoria es frecuente: los pacientes temen cada nuevo ataque y viven con miedo a tener que ser hospitalizados o sometidos a cirugía.

La sensación de perder el control sobre el propio cuerpo, la dependencia de la medicación y, a veces, la necesidad de tener dispositivos médicos permanentes, como un estoma, refuerzan este malestar. Los pacientes pueden sentir que su imagen corporal está devaluada, y pueden sentirse estigmatizados o aislados. Esta dimensión psicológica suele subestimarse, pero desempeña un papel crucial en la forma en que los pacientes perciben su enfermedad y su calidad de vida en general. Los trastornos digestivos son especialmente íntimos, ya que afectan a aspectos tan personales como la digestión, la alimentación y la eliminación, funciones que suelen ser tabú en la sociedad. Los sentimientos de vergüenza o pudor pueden llevar al aislamiento social, con una reticencia a compartir las dificultades, incluso con los amigos íntimos y la familia.

El impacto en las relaciones sociales y familiares

El deterioro de la calidad de vida asociado a las enfermedades digestivas se extiende también a las relaciones sociales y familiares. Los pacientes que padecen enfermedades crónicas o recurrentes pueden sentirse como una carga para quienes les rodean. Las ausencias repetidas del trabajo o de actividades sociales, las hospitalizaciones frecuentes y la incapacidad para participar en eventos o comidas pueden crear una brecha entre los pacientes y sus seres queridos. Estos últimos, aunque a menudo comprensivos, también pueden sentirse impotentes ante el sufrimiento del enfermo, o abrumados por la carga de tener que adaptarse constantemente al estado de salud de su ser querido.

Las relaciones íntimas también pueden verse afectadas, sobre todo debido a la fatiga, el dolor crónico o la alteración de la imagen corporal. Las personas con enfermedades digestivas pueden experimentar una pérdida de deseo sexual o molestias relacionadas con su enfermedad, lo que puede crear tensiones en la pareja. El apoyo psicológico y una comunicación abierta son esenciales para ayudar a superar estas dificultades en las relaciones, pero el hecho es que estas enfermedades imponen una carga emocional y física que afecta profundamente a la dinámica de las relaciones.

Impacto profesional

En el trabajo, los trastornos digestivos pueden provocar ausencias frecuentes, bajas prolongadas y una disminución del rendimiento. Los pacientes que padecen trastornos crónicos a menudo tienen que hacer malabarismos para compatibilizar el tratamiento médico, las consultas periódicas y la gestión diaria de sus síntomas, lo que puede impedirles llevar una vida laboral estable. En algunos casos, las personas tienen que plantearse un cambio de carrera o un trabajo a tiempo parcial por la incapacidad de mantener un ritmo de trabajo estable.

Esta inestabilidad laboral puede acarrear dificultades económicas, lo que agrava aún más el impacto de la enfermedad en la calidad de vida. Además, los pacientes pueden sentir que no son comprendidos o apoyados por sus jefes y compañeros, especialmente cuando los síntomas no son visibles o la enfermedad no es bien conocida por el público en general. Este sentimiento de incomprensión y marginación puede aislar aún más a los pacientes y hacer que se sientan socialmente excluidos.

Gestión de la enfermedad a largo plazo

Para los pacientes que padecen enfermedades digestivas crónicas, la gestión de su enfermedad puede ser un proceso largo y arduo. La necesidad de un seguimiento médico regular, de un tratamiento de por vida o de cambios frecuentes en los protocolos de tratamiento crea una sensación de fatiga y cansancio. La necesidad constante de vigilar la dieta, tomar medicación y hacer frente a las recaídas pasa factura a la moral de los pacientes. La idea de vivir con una enfermedad que no se puede curar, sólo controlar, puede provocar sentimientos de impotencia y frustración.

En este contexto, el apoyo médico, psicológico y social es crucial. Un enfoque multidisciplinar, que incluya no sólo a gastroenterólogos, sino también a psicólogos, dietistas y asociaciones de pacientes, puede ayudar a gestionar mejor el impacto de la enfermedad en la calidad de vida. Las estrategias de gestión del estrés, las terapias conductuales y cognitivas y el apoyo a la familia y los amigos son elementos esenciales para ayudar a los pacientes a vivir mejor con su enfermedad.

* Necesidades específicas de los pacientes: aspectos físicos y psicológicos

Las necesidades específicas de los pacientes con enfermedades digestivas, ya sean agudas o crónicas, son numerosas y complejas. Estas necesidades van más allá de la simple gestión de los síntomas físicos y afectan a aspectos fundamentales de la vida cotidiana física, psicológica y social. Estos pacientes se enfrentan a una calidad de vida reducida, a tratamientos a menudo pesados y restrictivos, y a retos emocionales relacionados con la incertidumbre de su estado de salud. Un enfoque holístico de su atención, que tenga en cuenta estas diferentes dimensiones, es esencial para que reciban un apoyo adaptado y personalizado.

Aspectos físicos: aliviar los síntomas y mejorar el confort

Los síntomas físicos de las enfermedades digestivas son a menudo graves y recurrentes, e imponen necesidades específicas que varían según la patología, su estadio de progresión y el estado general del paciente. El dolor es un síntoma omnipresente en muchas enfermedades digestivas, desde los cólicos biliares y el dolor abdominal en el síndrome del intestino irritable hasta los calambres asociados a la enfermedad inflamatoria intestinal crónica. Controlar este dolor es una prioridad, ya que no sólo altera la comodidad del paciente, sino también su capacidad para llevar una vida normal. La necesidad de aliviar el dolor puede satisfacerse con tratamientos farmacológicos adecuados, como antiespasmódicos o analgésicos, pero también con enfoques no farmacológicos, como la relajación, las técnicas de gestión del estrés o dietas personalizadas que reduzcan los factores que desencadenan los ataques.

Además del dolor, los problemas intestinales diarrea-, estreñimiento, hinchazón- son fuentes frecuentes de malestar para los pacientes. Estos síntomas no sólo causan malestar físico, sino también una desventaja social, ya que los pacientes a menudo tienen que ajustar su estilo de vida y viajar para hacer frente a la frecuencia de estos síntomas. Es esencial adaptar los tratamientos para normalizar el tránsito, combinando consejos dietéticos específicos, probióticos y medicamentos que regulen la motilidad intestinal. Los cuidadores y el personal de enfermería desempeñan un papel clave en el apoyo a los pacientes, identificando cuándo son necesarias intervenciones adicionales y sugiriendo estrategias para minimizar el impacto de estos trastornos en la vida cotidiana.

Los pacientes que padecen enfermedades crónicas, como la enfermedad de Crohn o la cirrosis, tienen necesidades nutricionales específicas. La malabsorción de nutrientes es frecuente en estas enfermedades, lo que provoca deficiencias que requieren suplementos y un seguimiento periódicos. Los dietistas suelen participar en la elaboración de dietas apropiadas, destinadas a limitar las exacerbaciones de los síntomas y garantizar al mismo tiempo una ingesta nutricional adecuada. En algunos pacientes puede ser necesaria la nutrición enteral o parenteral, sobre todo durante las fases agudas de la enfermedad, cuando el intestino ya no puede garantizar una digestión adecuada. El control nutricional se convierte entonces en una parte esencial del tratamiento, que requiere una estrecha vigilancia para evitar la desnutrición y mantener la fuerza del paciente.

Aspectos psicológicos: gestión de la ansiedad, la depresión y la incertidumbre

Desde el punto de vista psicológico, las necesidades de los pacientes que padecen enfermedades digestivas son igual de cruciales, pero a menudo se subestiman. Las enfermedades digestivas, sobre todo las crónicas como la EII o el cáncer digestivo, afectan profundamente al bienestar emocional y mental de los pacientes. La ansiedad es uno de los trastornos psicológicos más frecuentes en estos pacientes, alimentada por la imprevisibilidad de los síntomas, el miedo a las recaídas o recurrencias y la angustia asociada a las frecuentes intervenciones médicas. No saber cuándo se producirá otro ataque, o la idea de tener que someterse a otra operación u hospitalización, crea una inseguridad constante. Los pacientes pueden experimentar un estrés intenso que empeora los síntomas digestivos, alimentando un círculo vicioso entre el cuerpo y la mente.

La depresión también es frecuente, sobre todo en pacientes que se enfrentan a enfermedades graves como el cáncer o la cirrosis, cuyo pronóstico puede ser incierto o sombrío. La sensación de perder el control sobre el propio cuerpo, la fatiga crónica y las limitaciones impuestas por la enfermedad, como las restricciones dietéticas o las bajas laborales, pueden provocar sentimientos de impotencia e incluso desesperación. Este malestar psicológico suele verse agravado por la soledad y el aislamiento social que generan estas enfermedades. No es infrecuente que los pacientes se sientan incomprendidos por quienes les rodean, que no siempre aprecian el alcance de su sufrimiento o la dificultad de vivir con una enfermedad invisible.

En vista de estas necesidades psicológicas, el apoyo psicológico debe ser un componente esencial de la asistencia. Puede incluir la participación de psicólogos o psiquiatras especializados en enfermedades crónicas, así como terapias conductuales y cognitivas, que ayudan a los pacientes a gestionar mejor su estrés y ansiedad. Los grupos de conversación y las asociaciones de pacientes también pueden proporcionar un valioso apoyo, permitiendo a los pacientes compartir sus experiencias y romper el aislamiento social. Al estar en contacto directo y regular con los pacientes, los auxiliares de enfermería desempeñan un papel clave en la detección de signos de malestar psicológico y pueden alertar al equipo médico para que ofrezca el apoyo adecuado.

La incertidumbre sobre la evolución de la enfermedad es otra fuente de ansiedad para los pacientes, sobre todo los que padecen cánceres digestivos o enfermedades crónicas progresivas como la cirrosis. El miedo a una recaída, el temor a un rápido deterioro de su estado de salud o la ansiedad ligada a tratamientos pesados como la quimioterapia o el trasplante de hígado son factores de estrés que pesan sobre el ánimo de los pacientes. En estos casos, es crucial facilitar información clara y periódica sobre la evolución de la enfermedad, los tratamientos disponibles y las perspectivas de futuro, permaneciendo atentos a los temores y preguntas de los pacientes. La transparencia y la comunicación comprensiva son esenciales para disipar las preocupaciones y reforzar la sensación de seguridad de los pacientes.

Necesidad de apoyo relacional y social

Además de los aspectos físicos y psicológicos, los pacientes que padecen enfermedades digestivas tienen una necesidad crucial de apoyo relacional y social. La enfermedad, especialmente cuando es crónica, altera profundamente las relaciones familiares, amistosas y profesionales. Los pacientes necesitan una familia y unos amigos comprensivos y afectuosos que les apoyen en los momentos difíciles y les acompañen en las distintas fases de su tratamiento. Los familiares a menudo tienen que adaptarse a las limitaciones impuestas por la enfermedad, ya sea ajustando las comidas, acompañando al paciente a las consultas médicas u ofreciéndole apoyo moral en momentos de duda o desánimo.

Sin embargo, este apoyo no siempre es fácil de encontrar. Algunos pacientes pueden sentirse como una carga para sus seres queridos, sobre todo cuando la enfermedad requiere una atención constante. Otros pueden aislarse por miedo a ser molestados o a no ser comprendidos. Por eso es importante que los equipos sanitarios fomenten el diálogo abierto entre los pacientes y sus familiares, y que proporcionen herramientas para ayudar a las familias a comprender mejor la enfermedad y apoyar a sus seres queridos.

Capítulo 2

El papel del auxiliar de enfermería en gastroenterología: competencias múltiples

1 Principales tareas de un auxiliar de enfermería

• Asistir a los pacientes en sus cuidados diarios (higiene, confort)

Apoyar a los pacientes en sus cuidados diarios, ya sea en términos de higiene o de comodidad, es una parte esencial de los cuidados de gastroenterología, especialmente para aquellos que sufren patologías crónicas o graves. Este apoyo diario, prestado en gran parte por auxiliares de enfermería, desempeña un papel fundamental en el bienestar físico y psicológico de los pacientes. Más allá de los cuidados médicos, se trata de garantizar que cada paciente conserve su dignidad, su confort y una calidad de vida aceptable, a pesar de las limitaciones impuestas por la enfermedad. Estos cuidados cotidianos, que pueden parecer sencillos, tienen en realidad una importancia crucial para ayudar a los pacientes a convivir mejor con su enfermedad, proporcionándoles una sensación de seguridad y atención.

Cuidados de higiene: un acto de dignidad y confort

La higiene personal es un aspecto central de los cuidados diarios, sobre todo para los pacientes hospitalizados o encamados a causa de su enfermedad. En un servicio de gastroenterología, los pacientes pueden enfrentarse a síntomas como diarrea, vómitos o afecciones cutáneas relacionadas con patologías como fístulas o estomas. Estas situaciones, a menudo fuente de malestar, requieren una atención especial. El auxiliar de enfermería interviene entonces para garantizar que la higiene corporal se mantenga en las mejores condiciones posibles, ocupándose de limpiar, proteger e hidratar la piel del paciente, con el fin de prevenir infecciones o irritaciones.

Los cuidados de higiene, más allá de sus aspectos técnicos, son también un momento de compartir y de humanidad. Para los pacientes que pierden autonomía, a veces incapaces de desplazarse solos o de ir al baño, recibir ayuda para estos gestos íntimos puede ser fuente de vergüenza o vulnerabilidad. Por ello, es fundamental que el cuidador dé muestras de gran amabilidad, empatía y discreción, para que estos momentos de atención puedan vivirse con la mayor tranquilidad posible. Al mantener la dignidad del paciente, el auxiliar de enfermería participa activamente en su bienestar psicológico. Esto se consigue con gestos sencillos: explicando cada etapa de los cuidados, respetando el pudor utilizando sábanas para cubrir las partes del cuerpo que no intervienen en los cuidados y adaptándose a las necesidades y preferencias del paciente.

La higiene debe ser especialmente rigurosa en el caso de pacientes con dispositivos médicos como sondas nasogástricas, catéteres o estomas. Esto significa mantener estos dispositivos limpios, evitar cualquier maceración o irritación y comprobar periódicamente si hay signos de infección. El auxiliar de enfermería desempeña un papel clave en este sentido, ya que supervisa diariamente el estado de estos dispositivos y se asegura de que el paciente se sienta cómodo con su cuidado. En el caso de los estomas, por ejemplo, el apoyo en el manejo de la bolsa es esencial. El paciente debe aprender a cambiar la bolsa, limpiar la piel alrededor del estoma y reconocer los signos de cualquier complicación. Además de llevar a cabo estos cuidados, el auxiliar de enfermería desempeña una función educativa, explicando las buenas prácticas y tranquilizando al paciente ante una situación que a veces resulta difícil de aceptar.

Confort físico y emocional: un pilar de la calidad de vida

La comodidad del paciente es otro aspecto fundamental de los cuidados diarios. En el contexto de una enfermedad digestiva, en la que son frecuentes el dolor abdominal, la hinchazón y las náuseas, el auxiliar asistencial debe asegurarse de que cada paciente esté cómodo, para minimizar las molestias asociadas a su enfermedad. Esto puede incluir gestos sencillos como ajustar el ángulo de la cama, ofrecer cojines para apoyar determinadas partes del cuerpo o asegurarse de que los pacientes estén bien hidratados. Un paciente encamado durante mucho tiempo puede sufrir rápidamente dolores relacionados con una mala postura o desarrollar escaras. Por tanto, el auxiliar de enfermería debe velar por que se realicen movilizaciones regulares para prevenir estas complicaciones y garantizar que el paciente se encuentre en una posición cómoda.

El confort del paciente también implica el control de la temperatura corporal. Los pacientes, sobre todo los que padecen fiebre o trastornos digestivos graves, pueden sentir frío o calor. Asegurarse de que están bien cubiertos o, por el contrario, refrigerados, les proporciona un entorno más agradable, propicio para el descanso y la recuperación. Además, al proporcionarles un entorno de cuidados limpio, ordenado y adaptado a sus necesidades (sobre todo en cuanto a iluminación y ruido), el auxiliar de enfermería contribuye a crear un ambiente tranquilizador.

El bienestar emocional también es una cuestión clave. Los pacientes que padecen enfermedades digestivas crónicas o graves suelen estar ansiosos, perturbados por síntomas imprevisibles y tratamientos pesados. Pueden sentirse frustrados por la pérdida de autonomía o temerosos de la evolución de su enfermedad. En esos momentos, la presencia constante y tranquilizadora del cuidador puede suponer un apoyo inestimable. Un simple oído atento, una palabra tranquilizadora o una explicación clara de cómo se prestan los cuidados pueden disipar las ansiedades del paciente. El auxiliar de enfermería se convierte entonces en un punto de referencia, una persona de confianza a la que el paciente puede confiar sus preocupaciones o malestares.

Capacitación del paciente y apoyo moral

Otro aspecto importante de la asistencia diaria es la capacitación gradual del paciente, siempre que sea posible. El objetivo es animar al paciente a participar activamente en su propio cuidado, en función de sus capacidades. Esto puede empezar con tareas sencillas, como lavarse las manos, participar en su aseo o aprender a manejar sus dispositivos médicos. Al implicar al paciente en estas acciones, el cuidador fomenta una sensación de control sobre la enfermedad, lo que puede ser especialmente beneficioso para la moral. La pérdida de autonomía puede verse como un ataque a la dignidad personal, y cada acción que el paciente puede realizar solo representa una victoria sobre la enfermedad.

Para los pacientes al final de su vida o en la fase terminal de enfermedades graves, el apoyo en sus cuidados cotidianos adquiere una dimensión especial. El objetivo es mantener el confort del paciente en todo momento, aliviando el dolor, evitando la aparición de escaras y respetando en la medida de lo posible los deseos del paciente. El papel del auxiliar de enfermería en estos momentos es también apoyar a la familia, explicando los cuidados prestados y creando un ambiente tranquilo y respetuoso para todos.

- Control de los signos clínicos (vómitos, diarrea, dolor abdominal)

El seguimiento de signos clínicos como los vómitos, la diarrea y el dolor abdominal es un aspecto fundamental del tratamiento de los pacientes en gastroenterología. Estos síntomas, frecuentes en las enfermedades digestivas, no sólo son una fuente de sufrimiento para el paciente, sino que también pueden ser indicadores de un empeoramiento de la salud o de complicaciones subyacentes. La observación rigurosa y continua de los signos clínicos permite anticipar el deterioro, reaccionar con rapidez y adaptar el tratamiento en consecuencia. Para el equipo asistencial, esta vigilancia constante es esencial para garantizar la seguridad del paciente, prevenir complicaciones potencialmente graves y garantizar una asistencia óptima.

Vómitos: una señal a tener en cuenta

Los vómitos, aislados o recurrentes, son un síntoma frecuente de las enfermedades gastrointestinales. Pueden estar relacionados con trastornos digestivos funcionales, infecciones, obstrucciones

71

intestinales o afecciones más graves como pancreatitis, úlceras gástricas o tumores digestivos. Por lo tanto, el seguimiento de los vómitos es crucial para identificar la causa subyacente y evaluar la gravedad del problema.

Cuando se producen vómitos, hay que observar varios parámetros. En primer lugar, la frecuencia y duración de los vómitos dan una indicación de la intensidad del problema. Los vómitos frecuentes y repetidos pueden provocar rápidamente una deshidratación grave, sobre todo en pacientes vulnerables como los ancianos o los niños. Por lo tanto, es esencial estar atento a los signos de deshidratación, como sequedad de boca, disminución de la diuresis, fatiga o confusión. En este contexto, puede ser necesaria la hidratación oral o intravenosa para compensar las pérdidas de líquidos.

La naturaleza de los vómitos también debe tenerse muy en cuenta. Los vómitos con restos de sangre (hematemesis) pueden indicar una hemorragia digestiva alta, potencialmente relacionada con una úlcera gástrica o varices esofágicas. Este signo clínico requiere un tratamiento de urgencia. Del mismo modo, un vómito verde oscuro parecido a la bilis puede indicar una obstrucción intestinal, sobre todo si se asocia a dolor abdominal y ausencia de heces o gases. En este caso, puede plantearse una intervención quirúrgica urgente.

Por último, el manejo de los vómitos implica proporcionar un alivio rápido al paciente. Además de la monitorización, el equipo de enfermería debe administrar los tratamientos antieméticos adecuados para detener o limitar los episodios de vómitos, al tiempo que mantiene al paciente en una posición cómoda y segura para evitar el riesgo de inhalación, sobre todo en pacientes débiles.

Diarrea: un signo con muchas causas

La diarrea es otro síntoma frecuente en gastroenterología, y su seguimiento es de vital importancia. La diarrea puede estar causada por infecciones gastrointestinales, enfermedad inflamatoria intestinal crónica (como la enfermedad de Crohn o la rectocolitis hemorrágica), intolerancia alimentaria o efectos secundarios de la medicación. La diarrea aguda puede provocar rápidamente deshidratación y desequilibrio electrolítico, sobre todo si es abundante y prolongada. Por lo tanto, es esencial vigilar atentamente la frecuencia, el volumen y el aspecto de las heces.

Cuando un paciente presenta diarrea, es importante observar varios aspectos. En primer lugar, la frecuencia de las deposiciones: una diarrea persistente con deposiciones frecuentes y acuosas debe hacer saltar la alarma sobre el riesgo de deshidratación. El equipo asistencial debe estar atento a los signos asociados, como la hipotensión, el aumento de la frecuencia cardíaca o el letargo, que indican un estado de deshidratación que requiere una intervención rápida, ya sea por vía oral o intravenosa.

El aspecto de las heces también es un indicador clave. Las heces con sangre (rectorragia) o mucosidad, sobre todo en caso de enfermedad inflamatoria intestinal crónica, pueden indicar una recaída de la enfermedad, lo que hace necesario reevaluar el tratamiento. Las heces pálidas, aceitosas o esteatorreicas pueden indicar una mala absorción ligada a trastornos pancreáticos o biliares. En estos casos, se requiere un tratamiento nutricional y médico específico.

El tratamiento de la diarrea implica no sólo el control de los parámetros clínicos, sino también el tratamiento sintomático para mejorar la comodidad del paciente. Pueden prescribirse fármacos antidiarreicos, dependiendo de la causa subyacente, pero es igualmente importante garantizar la hidratación y el equilibrio electrolítico, sobre todo en pacientes de riesgo como los ancianos o los inmunodeprimidos.

Dolor abdominal: un síntoma complejo y revelador

El dolor abdominal es otro síntoma central de las enfermedades digestivas, y puede tener múltiples causas. Tanto si el dolor es agudo como crónico, es esencial vigilarlo para orientar el diagnóstico y adaptar el tratamiento. La localización, la intensidad, la duración y los factores que desencadenan o alivian el dolor proporcionan pistas valiosas sobre la naturaleza del problema subyacente.

El dolor abdominal agudo, sobre todo si es intenso y se asocia a vómitos o fiebre, puede revelar patologías graves como apendicitis, obstrucción intestinal, pancreatitis aguda o perforación de un órgano digestivo. En estas situaciones, el equipo sanitario debe reaccionar con rapidez para realizar pruebas complementarias (diagnóstico médico por imagen, análisis de sangre) y determinar la necesidad de una intervención quirúrgica urgente. Los pacientes que sufren dolor agudo deben ser vigilados de cerca para detectar signos de empeoramiento, como rigidez abdominal, signos de shock (hipotensión, taquicardia) o deterioro rápido del estado general.

El dolor abdominal crónico, a menudo presente en afecciones como el síndrome del intestino irritable o la enfermedad inflamatoria intestinal crónica, también requiere un seguimiento cuidadoso. Este dolor, aunque suele ser menos intenso que el agudo, puede afectar significativamente a la calidad de vida de los pacientes. Los cuidadores deben escuchar atentamente al paciente para identificar cuándo aumenta el dolor y los factores que lo alivian (cambio de postura, toma de medicación) o lo agravan (ingesta de alimentos, estrés). Esta vigilancia permite ajustar los tratamientos, ya sean antiespasmódicos, analgésicos o cambios en la dieta, para mejorar el confort del paciente.

El papel del auxiliar de enfermería en el seguimiento clínico

El auxiliar de enfermería desempeña un papel vital en la vigilancia de los signos clínicos. Al estar en contacto permanente con el paciente, pueden observar diariamente la evolución de los síntomas, ya sean vómitos, diarrea o dolor abdominal. Esta función de vigilancia permite alertar rápidamente al equipo médico en caso de que cambien los síntomas, empeore el estado general del paciente o aparezcan nuevos signos. El auxiliar de enfermería también está en primera línea a la hora de recoger las quejas de los pacientes, evaluar la eficacia de los tratamientos sintomáticos y ajustar los cuidados para mejorar el confort y prevenir complicaciones.

- Asistencia en exámenes y operaciones gastroenterológicas
Asistir en los exámenes y procedimientos gastroenterológicos es una tarea crucial que requiere una estrecha colaboración entre auxiliares de enfermería, enfermeros y gastroenterólogos. Estas exploraciones, como la colonoscopia, la gastroscopia y otros procedimientos endoscópicos, así como intervenciones como el sondaje y las biopsias, desempeñan un papel fundamental en el diagnóstico, el tratamiento y el seguimiento de las patologías digestivas. El auxiliar de enfermería desempeña un papel clave en este proceso, garantizando no sólo la preparación técnica de los pacientes y el equipo, sino también su comodidad y seguridad, y la gestión de las secuelas inmediatas de las intervenciones.

Preparación del paciente: tranquilidad y comodidad

El primer paso para ayudar en los exámenes gastroenterológicos es preparar física y mentalmente al paciente. Estos exámenes pueden ser una fuente de ansiedad para muchos pacientes, que a menudo se muestran aprensivos ante las molestias físicas o el resultado del diagnóstico. Por lo tanto, el auxiliar de enfermería está ahí para tranquilizar al paciente, explicarle el procedimiento de forma sencilla y clara, y responder a cualquier pregunta o temor. Esta dimensión humana es esencial, ya que contribuye a reducir la ansiedad del paciente, favoreciendo así el buen desarrollo del examen.

Desde el punto de vista físico, la preparación del paciente puede incluir varias etapas, dependiendo del tipo de procedimiento. Para una colonoscopia, por ejemplo, el paciente debe seguir una dieta específica y tomar laxantes la víspera del examen para limpiar el intestino. El auxiliar de enfermería vela por que se sigan estas instrucciones, al tiempo que se asegura de que el paciente esté bien hidratado y preparado para el examen. También ayudan a colocar al paciente en la mesa de exploración en una posición adecuada, a menudo tumbado sobre su lado izquierdo, para facilitar la inserción del endoscopio. Este momento es crucial para garantizar la comodidad del paciente y evitar cualquier estrés innecesario.

Asistencia técnica durante los exámenes

Durante el examen propiamente dicho, el auxiliar de enfermería desempeña una función de asistencia técnica en apoyo directo del gastroenterólogo y la enfermera. Una de sus principales tareas es garantizar que el equipo médico esté en buen estado de funcionamiento, que todo esté listo para el procedimiento y responder rápidamente a las necesidades del médico durante todo el procedimiento. Esto incluye preparar los endoscopios, comprobar los equipos de monitorización (como pulsioxímetros o tensiómetros para controlar las constantes vitales) y manejar los dispositivos de aspiración para eliminar las secreciones que puedan interferir en la visualización de las estructuras digestivas.

Como parte de una endoscopia (ya sea colonoscopia o gastroscopia), el asistente sanitario también puede tener que apoyar al paciente durante el examen, en particular ayudándole a mantener una posición adecuada o animándole a permanecer tranquilo y relajado. En caso de sedación ligera, el cuidador debe vigilar atentamente al paciente para detectar signos de comodidad o malestar, e informar al médico o a la enfermera de cualquier signo de anormalidad. Su proximidad al paciente significa que pueden estar especialmente atentos a las necesidades inmediatas, como ajustar una posición incómoda, ofrecer una toalla para limpiar las secreciones o simplemente tranquilizar al paciente con una presencia afectuosa.

Apoyo en las intervenciones terapéuticas

Además de los exámenes diagnósticos, muchos procedimientos gastroenterológicos se realizan con fines terapéuticos. Por ejemplo, la extirpación de pólipos durante una colonoscopia, la dilatación de una estenosis (estrechamiento de un conducto digestivo) o la colocación de endoprótesis en conductos biliares obstruidos. La ayuda del auxiliar de enfermería es igualmente esencial en este caso, ya que estas operaciones suelen ser más complejas y requieren una coordinación perfecta entre los equipos médico y paramédico.

El auxiliar de enfermería se asegura de que el instrumental necesario esté a mano y perfectamente esterilizado, incluidas las pinzas de biopsia, los catéteres y los balones de dilatación. Además, en función de la complejidad de la intervención, se puede pedir al auxiliar de enfermería que controle más de cerca las constantes vitales del paciente, en colaboración con la enfermera, sobre todo si se requiere sedación profunda o anestesia. Estos procedimientos pueden durar más que un simple examen, y mantener la comodidad y seguridad del paciente sigue siendo una prioridad.

Gestión de las secuelas inmediatas del examen o la operación

Una vez finalizada la exploración o el procedimiento, el papel del asistente sanitario continúa inmediatamente después. Ayuda al paciente a recuperarse de la exploración, sobre todo si se le ha administrado sedación. Esto incluye vigilar cualquier efecto residual de la sedación, como somnolencia o mareos, y ayudar al paciente a volver a su habitación o zona de descanso. El cuidador también se asegura de que el paciente esté cómodo y tranquilo, explicándole que los efectos secundarios, como hinchazón o ligeras molestias, son normales después de ciertas exploraciones, como una colonoscopia.

La observación de los signos clínicos en las horas siguientes a una operación es crucial. En particular, el asistente sanitario debe estar atento a signos de complicaciones, como dolor intenso, vómitos, hemorragias o hipotensión, que podrían indicar perforación intestinal o hemorragia digestiva. Si aparecen estos signos, el asistente sanitario debe alertar inmediatamente al equipo médico para que pueda actuar con rapidez. Este seguimiento minucioso ayuda a prevenir complicaciones graves y garantiza la vigilancia constante de los pacientes.

Por último, el auxiliar de enfermería desempeña un papel clave en la educación del paciente sobre los cuidados postoperatorios. Ya sea tras una sonda nasogástrica, una endoprótesis biliar o una resección de pólipos, deben proporcionar información clara sobre las precauciones que hay que tomar, los signos de alarma a los que hay que estar atentos y las recomendaciones dietéticas y de medicación. Esta dimensión educativa es esencial para garantizar una recuperación segura y evitar complicaciones en casa.

2 Trabajar con el equipo multidisciplinar

- El papel del auxiliar de enfermería en la transmisión de información

El papel del auxiliar de enfermería en la transmisión de información es fundamental para el buen funcionamiento de cualquier equipo asistencial. En gastroenterología, donde los pacientes sufren a menudo patologías complejas y progresivas, esta transmisión de información adquiere una importancia particular. El auxiliar de enfermería, en contacto directo y constante con el paciente, desempeña un papel clave en la observación de los signos clínicos, la comunicación de los cambios en el estado de salud del paciente y la transmisión de información esencial a otros miembros del equipo médico. Esta comunicación eficaz garantiza una atención óptima, rápida y adecuada, al tiempo que asegura la continuidad de los cuidados. Por tanto, el papel del auxiliar de enfermería no se limita a gestos técnicos, sino que también abarca una dimensión de coordinación y transmisión de información, que es crucial para la atención global del paciente.

Observación diaria: ser los ojos y los oídos del equipo asistencial

Debido a su presencia constante con los pacientes, los auxiliares sanitarios suelen ser los primeros en observar los cambios en el estado de salud del paciente. Ya se trate de la aparición de nuevos síntomas, de un empeoramiento de los signos clínicos existentes o de cambios sutiles en el comportamiento del paciente, estas observaciones diarias son esenciales para la gestión. Por ejemplo, en un servicio de gastroenterología, un asistente puede notar un aumento del dolor abdominal, cambios en los movimientos intestinales (diarrea o estreñimiento), signos de deshidratación relacionados con vómitos frecuentes o dificultades para comer. Estas observaciones, que pueden parecer menores a primera vista, deben transmitirse rápidamente a la enfermera y al médico para que puedan integrarse en el seguimiento médico.

Por lo tanto, la capacidad del cuidador para observar e informar de estos elementos con precisión es crucial. No se trata sólo de observar los hechos, sino también de interpretarlos en el contexto global del paciente. Por ejemplo, un cambio en el color o la consistencia de las heces puede indicar una hemorragia digestiva o una mala absorción, lo que requiere una respuesta rápida. Del mismo modo, signos como el aumento de la fatiga o la pérdida de apetito pueden indicar un deterioro más sutil de la salud. Gracias a su contacto directo y frecuente con el paciente, los auxiliares de cuidados se convierten a menudo en la persona que alerta al equipo de enfermería de cualquier descompensación clínica, lo que permite una intervención precoz.

La comunicación con el equipo asistencial: una función de relevo esencial

La transmisión de información entre el auxiliar de enfermería y los demás miembros del equipo asistencial es un elemento clave en la coordinación de los cuidados. Los auxiliares de enfermería trabajan en estrecha colaboración con enfermeros, médicos y, en ocasiones, otros profesionales como dietistas o psicólogos. Desempeñan un papel de relevo, aportando información valiosa que influye en las decisiones clínicas.

Una de las herramientas más utilizadas para transmitir información es la historia clínica, en la que el auxiliar de enfermería anota todas sus observaciones: lecturas de temperatura, de tensión arterial, cambios en los parámetros vitales, pero también información más cualitativa, como las quejas del paciente por dolor, su estado emocional o reacciones particulares a los tratamientos. Estos datos rigurosamente registrados permiten a todo el equipo médico controlar en tiempo real los cambios en el estado de salud del paciente.

Las comunicaciones orales, sobre todo durante los cambios de turno, también son un momento clave para compartir información. En esos momentos, el camillero informa a sus colegas de los cambios en el estado del paciente, los cuidados ya prestados, las posibles complicaciones y los ajustes que haya que hacer. Se trata de un momento crucial para garantizar la continuidad de los cuidados sin interrupción de la información, sobre todo en situaciones en las que los equipos cambian con frecuencia, como en los turnos de noche.

Una comunicación eficaz requiere también capacidad para sintetizar la información. Los auxiliares sanitarios deben ser capaces de transmitir la información más importante con rapidez y claridad, adaptando al mismo tiempo su discurso a las necesidades de las distintas personas con las que hablan. Por ejemplo, cuando se comunica con un médico, el asistente sanitario se centrará en los datos clínicos observables (dolor, parámetros vitales), mientras que con los enfermeros puede incluir también detalles más prácticos de los cuidados prestados o por prestar.

El vínculo con los pacientes: un papel de intermediario

El auxiliar de enfermería también actúa como intermediario entre el paciente y el equipo de enfermería, facilitando la comunicación entre ambos. Muchos pacientes, sobre todo los que padecen enfermedades complejas o crónicas, tienen preguntas, inquietudes o dificultades para entender ciertas explicaciones médicas. Gracias a su estrecha relación con los pacientes, los auxiliares sanitarios se convierten a menudo en las personas a las que los pacientes confían sus dudas o malentendidos. Puede tratarse de preguntas sobre un tratamiento, la gestión de los efectos secundarios o preocupaciones sobre la evolución de la enfermedad.

En estas situaciones, el auxiliar de enfermería tiene el papel de mediador. Deben transmitir las preocupaciones del paciente al equipo médico, al tiempo que le ayudan a comprender mejor su tratamiento o a anticipar los próximos pasos. Este papel es especialmente importante en situaciones emocionalmente vulnerables, cuando los pacientes se sienten impotentes ante la enfermedad o tienen dificultades para expresar sus necesidades directamente a los médicos. Al transmitir esta información, el auxiliar de enfermería permite ofrecer una atención más humana y personalizada, centrada en las expectativas y necesidades específicas del paciente.

Seguimiento y ajustes del tratamiento

Otro aspecto crucial del papel del auxiliar de enfermería en la transmisión de información se refiere al seguimiento de los tratamientos en curso. En un servicio de gastroenterología, los pacientes pueden estar recibiendo diversos tratamientos, desde simples antieméticos hasta tratamientos más intensos como infusiones de inmunosupresores o bioterapias. Los auxiliares sanitarios suelen ser los primeros en notar los efectos secundarios de estos tratamientos, como reacciones alérgicas, exacerbación de problemas digestivos o signos de tolerancia o intolerancia al tratamiento.

Al seguir de cerca las reacciones del paciente al tratamiento, el auxiliar de enfermería desempeña un papel decisivo en el ajuste de los protocolos terapéuticos. Si un paciente se queja de un aumento de las náuseas después de tomar un medicamento, o si aparecen signos de fatiga extrema después de una infusión, el cuidador debe informar rápidamente al equipo de enfermería y médico para que se pueda hacer una evaluación y ajustar el tratamiento si es necesario.

- **Trabajo en equipo con médicos, enfermeros, fisioterapeutas y dietistas**

El trabajo en equipo en el entorno hospitalario, especialmente en gastroenterología, se basa en una estrecha colaboración entre diversos profesionales sanitarios: médicos, enfermeros, fisioterapeutas, dietistas y auxiliares de cuidados. Cada miembro de este equipo multidisciplinar aporta competencias específicas y complementarias que, en conjunto, garantizan una atención integral, personalizada y eficaz al paciente. En este contexto, la comunicación, la coordinación y la confianza mutua son elementos clave para garantizar la calidad de la asistencia, satisfacer las necesidades de los pacientes y favorecer su recuperación.

Trabajar con médicos

Como orquestador de la asistencia médica, el médico es responsable del diagnóstico, la prescripción del tratamiento y el seguimiento general del estado de salud de los pacientes. Sin embargo, no puede llevar a cabo esta tarea eficazmente sin una comunicación constante con los demás miembros del equipo asistencial, en particular con los auxiliares de enfermería. Éstos desempeñan un papel esencial a la hora de transmitir la información obtenida de sus observaciones diarias de los pacientes.

Los cuidadores suelen ser los primeros en detectar signos de deterioro de la salud, como dolor abdominal intenso, vómitos repetidos, cambios en las deposiciones o signos de deshidratación. Estas observaciones son cruciales para el médico, que puede ajustar los tratamientos o prescribir pruebas adicionales. Esta interacción diaria entre el auxiliar de enfermería y el médico no sólo asegura la capacidad de respuesta a los síntomas cambiantes, sino que también garantiza que la atención se adapte a las necesidades específicas de cada paciente.

En situaciones de emergencia, esta colaboración resulta aún más esencial. Por ejemplo, en caso de hemorragia digestiva u obstrucción intestinal, el auxiliar de enfermería debe reaccionar rápidamente, informar al médico y colaborar en la aplicación de los primeros auxilios. Gracias a esta coordinación eficaz, el equipo puede intervenir sin demora y limitar el riesgo de complicaciones graves.

Un vínculo constante con las enfermeras

La relación de trabajo entre auxiliares y enfermeras es especialmente estrecha. La enfermera, responsable de la gestión de los cuidados técnicos (administración de medicamentos, inserción de infusiones, control de los parámetros vitales), trabaja en estrecha colaboración con el auxiliar para garantizar la continuidad de los cuidados. Este dúo, que comparte la vida cotidiana de los pacientes, constituye el núcleo de la asistencia clínica.

El auxiliar de enfermería ayuda a la enfermera en una serie de tareas, como preparar al paciente para determinados tratamientos, controlar los signos clínicos después de una operación y manejar dispositivos médicos como sondas nasogástricas y catéteres. Esta cooperación permite compartir eficazmente las responsabilidades y garantiza un seguimiento exhaustivo, especialmente cuando la carga de trabajo es elevada.

La comunicación entre la enfermera y el cuidador es esencial para garantizar que se tienen en cuenta todos los aspectos de los cuidados. Por ejemplo, cuando el cuidador detecta un empeoramiento de los síntomas o el paciente manifiesta malestar, esta información se transmite a la enfermera, que puede entonces ajustar los tratamientos o tomar medidas adicionales. Este diálogo constante garantiza un seguimiento estrecho y continuo del estado de salud de los pacientes, lo que ayuda a prevenir complicaciones y mejorar su comodidad.

Complementariedad con los fisioterapeutas

Los fisioterapeutas trabajan a menudo con pacientes hospitalizados, sobre todo los que padecen patologías digestivas graves que requieren una inmovilización prolongada. Su función es prevenir las complicaciones asociadas al reposo prolongado en cama, como infecciones pulmonares, trombosis venosas y escaras, y también ayudar a los pacientes a mantener su movilidad y recuperar su independencia física.

En este contexto, la colaboración entre el auxiliar de enfermería y el fisioterapeuta es esencial. El auxiliar de cuidados prepara al paciente para las sesiones de rehabilitación, haciéndole sentir cómodo y asegurándose de que está listo para el procedimiento. También ayuda a mantener la seguridad del paciente durante los movimientos, acompañando a veces al fisioterapeuta en sus desplazamientos, sobre todo en el caso de los pacientes más frágiles o dependientes.

Después de la sesión, el asistente sigue controlando el estado del paciente, prestando atención a los signos de fatiga o dolor, y comunicando sus observaciones al fisioterapeuta o al enfermero. Este seguimiento posterior a la sesión es esencial para adaptar los ejercicios y garantizar que la rehabilitación se lleve a cabo en las mejores condiciones posibles. Gracias a esta colaboración, los pacientes se benefician de una atención integral que combina cuidados médicos, rehabilitación física y apoyo diario.

Coordinación con dietistas

Las patologías gastroenterológicas suelen tener un impacto directo en la nutrición de los pacientes. La malabsorción, las dietas específicas (sin residuos, sin gluten, bajas en fibra) o la necesidad de nutrición enteral o parenteral son realidades habituales en este campo. Por ello, el papel del dietista es vital para establecer planes dietéticos adecuados, garantizar la ingesta nutricional necesaria y vigilar las posibles deficiencias.

Como profesional local, el auxiliar de enfermería desempeña un papel crucial en la aplicación de las recomendaciones dietéticas. Se aseguran de que el paciente siga las instrucciones dietéticas, ayudan con las comidas si es necesario y observan las reacciones del paciente a los alimentos (náuseas, vómitos, dolor, intolerancias). Esta información se transmite al dietista, que puede ajustar el plan nutricional basándose en las observaciones del auxiliar de enfermería.

Además, en situaciones en las que la nutrición oral es difícil o imposible, el asistente sanitario desempeña un papel activo en la gestión de los dispositivos de nutrición enteral, controlando las sondas y asegurándose de que funcionan correctamente. También vigila los signos de complicaciones, como infecciones locales, diarrea o problemas digestivos, y los comunica a los dietistas y al equipo médico.

La importancia de la comunicación interprofesional

En un hospital, la comunicación interprofesional es la clave de una atención coordinada y eficaz. Cada profesional sanitario, ya sea médico, enfermero, fisioterapeuta, dietista o auxiliar asistencial, aporta unas competencias específicas, pero es su capacidad para trabajar juntos lo que garantiza una atención integral adaptada a las necesidades del paciente.

El auxiliar asistencial ocupa una posición central en esta red, ya que suele ser la persona que más tiempo pasa junto a la cama del paciente y dispone de información valiosa sobre su estado de salud cotidiano. Al transmitir esta información de forma clara y precisa a todos los miembros del equipo, el auxiliar asistencial ayuda a garantizar que la asistencia se coordine de forma eficaz. También se asegura de que se tengan en cuenta todos los aspectos del bienestar del paciente, ya sea su estado físico, sus necesidades nutricionales, su comodidad o su rehabilitación.

Las reuniones de equipo y las comunicaciones orales y escritas entre los profesionales sanitarios son cruciales para garantizar una comunicación fluida. Durante estos intercambios, cada miembro del equipo puede compartir sus observaciones y recomendaciones, lo que permite elaborar un plan de cuidados coherente y adaptado a la evolución del estado de salud del paciente.

3 Competencias humanas e interpersonales

- Escucha activa y empatía con pacientes a menudo ansiosos o vulnerables.

La escucha activa y la empatía son cualidades esenciales en la relación enfermera-paciente, especialmente en el campo de la gastroenterología, donde los pacientes suelen estar ansiosos, ser vulnerables y enfrentarse a patologías que pueden ser crónicas, incapacitantes o graves. Estas habilidades humanas desempeñan un papel fundamental en el bienestar de los pacientes y ayudan a crear un clima de confianza que es esencial para una atención de alta calidad. La escucha activa y la empatía no sólo ayudan a satisfacer las necesidades emocionales y psicológicas de los pacientes, sino que también fomentan una comunicación más eficaz, que es esencial para comprender plenamente los síntomas y las preocupaciones de los pacientes.

Escucha activa: algo más que un intercambio verbal

La escucha activa consiste en prestar toda la atención al paciente, no sólo a lo que dice, sino también a lo que no dice, sus gestos y su lenguaje corporal. La escucha activa no consiste sólo en oír lo que dice el paciente, sino también en comprender el significado más profundo de lo que dice, sus emociones subyacentes y las necesidades que no se expresan directamente. Los cuidadores, que a menudo están en primera línea de los cuidados diarios, desempeñan un papel crucial en esta escucha, ya que son los que pasan más tiempo con el paciente y pueden captar señales sutiles.

La escucha activa es especialmente importante cuando se trata de pacientes que sufren patologías digestivas. Estos pacientes, ya padezcan una enfermedad inflamatoria intestinal crónica, cánceres digestivos o trastornos funcionales como el síndrome del intestino irritable, se enfrentan a menudo a síntomas incapacitantes, imprevisibles y a veces tabú, como dolores abdominales, diarreas frecuentes o vómitos. Estos síntomas, combinados con la incertidumbre sobre la evolución de la enfermedad o las limitaciones asociadas al tratamiento, generan ansiedad y un sentimiento de vulnerabilidad. La escucha activa da voz a estas preocupaciones, permitiendo a los pacientes expresarse libremente, sin ser juzgados, y creando un espacio de diálogo tranquilizador.

Los auxiliares sanitarios deben saber hacer las preguntas adecuadas, reformular lo que ha dicho el paciente para asegurarse de que lo ha entendido y demostrarle que están atentos a sus necesidades. Por ejemplo, un paciente que se queja de dolor abdominal puede ser reacio a detallar la intensidad de sus síntomas por miedo a preocuparse o a ser malinterpretado. La escucha activa permite explorar estos puntos, formulando preguntas abiertas del tipo: "¿Puede explicarme en qué momento del día se producen estos dolores?" o "¿Cómo siente estos dolores? ¿Es una molestia o un dolor intenso? Este enfoque ayuda al paciente a sentirse escuchado y comprendido, al tiempo que proporciona al equipo asistencial información valiosa para ajustar los cuidados.

Empatía: ponerse en el lugar del paciente

La empatía, por su parte, es la capacidad de ponerse en el lugar del paciente, de comprender lo que siente, no sólo física sino también emocionalmente. Se trata de una cualidad especialmente crucial en gastroenterología, donde los pacientes pueden sentirse especialmente vulnerables debido a la naturaleza íntima de sus síntomas. Los trastornos digestivos, a menudo asociados a funciones corporales como la digestión, la eliminación o la alimentación, pueden causar a los pacientes gran vergüenza o pudor, sobre todo en un entorno hospitalario donde su intimidad suele ser reducida.

Empatía significa reconocer estas emociones y responder adecuadamente. Por ejemplo, un paciente que sufre diarrea crónica puede sentir vergüenza al pedir ayuda para cambiar sus sábanas o asearse. Una respuesta empática consiste en abordar la situación con amabilidad y sin juzgar, explicando al paciente que estas situaciones son normales en el contexto de su enfermedad y que no tiene motivos para sentirse avergonzado. El cuidador puede decir algo como: "Comprendo que esto puede ser difícil, pero sepa que estamos aquí para ayudarle y que forma parte de nuestro trabajo garantizar su comodidad y bienestar." Este enfoque reduce la ansiedad del paciente y refuerza la relación de confianza.

La empatía también significa reconocer el impacto emocional de las enfermedades digestivas crónicas o graves. Los pacientes que padecen cánceres digestivos o enfermedades como la de Crohn pueden enfrentarse a tratamientos pesados, intervenciones quirúrgicas repetidas o periodos de incertidumbre sobre su pronóstico. Estos pacientes suelen experimentar momentos de desánimo, miedo o incluso enfado. Mostrando empatía, los auxiliares asistenciales pueden ofrecer un apoyo inestimable, reconociendo la dificultad de estas situaciones y ofreciendo un oído comprensivo. No se trata sólo de proporcionar cuidados técnicos, sino también una presencia humana, capaz de comprender las emociones del paciente y acompañarle en esos momentos difíciles.

Crear un entorno de confianza

La escucha activa y la empatía son también los cimientos de un entorno de confianza, en el que los pacientes se sienten cómodos expresando sus necesidades, temores y expectativas. Cuando los pacientes sienten que se tienen en cuenta sus preocupaciones y que se respetan sus emociones, están más dispuestos a comunicarse abiertamente con el equipo sanitario, a expresar sus síntomas con mayor precisión y a participar activamente en su propio tratamiento.

Un paciente ansioso, por ejemplo, puede ser reacio a informar de los efectos secundarios de su tratamiento o de los cambios en sus síntomas por miedo a molestarle. Al crear un clima de confianza, el asistente sanitario ayuda al paciente a comprender que cada dato es importante para su seguimiento y que sus sentimientos son legítimos. Los pacientes que se sienten escuchados y comprendidos estarán más dispuestos a cooperar, a hacer preguntas sobre su tratamiento y a seguir las recomendaciones médicas con mayor serenidad.

Este entorno de confianza es especialmente importante para los pacientes al final de su vida o los que padecen enfermedades graves, que pueden tener necesidades emocionales específicas. La empatía es esencial para apoyar a estos pacientes en sus cuidados, respetando sus deseos, limitaciones y temores. La escucha activa nos permite captar señales sobre su estado emocional, cómo se sienten ante el dolor o su ansiedad ante el futuro, para poder adaptar nuestros cuidados y ofrecerles el apoyo emocional adecuado.

Reforzar la relación entre el cuidador y el paciente

La escucha activa y la empatía también refuerzan el vínculo entre el cuidador y el paciente, haciendo que la atención sea más personalizada y humana. Al mostrar a los pacientes que se les cuida en su totalidad, más allá de sus síntomas físicos, los cuidadores contribuyen a un enfoque holístico de la asistencia. Este vínculo de confianza favorece no sólo el bienestar del paciente, sino también su recuperación, porque un paciente que recibe apoyo emocional y psicológico suele responder mejor al tratamiento y es más resistente frente a la enfermedad.

En virtud de su proximidad cotidiana a los pacientes, los auxiliares sanitarios son a menudo el primer punto de contacto del paciente. Es en esta relación directa donde se forjan lazos de confianza y se demuestra empatía. Cuando el asistente se toma el tiempo necesario para escuchar, comprender y responder a las necesidades del paciente con sensibilidad, se convierte en un apoyo esencial, tanto desde el punto de vista práctico como psicológico.

- Gestión del estrés y las emergencias

La gestión del estrés y de las situaciones de urgencia forma parte integrante de las competencias requeridas en el entorno hospitalario, sobre todo en especialidades como la gastroenterología, donde los pacientes pueden enfrentarse a complicaciones repentinas y potencialmente graves. Las urgencias pueden producirse en cualquier momento: hemorragias digestivas, obstrucciones intestinales, perforaciones o descompensaciones de enfermedades crónicas. La eficacia de la respuesta a estas situaciones depende no sólo de la rapidez de la intervención médica, sino también de la capacidad del equipo asistencial para mantener la compostura, organizar los cuidados y gestionar el estrés asociado a estos momentos críticos.

Comprender y anticiparse a las situaciones de emergencia

En gastroenterología, las situaciones de urgencia son variadas y a veces inesperadas. Algunas afecciones, como la hemorragia digestiva aguda o la pancreatitis grave, pueden agravarse rápidamente y poner en peligro la vida. Una parte esencial de la gestión de emergencias es anticiparse y reconocer las señales de alarma. Por ejemplo, un descenso repentino de la tensión arterial, la aparición de vómitos sanguinolentos (hematemesis), heces negras (melena) o dolor abdominal violento pueden ser los primeros signos de una complicación grave que requiere tratamiento inmediato.

El auxiliar de enfermería, que está en primera línea para observar la evolución del paciente, desempeña un papel clave en este seguimiento. Al estar atento a los cambios sutiles en el estado de salud del paciente, puede alertar rápidamente al equipo médico. Esto implica reconocer los signos clínicos preocupantes y comprender su significado, aunque no sea su función hacer un diagnóstico. Por lo tanto, la gestión eficaz de las urgencias depende de la capacidad de identificar rápidamente estos signos y reaccionar sin demora.

Reactividad y organización en caso de emergencia

Cuando se produce una emergencia, la rapidez y la organización de la respuesta son cruciales. Cada miembro del equipo asistencial tiene una función claramente definida, y la coordinación es esencial para garantizar una asistencia eficaz. En caso de hemorragia digestiva, por ejemplo, el auxiliar asistencial puede encargarse de preparar al paciente para una endoscopia de urgencia, comprobar continuamente las constantes vitales o asegurarse de que el material necesario, como sondas o infusiones, esté disponible y listo para su uso.

En estos momentos de crisis, la gestión del estrés es esencial. Es fácil sentirse abrumado por la intensidad de la situación, pero los auxiliares asistenciales deben mantener la calma para garantizar acciones precisas y una comunicación eficaz con el resto del equipo. Una buena preparación y una organización clara pueden reducir el estrés. Esto incluye el conocimiento de los protocolos de emergencia, la familiaridad con el equipo médico y la familiaridad con los procedimientos de reanimación o transfusión de sangre.

Uno de los aspectos clave de la gestión del estrés en una situación de emergencia es la capacidad de centrarse en las prioridades inmediatas. Es importante no perder la concentración ante una emergencia, sino mantenerse centrado en las acciones necesarias a corto plazo, como estabilizar los parámetros vitales del paciente, controlar el dolor o preparar el equipo para una intervención rápida. La capacidad de priorizar acciones es esencial para evitar perder tiempo en los cruciales primeros minutos de una emergencia.

Comunicación clara y eficaz

En cualquier situación de emergencia, una comunicación clara y rápida es esencial para garantizar una atención coherente y coordinada. Los cuidadores deben ser capaces de transmitir información importante de forma concisa y precisa. Esto significa saber comunicar inmediatamente los signos preocupantes, responder a las preguntas de médicos y enfermeras y seguir las instrucciones con precisión.

Una buena comunicación también ayuda a evitar malentendidos o errores, que pueden resultar costosos en términos de tiempo y seguridad para el paciente. El asistente sanitario debe asegurarse de que la información esencial -como el historial del paciente, los síntomas recientes o los tratamientos actuales- se comparte con todo el equipo sanitario. En momentos de estrés intenso, también es importante dedicar tiempo a reformular las instrucciones si es necesario para asegurarse de que se han entendido correctamente.

La comunicación con el paciente, incluso en una situación de emergencia, también es crucial. Aunque una emergencia requiere una actuación rápida, es esencial tener en cuenta que el paciente puede sentirse extremadamente vulnerable y ansioso. Dedicar tiempo a explicar brevemente lo que está ocurriendo, aunque sea con pocas palabras, y tranquilizar al paciente diciéndole que está en buenas manos, puede reducir considerablemente su estrés y facilitar la atención. Una frase tan sencilla como "Cuidaremos de usted, controlaremos la situación" puede tener un efecto tranquilizador en una situación en la que el paciente se siente angustiado.

Gestión del estrés personal en situaciones de emergencia

La gestión del estrés personal es una cuestión clave para los profesionales sanitarios, ya que es esencial para seguir siendo eficaces incluso bajo presión. Si no se gestiona adecuadamente, el estrés puede afectar a la concentración, provocar errores y aumentar el riesgo de agotamiento. Para evitarlo, hay una serie de estrategias que pueden adoptar los auxiliares sanitarios y el resto del equipo asistencial.

En primer lugar, el entrenamiento regular en situaciones de emergencia les ayuda a anticipar y gestionar mejor el estrés cuando se produce una emergencia real. Practicando regularmente situaciones de emergencia, los auxiliares desarrollan reflejos que les permiten reaccionar con seguridad y eficacia. Además, un conocimiento profundo de los protocolos y los equipos aumenta la confianza en sí mismos y reduce la ansiedad.

En segundo lugar, es importante dar un paso atrás después de una emergencia para analizar lo que ha ido bien y lo que podría mejorarse. Esta reflexión nos permite aprender de cada experiencia y prepararnos aún mejor para el futuro. Además, compartir los sentimientos con los compañeros después de una emergencia ayuda a disipar parte del estrés acumulado y a reforzar la cohesión dentro del equipo. También ayuda a evitar la sobrecarga emocional que puede resultar de la gestión de crisis repetidas.

Por último, las técnicas para gestionar el estrés a diario, como la respiración controlada, la atención plena y tomarse un tiempo para descansar, son esenciales para mantener el equilibrio emocional y evitar el agotamiento. Cuidarse física y mentalmente es esencial para responder eficazmente a las emergencias.

Prevención de emergencias mediante una mayor vigilancia

Una de las mejores formas de gestionar las urgencias es prevenirlas en la medida de lo posible. Un control cuidadoso de las constantes vitales, la atención a las quejas del paciente y la comunicación permanente con el equipo médico pueden detectar señales de alarma antes de que una situación se vuelva crítica. Por ejemplo, en caso de diarrea persistente o vómitos frecuentes, el auxiliar de enfermería puede alertar al equipo de un mayor riesgo de deshidratación o desequilibrio electrolítico, lo que les permite intervenir antes de que se produzca una descompensación.

La prevención también pasa por la educación del paciente. El auxiliar de enfermería, en colaboración con el resto del equipo, puede explicar al paciente las señales de alarma a las que debe estar atento y las medidas que debe tomar para evitar un empeoramiento de su estado. Mantener a los pacientes bien informados sobre su enfermedad, su tratamiento y las precauciones que deben tomar en casa suele ayudar a prevenir urgencias evitables.

4 Ética y confidencialidad: principios esenciales

• Respeto de la dignidad y la intimidad del paciente

El respeto de la dignidad y la intimidad de los pacientes es un principio fundamental de toda práctica sanitaria, sobre todo en el campo de la gastroenterología, donde la atención a menudo implica situaciones de extrema vulnerabilidad. Los pacientes que se enfrentan a enfermedades que afectan a aspectos íntimos de su cuerpo, como la digestión o la eliminación, pueden sentir pudor o incluso vergüenza por los exámenes o tratamientos a los que se someten. En este contexto, preservar la dignidad y la intimidad de los pacientes no sólo es un requisito ético, sino también un factor clave para su bienestar psicológico y la calidad de su asistencia.

La dignidad del paciente: un derecho fundamental

La dignidad es un derecho intrínseco de todo individuo, independientemente de su estado de salud. Como cuidadores, respetar esta dignidad significa considerar a cada paciente como una persona por derecho propio, con sus propios valores, necesidades y expectativas, y no simplemente como un "caso médico". Esto significa reconocer su humanidad, tener en cuenta sus emociones y temores, y tratarles con respeto y amabilidad.

En la atención gastroenterológica, los pacientes pueden sentirse especialmente vulnerables, ya que los síntomas y los tratamientos afectan a funciones corporales que a menudo son tabú. Por ejemplo, una colonoscopia o endoscopia, aunque rutinaria para los cuidadores, puede ser percibida por los pacientes como una intromisión en su intimidad. Del mismo modo, problemas digestivos como la diarrea, los vómitos o la incontinencia pueden causar gran vergüenza, o incluso un sentimiento de inutilidad. En estas situaciones, es esencial mostrar a los pacientes que se les trata con respeto, explicándoles cada etapa de los cuidados y manteniendo un marco de dignidad.

Respetar la dignidad de los pacientes también significa escucharlos. Permitir que los pacientes expresen sus temores, preguntas o reservas sobre determinados tratamientos no sólo les tranquiliza, sino que les reconoce como participantes activos en su propio cuidado. Por ejemplo, cuando un paciente expresa su preocupación por someterse a un procedimiento como una gastroscopia, es importante tomarse el tiempo necesario para responder a sus preguntas, tranquilizarle sobre el procedimiento y respetar su ritmo, al tiempo que se le explican las ventajas del tratamiento.

Preservar la intimidad en los cuidados

La intimidad física es un aspecto crucial del respeto a la persona, especialmente durante los cuidados que implican exámenes o procedimientos que afectan a zonas sensibles del cuerpo. En gastroenterología, muchos procedimientos médicos implican el examen de las regiones abdominal, rectal o anal, y pueden hacer que los pacientes se sientan vulnerables. Preservar esta intimidad, incluso en situaciones médicas en las que el cuerpo está ampliamente expuesto, es esencial para mantener el respeto y la confianza.

Por tanto, es esencial adoptar un enfoque delicado y respetuoso, cuidando de explicar cada procedimiento antes de llevarlo a cabo y recabando sistemáticamente el consentimiento del paciente antes de cualquier intervención. Por ejemplo, antes de realizar una colonoscopia o insertar una sonda ,nasogástrica es esencial informar al paciente de cómo se llevará a cabo el procedimiento y asegurarle que se tomarán todas las precauciones para minimizar las molestias y respetar su intimidad.

El respeto a la intimidad también incluye gestos sencillos pero esenciales, como asegurarse de que se utilizan sábanas para cubrir las partes del cuerpo que no intervienen en el examen, cerrar la puerta de la habitación o correr una cortina durante el tratamiento y evitar interrupciones inoportunas. Estos pequeños detalles ayudan a los pacientes a sentirse protegidos, incluso en situaciones en las que tienen que desnudarse o exponerse por razones médicas.

La intimidad emocional: una dimensión que no hay que descuidar

Además de la intimidad física, es importante preservar la intimidad emocional del paciente. Este respeto se consigue a través de la forma en que los cuidadores tratan la información personal o médica. Los pacientes deben sentir que sus cuidados se tratan con discreción y que su información médica sólo se comparte con los profesionales directamente implicados en su atención.

En los momentos en que el paciente expresa emociones, como ansiedad o miedo, el cuidador debe saber responder con empatía y amabilidad, sin juzgar ni minimizar sus sentimientos. La intimidad emocional también está relacionada con la forma en que se llevan a cabo las conversaciones sobre la salud del paciente: deben celebrarse en privado, en un entorno que favorezca la confidencialidad, y no en un lugar público o delante de otros pacientes. Esto refuerza la confianza del paciente en el equipo sanitario.

Por ejemplo, un paciente que sufre una enfermedad crónica como la enfermedad de Crohn puede tener temores sobre su futuro, la progresión de su enfermedad o el impacto de la enfermedad en su vida cotidiana. Permitir que estos pacientes se expresen libremente, respetando la confidencialidad de lo que dicen, ayuda a preservar su intimidad emocional y a apoyarles en esta fase vulnerable.

Crear un clima de confianza

Respetar la dignidad y la intimidad de los pacientes es también una forma de reforzar la relación de confianza entre el cuidador y el paciente. Cuando los pacientes sienten que se respetan su cuerpo, sus emociones y su información personal, es más probable que cooperen plenamente en su atención y acepten el tratamiento que se les ofrece. Esta confianza es especialmente importante en situaciones en las que los tratamientos pueden ser invasivos o incómodos.

La confianza también se basa en la transparencia y la comunicación. Al explicar claramente al paciente las razones del procedimiento, los beneficios esperados y las posibles molestias asociadas, el cuidador ayuda al paciente a sentirse implicado e informado, reforzando así su cooperación. Por ejemplo, cuando se prepara una colonoscopia, una explicación precisa de los pasos a seguir, los efectos del tratamiento con laxantes y cómo se realizará el examen contribuirá a tranquilizar al paciente y a reducir su aprensión.

Respetar las decisiones de los pacientes

Respetar la dignidad de los pacientes también significa reconocer su derecho a participar activamente en las decisiones relativas a su salud. Los pacientes tienen derecho a expresar sus preferencias, negativas o dudas sobre determinados tratamientos o procedimientos. Esta dimensión de la autonomía es fundamental, porque sitúa al paciente en el centro de su atención, como actor principal.

En determinadas situaciones, un paciente puede optar por rechazar un examen o tratamiento, aunque el equipo médico lo considere necesario. El papel del profesional sanitario es respetar esta elección, proporcionando al mismo tiempo la información necesaria para que el paciente tome una decisión con conocimiento de causa. Respetar la autonomía y las elecciones de los pacientes aumenta su dignidad al reconocer su derecho a tomar sus propias decisiones.

- Gestión de datos personales y médicos

La gestión de los datos personales y médicos de los pacientes es un aspecto fundamental de la práctica sanitaria, que implica responsabilidades tanto éticas como jurídicas. En un contexto médico como el de la gastroenterología, en el que la información recogida puede ser especialmente sensible, la protección de estos datos reviste una importancia capital. La confidencialidad, el respeto a la intimidad y la seguridad de la información son principios que garantizan la confianza de los pacientes en el equipo sanitario. Una buena gestión de los datos significa tanto respetar los derechos de los pacientes como garantizar una atención médica de alta calidad, en la que el acceso a la información sea seguro y esté limitado a las personas afectadas.

La importancia de la confidencialidad

La confidencialidad de los datos personales y médicos es un derecho fundamental de los pacientes, consagrado en numerosas leyes internacionales y nacionales, como el Reglamento General de Protección de Datos (RGPD) en Europa. Este derecho a la confidencialidad se aplica a toda la información relativa al estado de salud de un paciente, pero también a sus datos personales, como su identidad, dirección o datos de contacto. En gastroenterología, donde las enfermedades afectan a aspectos íntimos del cuerpo, como las funciones digestivas, la gestión discreta de estos datos es esencial para respetar la dignidad de los pacientes y proteger su intimidad.

Los pacientes necesitan tener la seguridad de que la información que comparten con su equipo médico, ya se refiera a sus síntomas, su historial personal o su tratamiento, sólo se utilizará en el contexto de su asistencia. Por tanto, la gestión de los datos debe ser rigurosa, con protocolos claros para evitar accesos no autorizados. Esto incluye no sólo la protección de los historiales médicos en papel, sino también la seguridad de las bases de datos informáticas, donde se almacena la información médica. Cualquier filtración o mala gestión de estos datos puede tener graves consecuencias, no sólo para la reputación de la institución, sino sobre todo para la intimidad del paciente.

Acceso a los datos: ¿a quién afecta?

Como parte del tratamiento médico, sólo las personas directamente implicadas en el tratamiento del paciente deben tener acceso a sus datos personales y médicos. Esto incluye a médicos, enfermeros, auxiliares asistenciales y, en algunos casos, otros profesionales sanitarios como fisioterapeutas o dietistas, en función de las necesidades específicas del paciente. Este principio de acceso limitado garantiza que la información confidencial no se revele a terceros no implicados en el tratamiento.

En la práctica diaria, el auxiliar de enfermería desempeña un papel clave en la gestión de la información que se transmite entre el paciente y el equipo médico. Están en primera línea para observar los cambios en el estado del paciente, recopilar información sobre síntomas y sensaciones y transmitirla al equipo. Sin embargo, esta transmisión de información debe respetar siempre la confidencialidad. Por ejemplo, un auxiliar asistencial no puede comentar los detalles de la enfermedad de un paciente fuera de las áreas asistenciales ni con personas ajenas al equipo asistencial.

La confidencialidad también incluye la protección frente a miradas indiscretas dentro del propio hospital. Cuando se habla del estado de salud de un paciente, ya sea en una reunión de equipo o durante las comunicaciones entre el personal asistencial, es importante asegurarse de que estos intercambios tienen lugar en un entorno privado. Hablar del estado de salud de un paciente en un pasillo, en presencia de otros pacientes o visitantes, contraviene las normas de confidencialidad y puede afectar a la relación de confianza entre el paciente y su equipo sanitario.

Gestión de historias clínicas electrónicas y en papel

En los hospitales modernos, la gestión de los datos médicos suele basarse en el uso de historiales electrónicos. Estos sistemas proporcionan un acceso rápido y eficaz a la información médica de los pacientes, al tiempo que reducen el riesgo de pérdida o deterioro de los documentos en papel. Sin embargo, esta digitalización de los historiales requiere estrictas medidas de seguridad para proteger estos datos sensibles.

Los sistemas informáticos de gestión de historias clínicas deben estar asegurados mediante protocolos de protección, como el uso de contraseñas seguras, acceso restringido según las responsabilidades de cada cuidador y sistemas de encriptación de datos. Los profesionales sanitarios, incluidos los auxiliares asistenciales, deben recibir formación para utilizar estas herramientas de forma responsable y segura. Por ejemplo, es esencial que cada usuario se desconecte del sistema informático después de acceder a los datos de un paciente, para evitar que otras personas vean esta información sin autorización.

En cuanto a los archivos en papel, aunque cada vez son menos, siguen estando presentes en algunos departamentos. Su gestión también debe controlarse estrictamente. Los expedientes deben guardarse en armarios seguros, accesibles únicamente al personal autorizado. Nunca deben dejarse a la vista de personas no autorizadas, como visitantes u otros pacientes, y deben actualizarse y archivarse periódicamente de conformidad con la normativa vigente.

Transmisión de datos médicos: precisión y discreción

La transmisión de datos médicos, ya sea oral o escrita, es un momento clave en la gestión de la información del paciente. Como enlace entre el paciente y el equipo asistencial, los auxiliares de enfermería deben ser precisos y meticulosos a la hora de transmitir la información. Ya se trate de síntomas observados, tratamientos administrados o quejas del paciente, los datos transmitidos deben ser precisos y comunicarse de manera profesional.

Las transmisiones orales, a menudo realizadas durante los cambios de equipo, deben tener lugar en un entorno confidencial, lejos de miradas y oídos indiscretos. Además, deben ser concisas y precisas, para garantizar la continuidad de los cuidados sin divulgar información superflua o irrelevante para la atención inmediata.

La confidencialidad sigue siendo un principio clave cuando se trata de informes escritos, como informes de observación o actualizaciones de expedientes. Las notas registradas en los expedientes deben ser exactas y objetivas, sin juicios personales ni comentarios inapropiados. Una documentación rigurosa garantiza la trazabilidad de los cuidados y facilita la coordinación entre las distintas partes implicadas, respetando al mismo tiempo la confidencialidad de los datos del paciente.

Consentimiento del paciente y gestión de datos

El respeto del consentimiento del paciente es otro pilar fundamental de la gestión de datos personales y médicos. Los pacientes deben ser informados de cómo se recogen, utilizan y comparten sus datos, y deben dar su consentimiento explícito para cualquier uso de sus datos fuera del contexto estrictamente médico. Esto incluye, por ejemplo, la participación en estudios clínicos o la transmisión de su información a otras instituciones médicas.

Los pacientes también tienen derecho a saber quién puede acceder a sus datos y con qué fin. Por ejemplo, en el marco de una consulta especializada, se puede pedir al médico de cabecera que transmita determinada información médica a un gastroenterólogo o cirujano. Sin embargo, este intercambio debe hacerse siempre con el consentimiento informado del paciente, que debe ser informado de la finalidad de esta transmisión.

Protección de datos tras el tratamiento

La gestión de datos no se detiene al final del tratamiento médico. La información médica de los pacientes debe conservarse de forma segura, incluso después de que hayan recibido el alta hospitalaria o haya finalizado su tratamiento. La normativa varía de un país a otro, pero en general los historiales médicos deben conservarse durante un periodo determinado y archivarse o destruirse de forma segura una vez transcurrido dicho periodo.

El cumplimiento de estas normas garantiza que los datos personales no caigan en manos equivocadas, incluso varios años después de que haya finalizado la asistencia. Las instituciones sanitarias son responsables de la correcta gestión de estos archivos y deben establecer protocolos claros que garanticen la debida protección de los registros, ya sean digitales o físicos.

Capítulo 3

Gestión diaria de pacientes gastroenterológicos

1 Recibir a un paciente en el servicio de gastroenterología

- Acogida del paciente: aproximación inicial y creación de confianza

La acogida del paciente es una etapa crucial del proceso asistencial, ya que constituye el primer acercamiento y marca el inicio de la relación entre el paciente y el equipo asistencial. Es en esta fase donde se producen las primeras impresiones y donde comienza a establecerse la confianza, elemento clave de toda asistencia de calidad. En gastroenterología, donde los pacientes se enfrentan a menudo a enfermedades que tocan aspectos íntimos y potencialmente embarazosos de su salud, la forma en que se les saluda desempeña un papel esencial para tranquilizarlos, tranquilizarlos y prepararlos para aceptar la atención en las mejores condiciones posibles.

El primer enfoque: crear un clima de empatía y escucha

La acogida de los pacientes empieza en cuanto llegan al hospital o a la consulta del médico. El primer acercamiento es crucial para establecer un clima de confianza y seguridad. Los pacientes, que a menudo están estresados o preocupados por su enfermedad o por el examen al que van a someterse, necesitan ser tratados con amabilidad y atención. Desde el principio, la actitud del equipo asistencial, y en particular del auxiliar de enfermería, debe ser de empatía y escucha.

Es esencial saludar al paciente con una sonrisa, un tono tranquilizador y gestos que muestren que se está ahí para apoyarle. Este enfoque afectuoso disipa rápidamente parte del estrés que pueda sentir el paciente. Por ejemplo, un simple "Hola, me llamo [nombre de pila], hoy voy a cuidar de usted. ¿Cómo se encuentra?" puede bastar para establecer una conexión humana y demostrar al paciente que no es un simple "caso" o un número, sino una persona cuyas necesidades y emociones se tienen en cuenta.

A partir de este acercamiento inicial, también es importante crear un espacio de escucha. Los pacientes, sobre todo en gastroenterología, pueden estar preocupados por su estado de salud, temer exámenes invasivos como la colonoscopia o tener preguntas sobre su tratamiento. Los asistentes sanitarios deben saber escuchar, prestar atención a las señales no verbales y estar disponibles para responder a las preguntas iniciales o tranquilizar a los pacientes sobre la siguiente fase de su tratamiento.

Informar para tranquilizar

La información desempeña un papel fundamental en el fomento de la confianza del paciente. Un paciente bien informado sobre el tratamiento o los exámenes a los que va a someterse estará más sereno y se mostrará más dispuesto a cooperar. La acogida es, pues, una oportunidad para dar explicaciones claras y adaptadas al nivel de comprensión del paciente. En gastroenterología, los exámenes pueden percibirse a menudo como invasivos o intimidatorios, ya se trate de una endoscopia, una colonoscopia o la inserción de una sonda nasogástrica.

Es importante explicar al paciente, paso a paso, lo que va a ocurrir. Por ejemplo, en el caso de una colonoscopia, puede explicarle: "Se le hará tumbarse cómodamente de lado. El examen puede ser un poco incómodo, pero no será doloroso. Estaremos allí para apoyarle durante todo el procedimiento, y si siente la más mínima molestia, no dude en decírnoslo". Este tipo de explicación ayuda a reducir la ansiedad del paciente, dándole un mayor control sobre la situación.

Es esencial utilizar términos sencillos, no médicos, respetando la inteligencia y la dignidad del paciente, para no perderle en explicaciones demasiado técnicas. También es útil comprobar que el paciente ha entendido lo que se le ha explicado, mediante preguntas abiertas del tipo: "¿Tiene alguna pregunta sobre lo que va a ocurrir?

Respetar el ritmo del paciente

Cada paciente es diferente, y algunos pueden necesitar más tiempo para adaptarse a su entorno médico. La inducción es el momento de respetar este ritmo, sin precipitarse. Un paciente que se sienta apresurado o con prisas puede perder rápidamente la confianza y mostrarse reacio a cooperar. Por ejemplo, si un paciente parece especialmente ansioso por someterse a una exploración, el asistente sanitario puede ofrecerle unos minutos más para que se relaje, hablar de sus temores o incluso explicarle las ventajas de la exploración para el diagnóstico.

Este respeto del ritmo es especialmente importante con las personas mayores o los pacientes que sufren patologías crónicas y pueden sentirse cansados o emocionalmente vulnerables. Darles tiempo, no forzarles a avanzar demasiado deprisa en el proceso asistencial y ser paciente con sus preguntas o dudas es una muestra de respeto y consideración que ayuda a establecer una relación de confianza duradera.

Crear un entorno que favorezca la confidencialidad y la privacidad

A la hora de recibir a los pacientes, también es fundamental garantizar que se preserven su confidencialidad y su intimidad. Entrar en el hospital o acudir a una consulta puede ser un momento en el que los pacientes se sientan expuestos, sobre todo si se les pide que hablen de sus síntomas o su historial médico en un espacio donde otras personas puedan oírles. El auxiliar asistencial debe asegurarse de que estas conversaciones tengan lugar en un entorno discreto, lejos de ojos u oídos indiscretos.

Cuando un paciente ingresa en un hospital, hay que garantizar su intimidad cuando se le admite en su habitación. Cerrar la puerta o correr las cortinas en el momento del ingreso, explicarle que puede pedir un momento de tranquilidad o informarle de cuándo se le llamará para atenderle son formas de preservar esa intimidad. Esto también ayuda a reducir el estrés y aumentar la sensación de seguridad del paciente.

Humanizar la asistencia

Por último, la recepción es una oportunidad para humanizar la relación entre el cuidador y el paciente, mostrándole que, a pesar del contexto médico a veces intimidatorio, es ante todo una persona con emociones, expectativas y necesidades específicas. Esta humanización se consigue a través de pequeños gestos de consideración, como tutear al paciente, un contacto visual cálido o gestos sencillos como acomodarle una almohada u ofrecerle agua.

Al prestar atención a estos detalles, el auxiliar de enfermería contribuye a humanizar la experiencia del paciente, haciéndole sentir menos despersonalizado en un sistema asistencial que a veces se percibe como impersonal. Esta atención al individuo, más allá del cuerpo enfermo, ayuda a crear un vínculo fuerte y duradero entre el paciente y el equipo sanitario. Por ejemplo, preguntar a los pacientes si han dormido bien la noche anterior o si necesitan algo antes de empezar el examen demuestra que tenemos en cuenta su comodidad y bienestar en su conjunto.

- Acomodar al paciente en la habitación: comodidad y seguridad

El traslado de los pacientes a sus habitaciones es una etapa clave de su hospitalización, que va más allá de la simple asignación de una cama. Es un momento esencial para garantizar tanto la comodidad física como la seguridad, así como para proporcionar un entorno propicio para la recuperación. En un servicio de gastroenterología, donde los pacientes pueden enfrentarse a síntomas incómodos y tratamientos pesados, esta fase de instalación debe llevarse a cabo con cuidado y humanidad. El objetivo no es sólo que el paciente se sienta a gusto, sino también poner en marcha todas las medidas de seguridad necesarias para prevenir cualquier riesgo asociado a su enfermedad o estado de debilidad.

Acoger a los pacientes en sus habitaciones: el primer paso hacia el bienestar

El proceso de instalación en la habitación del paciente comienza en el momento en que éste entra en la habitación, que será su espacio vital durante su estancia en el hospital. Para los pacientes, que pueden estar ansiosos por su enfermedad o su hospitalización, este momento debe ser una oportunidad para tranquilizarlos y ofrecerles un entorno de cuidados cálido y tranquilizador. El auxiliar de enfermería desempeña aquí un papel fundamental, acogiendo al paciente de forma amistosa y explicándole cómo se desarrollará su estancia en la habitación.

El primer paso es acompañar al paciente a la cama, ayudándole a instalarse si es necesario, sobre todo si tiene problemas de movilidad. Este apoyo es crucial para los pacientes que sufren dolor abdominal, agotamiento debido a su enfermedad o al tratamiento en curso, o los que son ancianos o están debilitados. El asistente debe asegurarse de que el paciente esté cómodamente instalado en una posición que minimice las molestias, en particular ajustando la altura de la cama o colocando almohadas para apoyar determinadas partes del cuerpo.

El cuidador también debe explicar al paciente cómo funcionan los equipos de la habitación, como la cama médica, los dispositivos de llamada para alertar al personal en caso de necesidad, o los ajustes de la luz o el aire acondicionado. Esta información es esencial para que el paciente sienta que controla su entorno, reduciendo su ansiedad y aumentando su sensación de seguridad.

Confort del paciente: bienestar físico y psicológico

La comodidad del paciente es una prioridad cuando ingresa en su habitación, ya que contribuye directamente a su bienestar y recuperación. En gastroenterología, muchos pacientes sufren síntomas como dolor abdominal, náuseas, distensión abdominal o diarrea, que pueden hacer que la hospitalización sea especialmente difícil. Para ayudarles a sobrellevar mejor estas molestias, es esencial proporcionarles un entorno asistencial propicio al descanso y la relajación.

La instalación de la cama es un punto central en esta búsqueda del confort. El asistente debe asegurarse de que la cama se ajusta para aliviar la tensión muscular y prevenir el dolor. Esto puede incluir elevar la cabecera de la cama para facilitar la respiración o limitar el reflujo gastroesofágico, frecuente en pacientes que sufren trastornos digestivos. También deben colocarse almohadas y mantas para apoyar las zonas sensibles, sobre todo en pacientes confinados en cama durante largos periodos.

El confort también afecta a la temperatura de la habitación, la iluminación y el nivel de ruido. El auxiliar de cuidados puede preguntar al paciente si desea ajustar la temperatura o la luminosidad para crear un ambiente relajante. También es importante asegurarse de que la habitación siga siendo un lugar tranquilo, libre de ruidos excesivos que puedan perturbar el sueño o el descanso del paciente.

Por último, para mejorar el bienestar psicológico del paciente, el asistente puede sugerirle que personalice su habitación trayendo objetos personales, como libros, fotos o un dispositivo electrónico, para que la habitación le resulte más familiar y menos fría. Estos pequeños detalles ayudan a crear un vínculo entre el paciente y el equipo asistencial, reforzando la relación de confianza y humanidad que es esencial durante toda la estancia.

Seguridad del paciente: prevención de los riesgos asociados a la hospitalización

Además de la comodidad, la seguridad de los pacientes es otra de las grandes prioridades a la hora de trasladarlos a sus habitaciones. Los pacientes hospitalizados, sobre todo los que padecen enfermedades gastroenterológicas, pueden ser frágiles y propensos a complicaciones como caídas, escaras y efectos secundarios del tratamiento. Por tanto, es esencial poner en marcha todas las medidas necesarias para prevenir estos riesgos desde el momento en que llegan a su habitación.

Una de las primeras cosas que hay que hacer es asegurarse de que el paciente tenga a mano dispositivos de llamada para alertar al personal en caso necesario. El asistente debe explicar al paciente cómo utilizar este equipo y comprobar que funciona. Este paso, sencillo pero esencial, garantiza que el paciente pueda pedir ayuda en cualquier momento, sobre todo si se encuentra mal, necesita levantarse para ir al baño o siente un dolor repentino.

La prevención de caídas es otra cuestión de seguridad importante, sobre todo para los pacientes ancianos, debilitados o bajo el efecto de sedantes. Los cuidadores deben asegurarse de que la cama esté a una altura segura, de que se coloquen barandillas laterales si es necesario y de que la habitación esté libre de obstáculos que puedan impedir los movimientos del paciente, como cables eléctricos u objetos en el suelo. También es aconsejable comprobar que el paciente dispone de calzado antideslizante para evitar cualquier riesgo de resbalón al desplazarse.

Para los pacientes en reposo prolongado en cama, la prevención de las úlceras por presión es un aspecto esencial de la seguridad. El auxiliar de cuidados debe asegurarse de que el colchón es adecuado y de que, en caso necesario, se dispone de material específico, como un colchón antidecúbito. También debe planificarse la movilización regular del paciente para evitar puntos de presión prolongados, en colaboración con el equipo de enfermería.

Adaptar el entorno a las necesidades específicas del paciente

Cada paciente tiene unas necesidades específicas en función de su patología, estado de salud y movilidad. Al entrar en la habitación, el auxiliar de enfermería debe adaptar el entorno a estas particularidades. Por ejemplo, un paciente que padezca una enfermedad inflamatoria intestinal crónica, como la enfermedad de Crohn, puede necesitar un acceso rápido al aseo. Por lo tanto, es crucial asegurarse de que la habitación esté cerca de un cuarto de baño, o instalar una ayuda como un lavabo o una cómoda cerca de la cama.

Además, algunos pacientes necesitan dispositivos médicos especiales, como infusiones, bombas de alimentación enteral o sondas nasogástricas. En estos casos, el auxiliar de enfermería debe asegurarse de que el equipo se instala de la mejor manera posible, para no obstaculizar los movimientos del paciente, al tiempo que garantiza su correcto funcionamiento. El control periódico de estos dispositivos también forma parte de las medidas de seguridad que deben cumplirse.

Informar y tranquilizar a los pacientes sobre su estancia

También es el momento de informar a los pacientes sobre su estancia y los cuidados que van a recibir. Al explicarles cómo se desarrollarán sus días en el hospital y los horarios de las comidas, las visitas médicas y las exploraciones, el auxiliar de enfermería ayuda a reducir su ansiedad. Conocer las etapas de la estancia hospitalaria ayuda a los pacientes a sentirse más seguros y mejor preparados para lo que les espera.

Además, esta fase informativa deja claro a los pacientes que pueden hacer preguntas en cualquier momento, pedir más explicaciones o comunicar cualquier molestia. Establecer esta comunicación abierta en cuanto los pacientes se instalan en sus habitaciones es esencial para que se sientan seguros y bien atendidos.

2 Cuidados de higiene y confort específicos para pacientes de gastroenterología

• Gestión de colostomías y otras ostomías

La gestión de las colostomías y otras ostomías es un aspecto esencial del trabajo de los cuidadores, sobre todo en especialidades como la gastroenterología, donde estas operaciones son frecuentes. Las ostomías, ya sean colostomías, ileostomías o urostomías, son aberturas quirúrgicas creadas para permitir la evacuación de las heces o la orina cuando una parte del aparato digestivo o urinario ya no puede funcionar con normalidad. Aunque estas operaciones suelen ser vitales, suponen un gran trastorno en la vida de los pacientes, tanto física como psicológicamente. Acompañar a los pacientes ostomizados no sólo requiere competencias técnicas, sino también una gran empatía y un enfoque humanista, ya que la adaptación a esta nueva realidad suele ser difícil.

Entender la colostomía y otras ostomías

Una colostomía es un estoma digestivo realizado en el colon, donde parte del intestino se desvía a una abertura creada en el abdomen para permitir la evacuación de las heces a una bolsa colectora. Este procedimiento está indicado en varios casos, como cánceres colorrectales, enfermedades inflamatorias intestinales como la enfermedad de Crohn o la rectocolitis hemorrágica, o tras un traumatismo u obstrucción intestinal. Dependiendo de la

114

ubicación del estoma en el colon, la consistencia de las heces varía, de líquida a más sólida.

La ileostomía, en cambio, consiste en desviar el intestino delgado hacia el abdomen y producir heces más líquidas. Suelen practicarse en afecciones como la colitis ulcerosa, en la que hay que extirpar todo el colon. Las urostomías, por su parte, afectan al sistema urinario y se utilizan para drenar la orina directamente de los riñones al exterior en caso de problema con la vejiga o las vías urinarias.

En todos estos casos, los estomas imponen un cambio radical a los pacientes. No sólo tienen que acostumbrarse a vivir con una bolsa de ostomía, sino también aprender a gestionar esta nueva situación a diario. Aquí es donde el papel de los cuidadores se vuelve crucial, ofreciendo apoyo técnico, educativo y psicológico.

Aspectos técnicos de la gestión de estomas

Desde el punto de vista técnico, el manejo de las colostomías y otras ostomías implica una serie de procedimientos precisos y regulares para garantizar el buen funcionamiento del estoma, prevenir complicaciones y mantener la higiene. En cuanto se crea el estoma, hay que formar al auxiliar de enfermería y a la enfermera para que se encarguen de los cuidados diarios y acompañen al paciente en el aprendizaje del manejo de su estoma.

Uno de los primeros pasos esenciales es vigilar el propio estoma. La abertura en el abdomen, llamada estoma o "boca" en latín, debe inspeccionarse periódicamente para comprobar que está cicatrizando correctamente tras la operación. El cuidador debe asegurarse de que el color del estoma es normal (normalmente rosa o rojo brillante, signo de buena circulación sanguínea), de que no hay sangrado excesivo ni signos de infección, y de que el tamaño del estoma se mantiene estable.

El cuidado de la piel que rodea el estoma, conocida como peristomía, también es prioritario. La piel está expuesta a las heces o la orina, lo que puede provocar irritación, infección o ulceración si no se protege adecuadamente. Por lo tanto, el asistente debe asegurarse de que se utilizan productos adecuados para limpiar la zona y aplicar protección cutánea antes de colocar la bolsa de ostomía. Los dispositivos de recogida (bolsas) deben cambiarse regularmente, siguiendo un protocolo de higiene riguroso para evitar fugas o infecciones. La estanqueidad del sistema de recogida debe comprobarse en cada cambio para garantizar la comodidad del paciente y limitar los olores desagradables.

Aprendizaje y capacitación del paciente

Uno de los aspectos más importantes del cuidado de los pacientes con estoma es la educación. El objetivo es que el paciente sea autónomo en el manejo diario de su estoma, para que pueda reanudar una vida lo más normal posible. Esto incluye la capacidad de cambiar la bolsa del estoma, limpiar correctamente la zona periestomal y reconocer los signos de complicaciones.

Este proceso de aprendizaje puede ser difícil para los pacientes, especialmente en las primeras semanas tras la operación, cuando no sólo tienen que acostumbrarse a un nuevo cuerpo, sino también lidiar con las emociones asociadas a esta transformación. El auxiliar de enfermería juega aquí un papel fundamental acompañando al paciente paso a paso en este proceso de aprendizaje. Es importante ser paciente, educativo y alentador. Demostrar los procedimientos explicando con calma cada paso, y luego acompañar al paciente cuando empieza a realizar los cuidados por sí mismo, ayuda a generar confianza.

La formación no debe limitarse a gestos técnicos. También incluye consejos sobre la dieta, ya que determinados alimentos pueden provocar gases, diarrea o estreñimiento, lo que puede dificultar el manejo del estoma. Por ejemplo, los pacientes con colostomía deben ser informados sobre los alimentos que pueden alterar la consistencia de las heces o producir gases, para que puedan adaptar su dieta en consecuencia.

Tener en cuenta el aspecto psicológico

Más allá de los aspectos técnicos, la gestión de un estoma debe integrar imperativamente la dimensión psicológica. Los pacientes con un estoma pueden experimentar profundos trastornos emocionales, que van desde el miedo y la tristeza hasta la vergüenza y la baja autoestima. La imagen corporal a menudo se ve afectada, y algunos pacientes pueden sentirse "diminutos", o incluso "diferentes", lo que puede provocar una caída de la autoestima, trastornos depresivos o dificultades en la vida social e íntima.

El papel de los cuidadores es apoyar al paciente durante esta fase de adaptación ofreciéndole un lugar donde escucharle y respondiendo a sus preocupaciones. La empatía es esencial, porque cada paciente reacciona de forma diferente ante un estoma. Es importante normalizar la situación explicando que el estoma es una solución médica que permite vivir mejor y a veces salva vidas. Animar a los pacientes a expresar sus emociones, miedos y preguntas ayuda a disipar ciertos temores y a aceptar gradualmente esta nueva realidad.

Además, los cuidadores pueden remitir a los pacientes a grupos de apoyo o asociaciones de ostomía, donde pueden hablar con otras personas que viven con una ostomía. Estos grupos suelen ser una valiosa fuente de apoyo moral y ayudan a los pacientes a comprender que no están solos en esta situación.

Prevención y tratamiento de las complicaciones

Por último, el cuidado de la ostomía incluye la prevención y el tratamiento de las complicaciones. Entre las posibles complicaciones se encuentran la irritación de la piel alrededor del estoma, las infecciones periestomales, las hernias o el prolapso estomal (cuando el intestino sobresale excesivamente a través del estoma). Los cuidadores y el personal de enfermería deben estar especialmente atentos a estas complicaciones y recibir formación para reaccionar en consecuencia.

Por ejemplo, en caso de irritación cutánea, es esencial adaptar los cuidados de la piel, utilizar productos de protección específicos y, eventualmente, cambiar el tipo de bolsa utilizada. Si se sospecha una infección, puede ser necesario tomar muestras adicionales o realizar consultas médicas para evaluar la situación.

- Gestión de sondas nasogástricas y cuidados percutáneos (PEG)

El manejo de las sondas nasogástricas y la atención percutánea (PEG, gastrostomía endoscópica percutánea) es un aspecto esencial de la atención gastroenterológica, sobre todo para los pacientes que no pueden alimentarse adecuadamente por la boca. Estos dispositivos permiten la nutrición, la hidratación y la administración de medicamentos directamente en el estómago o el intestino. Su manejo requiere unos conocimientos técnicos rigurosos, así como una especial atención a la higiene y comodidad del paciente. Además, estos procedimientos pueden ser fuente de incomodidad o ansiedad para los pacientes, por lo que requieren un enfoque empático y tranquilizador por parte de los cuidadores.

Comprender la sonda nasogástrica: una solución temporal pero delicada

La sonda nasogástrica (SNG) es un dispositivo que se introduce por la nariz y se introduce en el estómago para permitir la administración de nutrientes, medicamentos o la descompresión del estómago en caso de vómitos frecuentes u obstrucción intestinal. Aunque suele utilizarse como solución temporal, la sonda nasogástrica puede resultar incómoda para los pacientes, debido a la sensación de irritación nasal, faríngea y esofágica que provoca.

La colocación de una sonda nasogástrica requiere gran cuidado y pericia técnica, ya que debe insertarse correctamente para evitar complicaciones como la aspiración en las vías respiratorias. El auxiliar de enfermería, en colaboración con la enfermera, suele

118

encargarse de controlar la sonda una vez insertada. Deben asegurarse de que la sonda esté bien sujeta y no cause una irritación excesiva en las fosas nasales o la garganta. También es importante comprobar periódicamente la posición de la sonda para asegurarse de que no se ha movido y que sigue correctamente colocada en el estómago.

Una de las tareas esenciales es vigilar cualquier complicación asociada a la SNGL, como infecciones, irritación nasal o pequeñas hemorragias. Es esencial comprobar que el paciente tolera bien la sonda, en particular evaluando si hay signos de dificultad respiratoria, náuseas o malestar excesivo. También es crucial asegurarse de que la sonda se succiona si se utiliza para drenar el contenido gástrico, evitando cualquier obstrucción de la sonda.

Cuidados de la sonda nasogástrica y prevención de complicaciones

El manejo diario de la sonda nasogástrica implica una serie de pasos para garantizar su correcto funcionamiento, minimizando al mismo tiempo el riesgo de infección o irritación. La higiene es un elemento clave en este proceso. El asistente debe asegurarse de que la zona en la que se inserta la sonda esté limpia, limpiando regularmente las fosas nasales y asegurándose de que se sustituye el adhesivo si se suelta o resulta incómodo.

También es esencial prevenir el riesgo de aspiración pulmonar, que puede producirse si la sonda se desplaza o si se maneja mal el contenido gástrico. Para ello, debe colocarse al paciente en posición semisentada o sentada durante las comidas o la administración de medicación a través de la sonda. Esto ayuda a que los alimentos y los líquidos desciendan hacia el estómago y minimiza el riesgo de reflujo o paso a las vías respiratorias.

En algunos casos, la sonda nasogástrica se utiliza para la nutrición enteral, es decir, la administración de nutrientes líquidos directamente en el estómago. El asistente sanitario debe asegurarse de que las soluciones nutritivas se administran según un protocolo preciso, controlando el caudal y comprobando que el paciente las tolera bien. Cualquier síntoma de distensión abdominal, náuseas o vómitos debe comunicarse inmediatamente, ya que puede indicar una mala digestión de los nutrientes o un problema con la propia sonda.

Gestión de cuidados percutáneos (GCP): una alternativa a largo plazo

La gastrostomía endoscópica percutánea (GEP) es un dispositivo de nutrición a largo plazo para pacientes que ya no pueden alimentarse por vía oral debido a enfermedades neurodegenerativas, cánceres avanzados u obstrucciones esofágicas. La sonda de gastrostomía se introduce directamente en el estómago a través de la pared abdominal, lo que ofrece a los pacientes una solución más cómoda y estable que la sonda nasogástrica.

El manejo de una PEG requiere una atención rigurosa para evitar complicaciones, como infecciones en el lugar de inserción, fugas gástricas o formación de granulomas alrededor de la abertura. El cuidado diario de la zona de inserción de la PEG es crucial. El cuidador, en colaboración con la enfermera, debe limpiar cuidadosamente la zona alrededor del catéter con soluciones antisépticas y asegurarse de que la piel permanece seca y limpia. También es necesario vigilar la aparición de enrojecimiento, hinchazón o secreciones purulentas, posibles signos de infección.

El manejo de la nutrición a través de una PEG debe seguir protocolos estrictos para garantizar que los nutrientes se administran de forma óptima. Las soluciones nutritivas deben infundirse a una velocidad adecuada a las necesidades del paciente, asegurándose al mismo tiempo de que el paciente está en posición semisentada durante y después de la administración para evitar el reflujo. Los cuidadores deben vigilar la tolerancia del paciente, en particular la ausencia de náuseas, dolor

120

abdominal o diarrea, que pueden indicar una mala adaptación a los nutrientes o a la velocidad de administración.

Educar a los pacientes y sus familias: un elemento central de la asistencia

Tanto si se utiliza una sonda nasogástrica como una PEG, uno de los aspectos clave del manejo es la educación del paciente y sus cuidadores. Mientras que la sonda nasogástrica suele ser temporal, la PEG suele utilizarse a largo plazo, lo que significa que los pacientes o sus cuidadores deben aprender a manejar este dispositivo ellos mismos en casa.

El auxiliar de enfermería desempeña un papel esencial en esta fase de aprendizaje. Se trata de explicar los procedimientos diarios que hay que llevar a cabo, como la limpieza del lugar de inserción, el cambio de las bolsas de nutrición y la vigilancia de los signos de alarma. Es importante demostrar estos procedimientos en presencia del paciente o de sus familiares y, a continuación, apoyarles en el aprendizaje hasta que se sientan lo suficientemente seguros como para llevarlos a cabo de forma independiente.

Escuchar y estar disponible son elementos esenciales en este proceso. Los pacientes y sus familias pueden sentirse perdidos ante estos dispositivos médicos, y el papel de los cuidadores es tranquilizarles, responder a sus preguntas y ofrecerles consejos prácticos para garantizar que el catéter o la PEG se manejan en las mejores condiciones posibles en casa.

Tener en cuenta el aspecto psicológico

La presencia de una sonda nasogástrica o una PEG puede ser emocionalmente difícil de aceptar. Para algunos pacientes, estos dispositivos pueden percibirse como una pérdida de autonomía, o incluso como un ataque a su dignidad, sobre todo cuando tienen que convivir con ellos durante un largo periodo. Es esencial que los cuidadores estén atentos a esta dimensión psicológica, escuchando cualquier preocupación o sentimiento de frustración que puedan expresar los pacientes.

La empatía y la benevolencia son actitudes esenciales a la hora de apoyar a los pacientes en esta etapa de su vida. Los cuidadores deben animarles a expresar libremente sus sentimientos y asegurarles que pueden seguir llevando una vida lo más normal posible a pesar de la presencia de la sonda. Puede ser útil ponerles en contacto con asociaciones o grupos de apoyo a pacientes con sondas o PEG, para que puedan hablar con otras personas que pasan por la misma experiencia.

• Atención a pacientes con diarrea, vómitos o incontinencia
El cuidado de los pacientes que sufren diarrea, vómitos o incontinencia requiere una atención especial debido al importante impacto que estos síntomas pueden tener en su calidad de vida y su estado general. Estos trastornos, frecuentes en gastroenterología, pueden ser signo de diversas patologías, desde infecciones gastrointestinales a enfermedad inflamatoria intestinal crónica o efectos secundarios de determinados tratamientos. Estos síntomas, a menudo fuente de vergüenza, incomodidad y agotamiento, requieren una atención que combine rigor técnico, empatía y apoyo psicológico.

Tratamiento de la diarrea: rehidratación y prevención de complicaciones

La diarrea, ya sea aguda o crónica, provoca una pérdida importante de líquidos y electrolitos, que puede conducir rápidamente a la deshidratación, sobre todo en pacientes frágiles como los niños, los ancianos o los que padecen enfermedades crónicas. Por lo tanto, el primer objetivo de los cuidados es compensar estas pérdidas garantizando una hidratación adecuada del paciente.

El auxiliar de enfermería desempeña un papel crucial en la evaluación y el tratamiento de la diarrea. Deben vigilar la frecuencia, el volumen y la consistencia de las deposiciones para que el médico pueda adaptar el tratamiento en función de la gravedad de los síntomas. Estas observaciones son importantes para evaluar la eficacia del tratamiento o alertar de complicaciones como la deshidratación grave, que se manifiesta por sequedad de las mucosas, hipotensión, taquicardia o disminución de la diuresis.

La rehidratación es esencial y puede administrarse por vía oral o, en los casos más graves, por vía intravenosa. El auxiliar de enfermería se asegura de que el paciente tome regularmente pequeñas cantidades de líquidos enriquecidos con electrolitos (soluciones de rehidratación oral) para compensar las pérdidas. Si es necesaria una infusión, también vigilan la correcta administración de las soluciones.

La diarrea también puede asociarse a irritación cutánea, sobre todo en la zona perianal, debido a la naturaleza ácida de las heces y a su frecuente contacto con la piel. Los cuidadores deben prestar mucha atención a la higiene del paciente, limpiando cuidadosamente la zona con productos suaves y aplicando cremas protectoras para prevenir erupciones cutáneas o úlceras. Si el paciente está encamado, también es importante tener cuidado para prevenir las escaras, que pueden producirse como resultado de los cuidados repetidos y la fricción de las sábanas contra la piel debilitada.

Por último, el auxiliar de enfermería también debe tener en cuenta el bienestar psicológico del paciente. La diarrea, sobre todo cuando es incontrolable, puede ser fuente de gran vergüenza, especialmente en un entorno hospitalario. Es crucial tranquilizar a los pacientes y mostrarles que estas situaciones se gestionan con discreción y sin juzgarlos. Ofrecerles ayuda para lavar o cambiar las sábanas de forma rápida y comprensiva contribuye a reducir su ansiedad y preservar su dignidad.

Control de los vómitos: prevenir la deshidratación y proporcionar bienestar

Los vómitos, frecuentes en muchas enfermedades digestivas o como reacción a determinados tratamientos, como la quimioterapia, pueden ser incapacitantes y fuente de gran sufrimiento para los pacientes. Al igual que la diarrea, los vómitos pueden provocar una deshidratación rápida, pero también causan molestias considerables y pueden dar lugar a complicaciones como lesiones esofágicas o trastornos electrolíticos.

El tratamiento de los vómitos empieza por una observación atenta de los síntomas. El auxiliar de enfermería debe vigilar la frecuencia de los vómitos, su aparición (presencia de sangre o bilis) y su inicio (relacionado con las comidas, el tratamiento o espontáneo). Esta información es esencial para adaptar el tratamiento terapéutico, en particular la administración de medicamentos antieméticos prescritos para aliviar al paciente.

Un aspecto clave de los cuidados es prevenir la deshidratación. Cuando los vómitos persisten, el cuidador debe asegurarse de que el paciente reciba hidratación con regularidad, a menudo en pequeños sorbos o por vía intravenosa si la enfermedad lo requiere. Vigilar la ingesta de líquidos y los signos clínicos de deshidratación, como la lengua seca o la disminución de la diuresis, es esencial para evitar complicaciones graves.

En cuanto a la comodidad, es esencial ayudar al paciente a mantener una posición que facilite el paso del vómito y, al mismo tiempo, reduzca el riesgo de inhalación o asfixia. Por lo general, se recomienda una posición semisentada, especialmente en el caso de pacientes encamados o débiles. El cuidador debe asegurarse de que el paciente tenga a mano una palangana o una bolsa para vómitos, y de que se le ayude rápidamente en caso necesario. Después de cada episodio, es importante limpiar la boca del paciente con agua o una solución suave para evitar la irritación de la mucosa oral y eliminar el sabor desagradable.

124

Psicológicamente, los vómitos repetidos pueden dejar a los pacientes agotados y desmoralizados. Los cuidadores deben estar atentos a este sufrimiento y mostrar empatía. Explicando que existen soluciones para aliviar estos síntomas, asegurándose de que el entorno está limpio y es tranquilizador después de cada episodio, y animando a los pacientes a expresar sus temores, contribuyen a reducir su ansiedad.

Cuidados de la incontinencia: comodidad, dignidad e higiene

La incontinencia, ya sea urinaria o fecal, es una fuente importante de incomodidad y pérdida de dignidad para los pacientes. Puede producirse como consecuencia de un debilitamiento general, una patología neurológica o una intervención quirúrgica. El tratamiento de la incontinencia requiere un enfoque especialmente delicado, cuyo objetivo es preservar la dignidad del paciente al tiempo que se garantiza su comodidad e higiene.

El primer paso es mantener limpio al paciente, vigilando regularmente los signos de incontinencia y cambiando rápidamente los absorbentes o la ropa interior sucia. Es importante que estos gestos se realicen con respeto y discreción, evitando cualquier comentario que pueda reforzar el sentimiento de vergüenza del paciente. Los cuidados de higiene deben realizarse con productos suaves, especialmente para la piel frágil de los pacientes encamados o que sufren trastornos cutáneos. Debe prestarse especial atención a la prevención de las úlceras por presión en las zonas de contacto prolongado con las fundas protectoras, especialmente la pelvis y las nalgas.

El uso de protecciones adaptadas al estado del paciente es esencial para garantizar tanto la comodidad como la autonomía, siempre que sea posible. En el caso de los pacientes móviles, el asistente puede sugerir el uso de protectores discretos y fáciles de cambiar para que el paciente conserve cierta independencia. Para los pacientes encamados, es necesario un cuidado más regular y un seguimiento de las zonas con riesgo de irritación.

El cuidado de la incontinencia también incluye apoyo psicológico. Esta afección puede vivirse como una verdadera afrenta a la dignidad, sobre todo en los adultos que pierden el control de sus funciones corporales. Es esencial que los cuidadores adopten una actitud empática y tranquilizadora, explicando que la incontinencia es una afección médica común y normalizando la situación. Ofrecer una ayuda discreta y proactiva, sin esperar a que el paciente solicite una intervención, ayuda a reducir su ansiedad y a evitar que se sienta avergonzado o devaluado.

3 Seguimiento clínico y tratamiento de los síntomas

- Observación de signos de deterioro (hemorragia digestiva, dolor abdominal agudo)

La observación de signos de deterioro en pacientes gastroenterológicos, como hemorragias digestivas y dolor abdominal agudo, es una tarea crucial que requiere vigilancia y capacidad de respuesta. Estos síntomas pueden indicar una complicación grave y requieren un tratamiento rápido para evitar consecuencias potencialmente mortales. El auxiliar de enfermería, a través de su contacto diario con el paciente, desempeña un papel fundamental en esta vigilancia. A menudo son los primeros en detectar los signos de alarma de deterioro, y su capacidad para identificar rápidamente los síntomas alarmantes es esencial para prevenir situaciones de emergencia.

Hemorragia digestiva: un signo que hay que vigilar de cerca

La hemorragia digestiva es una complicación frecuente en gastroenterología, que puede producirse en contextos muy diversos, como úlceras gástricas, varices esofágicas, cánceres digestivos o enfermedad inflamatoria intestinal crónica. Se manifiesta por la presencia de sangre en el vómito (hematemesis), en las heces (melena o rectorragia) o por discretas hemorragias que pueden pasar desapercibidas. La rapidez con la que se detecta una hemorragia digestiva influye directamente en el pronóstico del paciente, de ahí la importancia de un seguimiento cuidadoso y continuado.

Uno de los primeros signos de hemorragia digestiva alta es la hematemesis, es decir, vomitar sangre. La sangre puede ser de color rojo brillante, lo que indica una hemorragia activa en el esófago o el estómago, o más oscura, parecida a "posos de café", señal de que la sangre se ha digerido parcialmente. El cuidador debe estar atento a cualquier cambio en los vómitos del paciente e informar inmediatamente de la presencia de sangre, aunque se trate de una pequeña cantidad.

La melena, o heces negras y alquitranadas, es otro indicador de hemorragia digestiva, generalmente relacionada con hemorragias en el tracto digestivo superior (esófago, estómago o duodeno). Este síntoma puede pasar desapercibido si no se vigilan cuidadosamente las deposiciones. Los cuidadores deben estar atentos a cualquier cambio en el aspecto de las heces, sobre todo en pacientes de riesgo, como los que padecen úlceras gástricas, varices esofágicas o toman anticoagulantes. En caso de duda, es esencial avisar al equipo médico lo antes posible para que se puedan realizar pruebas complementarias que confirmen la presencia de hemorragias.

En algunos casos, la hemorragia digestiva puede ser más discreta, pero provocar un deterioro progresivo del estado general. El paciente puede mostrar signos de anemia, como palidez inusual, fatiga intensa, mareos o taquicardia (aumento de la frecuencia cardiaca), que reflejan la compensación del organismo por la pérdida de sangre. Los cuidadores, que están en contacto regular con el paciente, suelen ser los más indicados para detectar estos signos sutiles y notificarlos rápidamente.

Dolor abdominal agudo: un signo de alarma

El dolor abdominal agudo es otro síntoma importante en gastroenterología, a menudo asociado a patologías graves que requieren una intervención urgente. Ya esté relacionado con una perforación intestinal, una pancreatitis, una obstrucción intestinal o una isquemia mesentérica, este dolor suele ser intenso y repentino, y constituye una importante señal de alerta.

El primer paso para tratar el dolor abdominal agudo es evaluar rápidamente su intensidad, localización y características. El auxiliar de enfermería puede hacer preguntas al paciente para comprender mejor la naturaleza del dolor: "¿El dolor es continuo o en oleadas?", "¿Está localizado en un lugar concreto o es difuso?", "¿Existen factores que agraven o alivien este dolor?". Esta información es esencial para ayudar al equipo médico a realizar un diagnóstico rápido y orientar las pruebas complementarias.

Un dolor abdominal muy intenso, sobre todo si va asociado a signos de peritonitis (abdomen rígido, náuseas, fiebre), puede indicar la perforación de un órgano digestivo, como el estómago o el intestino, o una inflamación grave, como una pancreatitis aguda. En este caso, el paciente debe ser tratado con urgencia. Los cuidadores deben estar atentos a la rápida aparición de los síntomas y a los cambios en el estado general del paciente, sobre todo si se agita, suda profusamente o tiene dificultad para respirar.

En caso de obstrucción intestinal, el dolor suele ir acompañado de vómitos y ausencia de heces o gases. Este tipo de dolor, que suele ser paroxístico, puede empeorar con el tiempo y provocar una distensión abdominal visible. Los cuidadores deben estar atentos a las quejas de los pacientes sobre calambres abdominales o aumento del malestar, especialmente en pacientes con antecedentes de cirugía abdominal o enfermedad inflamatoria intestinal, ya que corren un mayor riesgo de obstrucción.

En caso de isquemia mesentérica, debida a una reducción del flujo sanguíneo en las arterias del intestino, el dolor suele describirse como muy intenso y desproporcionado con respecto a los signos clínicos visibles. El cuidador puede observar que, a pesar de la intensidad del dolor, el abdomen parece relativamente normal a la palpación. Esta afección es una urgencia absoluta, ya que puede conducir rápidamente a la necrosis del intestino.

La importancia de la comunicación y la capacidad de respuesta

Ante estos signos de deterioro, la capacidad de reacción es crucial. Aunque no es responsable del diagnóstico médico, el auxiliar de enfermería desempeña un papel esencial para alertar al equipo médico con rapidez y precisión. En cuanto se detecta un signo alarmante, ya sea una hemorragia digestiva o un dolor abdominal agudo, es imperativo transmitir esta información de forma clara e inmediata. Las observaciones deben ser objetivas y precisas, describiendo los síntomas observados (tipo de hemorragia, localización e intensidad del dolor, cambios en el estado general), para que el médico pueda tomar rápidamente las decisiones necesarias.

Además de comunicarse con el equipo médico, el cuidador debe ser una presencia tranquilizadora para el paciente. Estos síntomas pueden ser extremadamente angustiosos, y el papel del cuidador es mantener la calma, tranquilizar al paciente asegurándole que se están tomando medidas y proporcionarle cuidados reconfortantes mientras espera la atención médica.

Prevenir y anticiparse a las complicaciones

La observación atenta de los signos de deterioro no debe limitarse a la gestión de las situaciones de emergencia. Como profesionales de primera línea, los auxiliares asistenciales también participan en la prevención de complicaciones vigilando de cerca a los pacientes de riesgo. Por ejemplo, si un paciente toma anticoagulantes, deben vigilar más de cerca los signos de hemorragia, observando el color de las heces, el vómito o la orina, y permaneciendo atentos a los signos de anemia.

Para los pacientes que padecen enfermedades crónicas como la enfermedad de Crohn o la rectocolitis hemorrágica, el seguimiento del dolor abdominal y de los trastornos del tránsito (diarrea, estreñimiento) es esencial para prevenir un brote inflamatorio grave o complicaciones como la obstrucción intestinal. Al seguir de cerca la evolución de los síntomas, el auxiliar de enfermería permite un tratamiento precoz, limitando así el riesgo de deterioro repentino.

- Control de heces, vómitos e hidratación

La monitorización de las heces, los vómitos y la hidratación es una tarea esencial en gastroenterología, donde estos parámetros suelen reflejar cambios en el estado de salud del paciente. Son indicadores muy valiosos para evaluar la gravedad de una patología, prevenir complicaciones o medir la eficacia de los tratamientos en curso. Las enfermeras desempeñan un papel fundamental en este seguimiento diario, ya que a menudo se encuentran en primera línea a la hora de observar y notificar cualquier cambio que pueda producirse. Una observación rigurosa, combinada con una transmisión precisa de la información al equipo médico, es crucial para garantizar una atención óptima al paciente.

Control de las heces: un indicador clave de la salud digestiva

Las características de las heces (frecuencia, consistencia, color) son cruciales en el seguimiento de los pacientes gastroenterológicos. Proporcionan información valiosa sobre la función digestiva y el estado inflamatorio del intestino, y pueden incluso indicar la presencia de hemorragias o infecciones. Un cambio en la frecuencia o consistencia de las heces puede indicar un deterioro del estado del paciente, la aparición de una complicación o la eficacia de un tratamiento.

El cuidador debe estar atento a estos cambios y recoger información precisa sobre las deposiciones del paciente. Por ejemplo, en un paciente con diarrea crónica, la frecuencia de las deposiciones puede aumentar en caso de brote inflamatorio, como en la enfermedad de Crohn o la rectocolitis hemorrágica. El cuidador debe anotar el número de deposiciones diarias, su consistencia (líquida, pastosa, formada) y, si es posible, su volumen. Estos datos pueden servir para evaluar si la diarrea está empeorando, lo que requeriría reevaluar el tratamiento, o si se está estabilizando.

El aspecto de las heces también es muy importante. Las heces negras y alquitranadas (melena) pueden indicar la presencia de sangre digerida, un signo de hemorragia digestiva alta. Del mismo modo, las heces con sangre roja brillante (rectorragia) pueden indicar hemorragia en la parte inferior del tubo digestivo, como el recto o el colon. La presencia de mucosidad en las heces, o de heces muy aceitosas y brillantes (esteatorrea), puede indicar un trastorno de mala absorción, que requiere un tratamiento específico.

En los pacientes hospitalizados por estreñimiento u obstrucción intestinal, la ausencia de heces debe vigilarse rigurosamente. En caso de estreñimiento u obstrucción prolongados, el cuidador debe estar atento a la aparición de dolor abdominal, distensión abdominal o náuseas, que pueden indicar un empeoramiento del cuadro.

Control de los vómitos: identificación de complicaciones y prevención de la deshidratación

Los vómitos, frecuentes en los pacientes gastroenterológicos, pueden ser un síntoma de diversas patologías, como una obstrucción intestinal, una gastritis, una pancreatitis o una complicación ligada a un tratamiento (quimioterapia, antibióticos). También son una fuente de deshidratación rápida, sobre todo si son abundantes y repetidos. Por lo tanto, la vigilancia de los vómitos es un factor clave para prevenir un deterioro del estado general del paciente.

El asistente debe observar e informar sobre varios aspectos de los vómitos. Por supuesto, la frecuencia es importante: los vómitos repetidos o persistentes durante varias horas requieren una atención especial. También hay que tener en cuenta la naturaleza y el aspecto de los vómitos. Los vómitos con sangre roja brillante (hematemesis) suelen ser un signo de hemorragia digestiva alta, mientras que los vómitos con aspecto de "posos de café" sugieren que la sangre se ha digerido parcialmente, revelando una hemorragia anterior en el estómago.

Los vómitos biliosos (de color verde, que contienen bilis) pueden indicar un bloqueo intestinal o una obstrucción digestiva, que requieren una intervención médica urgente. Los vómitos amarillos o marrones también pueden indicar regurgitación del contenido intestinal, sobre todo en casos de obstrucción intestinal.

También es esencial vigilar la reacción del paciente a los vómitos, sobre todo si van acompañados de dolor abdominal agudo, signos de deshidratación (boca seca, fatiga, confusión) o dificultad respiratoria. Los cuidadores deben estar especialmente atentos con los pacientes de riesgo, como los ancianos o debilitados, en los que los vómitos pueden provocar rápidamente complicaciones graves.

Control de la hidratación: un equilibrio vital

La hidratación es vital, sobre todo en pacientes con diarrea, vómitos o fiebre, que pueden perder grandes cantidades de líquidos y electrolitos. Si la deshidratación no se detecta y corrige rápidamente, puede provocar complicaciones graves, como insuficiencia renal aguda, confusión y shock hipovolémico.

Por ello, los cuidadores deben estar atentos a los signos clínicos de deshidratación, sobre todo en pacientes con pérdidas importantes de líquidos. Estos signos incluyen sequedad de boca y piel, sed intensa, disminución de la diuresis, fatiga excesiva, mareos o hipotensión ortostática (descenso de la tensión arterial al ponerse de pie). En los pacientes ancianos, la deshidratación también puede manifestarse como alteraciones de la conciencia o agitación.

Vigilar la hidratación también implica controlar la ingesta de líquidos, especialmente en pacientes hospitalizados. Los cuidadores deben asegurarse de que los pacientes reciban suficientes líquidos, ya sea por vía oral o mediante infusión intravenosa, en función de su capacidad para comer y beber. En casos de vómitos profusos o diarrea, la rehidratación oral puede resultar difícil, y puede ser necesario administrar soluciones rehidratantes por infusión para corregir las pérdidas de electrolitos.

La monitorización de la orina también es un indicador clave del estado de hidratación. Una disminución del volumen de orina o una orina oscura y concentrada suelen ser signos de deshidratación. El auxiliar de enfermería debe informar entonces al equipo médico para adaptar el tratamiento y, si es necesario, aplicar una rehidratación más agresiva. En los pacientes sondados, la diuresis (cantidad de orina recogida por hora) puede controlarse con precisión para comprobar la hidratación y la función renal.

Transmisión de las observaciones al equipo médico

El control de las deposiciones, los vómitos y la hidratación no se limita a la observación diaria. Es esencial que el cuidador transmita esta información de forma precisa y completa al equipo médico, para que se pueda prestar la atención adecuada. La información recopilada debe registrarse en el registro de cuidados y presentarse durante las comunicaciones del equipo, con detalles sobre la frecuencia, el aspecto y la cantidad de las deposiciones y los vómitos, así como los signos clínicos de deshidratación o tolerancia a la hidratación.

La elaboración de informes claros y rigurosos es esencial para ajustar los tratamientos, como la administración de antidiarreicos o antieméticos, o reevaluar la ingesta de agua en función de los cambios en el estado del paciente. También puede ayudar a prever complicaciones graves, como deshidratación grave, insuficiencia renal o shock hipovolémico.

Apoyo psicológico a los pacientes

Síntomas como la diarrea, los vómitos o la deshidratación suelen ser fuente de ansiedad y malestar para el paciente. Además de su vigilancia clínica, los auxiliares sanitarios también deben prestar apoyo psicológico a los pacientes. La repetición de estos síntomas, sobre todo en un entorno hospitalario, puede afectar a la dignidad y la calidad de vida del paciente, que puede sentirse impotente o avergonzado.

Es importante tranquilizar al paciente, explicarle que se están vigilando de cerca estos síntomas y que se están poniendo en marcha soluciones para aliviarlos. Una actitud atenta, discreta y respetuosa puede aliviar parte de la ansiedad que pueden provocar estos síntomas. Esto también implica hacer frente rápidamente a las situaciones incómodas, como cambiar rápidamente la ropa de cama en caso de incontinencia u ofrecerse a limpiar la boca tras un episodio de vómitos.

- Gestión del dolor y la fatiga

El tratamiento del dolor y la fatiga en los pacientes hospitalizados, sobre todo en gastroenterología, es un aspecto fundamental de la asistencia, ya que estos dos síntomas tienen una gran influencia en su calidad de vida y su recuperación. El dolor, ya sea agudo o crónico, puede ser un signo directo de la patología digestiva subyacente o el resultado de intervenciones médicas, mientras que la fatiga suele estar relacionada con la propia enfermedad, con los tratamientos o con los efectos secundarios que de ellos se derivan. El tratamiento eficaz del dolor y la fatiga requiere no sólo la administración de los tratamientos adecuados, sino también un enfoque holístico que incluya apoyo psicológico, escucha activa y asistencia cotidiana.

Comprender y evaluar el dolor: un paso esencial

El dolor es un síntoma frecuente en los pacientes de gastroenterología, ya esté relacionado con enfermedades inflamatorias intestinales (como la enfermedad de Crohn o la rectocolitis hemorrágica), úlceras gástricas o complicaciones postoperatorias. Es esencial comprender la naturaleza y la intensidad del dolor para adaptar el tratamiento de forma eficaz.

La evaluación del dolor debe realizarse de forma sistemática, teniendo en cuenta las siguientes características:

*   **La** intensidad del dolor, a menudo medida en una escala numérica de 0 a 10 (donde 0 corresponde a ningún dolor y 10 a un dolor insoportable), permite objetivar su intensidad.
*   **La localización** del dolor, que proporciona información sobre el órgano afectado y ayuda a identificar la causa subyacente.
*   **El tipo de dolor** (ardor, punzante, presión, etc.), que ayuda a orientar el tratamiento.
*   **La duración** y la **frecuencia** de los episodios dolorosos, para seguir la evolución del dolor.

El auxiliar de enfermería desempeña un papel clave en esta evaluación, haciendo preguntas periódicas al paciente y observando su comportamiento. Algunos pacientes, sobre todo los ancianos o los niños, pueden tener dificultades para expresar su dolor con palabras. En estos casos, signos indirectos como agitación, muecas, tensión muscular o llanto pueden indicar sufrimiento físico.

Tratamiento del dolor con medicación

Una vez evaluado el dolor, el equipo médico establece una estrategia de tratamiento adecuada. Esta puede incluir tratamientos farmacológicos, desde analgésicos de primer nivel (como el paracetamol) hasta opiáceos para el dolor más intenso, así como antiinflamatorios no esteroideos (AINE) o antiespasmódicos, en función de la causa del dolor.

Aunque no son responsables de prescribir la medicación, los auxiliares sanitarios desempeñan un papel importante en la administración y el seguimiento de estos tratamientos. Deben asegurarse de que el paciente reciba la medicación a intervalos regulares, según lo prescrito por el médico, y de que el tratamiento sea bien tolerado. Si el dolor persiste o si aparecen efectos secundarios (como náuseas, somnolencia excesiva o problemas respiratorios en el caso de los opiáceos), es fundamental transmitir esta información al equipo médico para que se pueda ajustar el tratamiento.

Al mismo tiempo, el asistente sanitario debe animar al paciente a que exprese libremente sus sentimientos y su comodidad tras la administración del tratamiento. Es importante recordar a los pacientes que no deben dudar en pedir ayuda si sienten algún dolor, por leve que sea, ya que el dolor que no se trata adecuadamente puede intensificarse rápidamente.

Estrategias no farmacológicas para aliviar el dolor

Además de los fármacos, pueden utilizarse métodos no farmacológicos para aliviar el dolor. Estas técnicas son especialmente útiles como complemento de los tratamientos farmacológicos, o en los casos en que el dolor es moderado y manejable sin recurrir sistemáticamente a analgésicos potentes.

El calor suele ser eficaz para relajar los músculos y aliviar el dolor abdominal asociado a espasmos o calambres. El cuidador puede ofrecer al paciente compresas calientes para aplicar en la zona dolorida, o ayudarle a tomar un baño caliente si su estado lo permite.

La posición del cuerpo también es crucial en el tratamiento del dolor. Por ejemplo, un paciente con dolor abdominal puede aliviarse si se le coloca en posición fetal o semisentada, lo que reduce la presión sobre el abdomen y facilita la digestión. El asistente sanitario puede ajustar la posición de la cama y proporcionar cojines o soportes para que el paciente se sienta más cómodo.

Las técnicas de relajación como la respiración profunda, la meditación guiada o la escucha de música relajante también pueden tener un efecto beneficioso sobre el dolor. Permiten a los pacientes desviar su atención del dolor, reducir la ansiedad asociada y mejorar su bienestar general.

Controlar la fatiga: un síntoma omnipresente

La fatiga es un síntoma frecuente en los pacientes que padecen enfermedades gastrointestinales, en particular los que sufren afecciones crónicas como la enfermedad de Crohn, o los que se someten a tratamientos intensivos como la quimioterapia para el cáncer digestivo. Puede deberse a varios factores: la propia enfermedad, la malnutrición ligada a una mala absorción de nutrientes, la inflamación crónica o los efectos secundarios de la medicación.

El primer paso para controlar la fatiga es reconocer su importancia. La fatiga no es simplemente una consecuencia normal de la enfermedad, sino un síntoma que merece un tratamiento específico. Los cuidadores deben estar atentos al estado de fatiga del paciente, observando sus niveles de energía, su capacidad para participar en las actividades cotidianas (como levantarse, caminar o comer) y su estado mental (fatiga mental, dificultad para concentrarse).

Obviamente, el **descanso** es fundamental para controlar la fatiga. Los cuidadores deben asegurarse de que los pacientes tengan suficientes periodos de descanso a lo largo del día, sin animarles a permanecer permanentemente en cama. Un equilibrio entre el reposo y una movilización ligera (en función de las capacidades del paciente) es importante para evitar las complicaciones asociadas a la inmovilidad prolongada, como las úlceras por presión o la pérdida de masa muscular.

Adaptar el entorno para favorecer el descanso

Para ayudar a los pacientes a controlar mejor su fatiga, es esencial crear un entorno propicio para el descanso. Esto puede incluir ajustar la iluminación de la habitación, reducir el ruido y establecer una rutina que incluya momentos de calma y relajación. El cuidador puede sugerir limitar las visitas o programar los cuidados a horas en las que el paciente se sienta menos cansado, para no interrumpir el sueño innecesariamente.

La nutrición también desempeña un papel clave en el control de la fatiga. Una dieta adaptada a las necesidades del paciente, rica en nutrientes y energía, es esencial para compensar las pérdidas debidas a la malabsorción o a diarreas frecuentes. El auxiliar de enfermería puede ayudar a garantizar que las comidas se tomen en porciones pequeñas y frecuentes para evitar cansar al paciente. También puede colaborar con el dietista para garantizar que la dieta se adapte al estado general del paciente y a sus necesidades específicas.

Apoyo psicológico y escucha activa

El dolor y la fatiga no son sólo síntomas físicos, también tienen un importante impacto psicológico. El dolor crónico puede provocar ansiedad, depresión o sentimientos de impotencia, mientras que la fatiga prolongada puede afectar a la motivación y el estado de ánimo del paciente.

Al estar en contacto regular con el paciente, el auxiliar de enfermería desempeña un importante papel de apoyo psicológico. Es fundamental escuchar las quejas del paciente, tener en cuenta sus sentimientos y ofrecerle un espacio donde pueda expresar sus frustraciones sin sentirse juzgado. La escucha activa, combinada con palabras tranquilizadoras, ayuda al paciente a aceptar mejor su situación y a comprender que se tiene en cuenta su estado.

Animar a los pacientes a participar en su propio control del dolor y la fatiga, dándoles herramientas para afrontarlos (como técnicas de relajación o respiración), también ayuda a mejorar su sensación de control y bienestar.

4 Nutrición en gastroenterología: cuestiones y particularidades

- Adaptaciones dietéticas: ayuno, dietas específicas (sin residuos, rica en fibra)

Los ajustes dietéticos desempeñan un papel clave en el tratamiento de los pacientes gastroenterológicos, ya que la dieta puede tener un impacto directo en el tratamiento de los síntomas y la evolución de determinadas patologías digestivas. A menudo se prescriben dietas específicas, como dietas de ayuno, dietas sin residuos o dietas ricas en fibra, para satisfacer necesidades particulares, ya sea para preparar al paciente para una operación, promover la curación o reducir los síntomas de una enfermedad crónica. Cada adaptación dietética debe adaptarse al estado del paciente, teniendo en cuenta al mismo tiempo las necesidades nutricionales indispensables para el mantenimiento de la salud general.

Ayuno terapéutico: reposo digestivo y preparación para la cirugía

El ayuno es una adaptación dietética utilizada con frecuencia en los servicios de gastroenterología, sobre todo antes de determinadas intervenciones quirúrgicas o exploraciones endoscópicas, como la colonoscopia. Consiste en restringir total o parcialmente la ingesta de alimentos durante un periodo determinado, permitiendo así que el tubo digestivo "descanse", reduciendo la producción de jugos gástricos, o facilitando la observación de las paredes internas del intestino durante los exámenes.

El objetivo del ayuno es limitar el contenido gástrico e intestinal para prevenir el riesgo de complicaciones durante las operaciones, como la broncoaspiración o la contaminación. Por ejemplo, antes de una colonoscopia, se pide al paciente que ayune durante varias horas, o incluso un día entero, además de seguir una dieta sin residuos para limpiar el colon. Esto garantiza una visión clara y precisa durante el examen.

Sin embargo, el ayuno prolongado puede resultar difícil para algunos pacientes, sobre todo para los que ya están debilitados por su enfermedad. Los cuidadores desempeñan un papel importante a la hora de garantizar que los pacientes estén adecuadamente hidratados, ofreciéndoles agua o soluciones de rehidratación oral durante el periodo de ayuno. También deben estar atentos a los signos de debilidad o hipoglucemia, como mareos, temblores o fatiga excesiva, y alertar al equipo médico si es necesario.

La dieta sin residuos: un alivio para el intestino

La dieta sin residuos se prescribe en muchas situaciones, como antes de una colonoscopia, o para pacientes que padecen una enfermedad inflamatoria intestinal aguda (como la enfermedad de Crohn o la rectocolitis hemorrágica), o en casos de obstrucción intestinal. El objetivo de esta dieta es reducir al máximo la cantidad de fibra y residuos alimenticios en el tubo digestivo, para minimizar la irritación de la mucosa intestinal y facilitar el tránsito.

Los alimentos ricos en fibra, como la fruta, la verdura, los cereales integrales, las legumbres y las semillas, se excluyen temporalmente de la dieta, ya que aumentan el volumen de las heces y estimulan los movimientos intestinales. Por el contrario, se prefieren los alimentos bajos en fibra, como el arroz blanco, la pasta, las carnes magras, los huevos y los productos lácteos bajos en lactosa, ya que son más fáciles de digerir y dejan pocos residuos en el intestino.

La dieta sin residuos suele ser percibida como restrictiva por los pacientes, debido a la eliminación de muchos alimentos frescos y ricos en nutrientes. El cuidador, en colaboración con el dietista, debe asegurarse de que el paciente comprende perfectamente los objetivos de la dieta y los alimentos permitidos, para evitar cualquier confusión o frustración. Puede ser útil ofrecer alternativas apetitosas, respetando las restricciones, para mantener el apetito del paciente y su adherencia a la dieta. Por ejemplo, pueden ofrecerse sopas claras, purés de verduras sin fibra o productos de cereales refinados para variar la dieta y evitar comidas monótonas.

Este tipo de dieta debe seguirse durante un periodo limitado, ya que puede provocar deficiencias nutricionales si se prolonga, sobre todo en fibra, vitaminas y minerales. Por lo tanto, es importante vigilar el estado nutricional del paciente, sobre todo si la dieta sin residuos se combina con restricciones más prolongadas en el marco de una patología grave.

La dieta rica en fibra: ayuda para el tránsito y la salud intestinal

A diferencia de la dieta sin residuos, la dieta rica en fibra suele recomendarse a los pacientes que sufren estreñimiento crónico o trastornos intestinales funcionales como el síndrome del intestino irritable. La fibra, presente en frutas, verduras, cereales integrales y legumbres, desempeña un papel clave en la regulación del tránsito intestinal, ya que aumenta el volumen de las heces y facilita su evacuación.

Existen dos tipos de fibra: soluble e insoluble. La fibra soluble, presente en frutas como las manzanas, las peras y los cítricos, así como en la avena, tiene la capacidad de formar un gel en el intestino, lo que ralentiza el tránsito y puede ser beneficioso en casos de diarrea. La fibra insoluble, presente en los cereales integrales, los frutos secos y las verduras de hoja, aumenta el volumen de las heces y acelera el tránsito, ayudando a aliviar el estreñimiento.

Para los pacientes que sufren estreñimiento crónico, la introducción gradual de alimentos ricos en fibra ayuda a estimular el tránsito sin causar dolor abdominal excesivo o hinchazón, que pueden producirse si se aumenta la ingesta de fibra demasiado rápido. El cuidador puede desempeñar un papel clave animando al paciente a incorporar gradualmente estos alimentos a su dieta y ayudándole a seguir los consejos dietéticos del dietista. También es importante recordar al paciente que debe aumentar la hidratación junto con la ingesta de fibra, ya que la fibra absorbe agua y la falta de líquidos puede empeorar el estreñimiento.

Sin embargo, una dieta rica en fibra no siempre es adecuada, sobre todo para los pacientes con enfermedad inflamatoria intestinal aguda, en los que el exceso de fibra puede agravar la inflamación y el dolor. Por lo tanto, es esencial adaptar esta dieta en función de la patología y de la evolución del estado del paciente.

Personalizar y adaptar las dietas

Cada paciente reacciona de forma diferente a los ajustes dietéticos, en función de su patología, su estado general y su tolerancia alimentaria. Por lo tanto, es esencial que el enfoque dietético sea personalizado. Para algunos pacientes, puede ser necesario combinar varios tipos de dieta a lo largo del tratamiento. Por ejemplo, un paciente con enfermedad de Crohn puede beneficiarse de una dieta sin residuos durante un brote inflamatorio, seguida de una dieta rica en fibra durante los periodos de remisión para favorecer un tránsito intestinal sano.

El auxiliar de enfermería desempeña un papel fundamental en el apoyo a estas dietas, asegurándose de que el paciente comprende las instrucciones dietéticas y supervisando su tolerancia a estas adaptaciones dietéticas. Esto incluye observar los efectos de la dieta sobre los síntomas digestivos (como diarrea, estreñimiento, dolor abdominal o hinchazón) y transmitir esta información al equipo asistencial para que puedan reevaluarse las necesidades nutricionales a medida que avanza la enfermedad.

El papel del apoyo y la escucha

Los cambios dietéticos pueden ser difíciles de aceptar para los pacientes, sobre todo cuando se enfrentan a restricciones que alteran su estilo de vida. Algunos pacientes pueden sentirse frustrados o limitados por estas adaptaciones, sobre todo si tienen que renunciar a ciertos alimentos que les gustan o si tienen que seguir una dieta estricta durante mucho tiempo. Los cuidadores deben escucharles y ofrecerles apoyo para ayudarles a sobrellevar mejor estas restricciones.

También es importante implicar al paciente en la gestión de su dieta, animándole a hacer preguntas, a expresar sus preferencias alimentarias siempre que sea posible y a adaptar su dieta para hacerla más agradable respetando las instrucciones médicas. El apoyo del cuidador ayuda a reforzar la adherencia del paciente a la dieta prescrita, lo que es esencial para garantizar la eficacia de la adaptación dietética y mejorar el bienestar general del paciente.

- Nutrición enteral y parenteral: el papel del auxiliar de enfermería en el control nutricional

La nutrición enteral y parenteral suelen ser esenciales en el tratamiento de los pacientes gastroenterológicos que no pueden comer normalmente por la boca debido a su estado de salud. Estas formas de nutrición permiten satisfacer las necesidades nutricionales esenciales y mantener un estado general óptimo a pesar de la imposibilidad de comer. El auxiliar de enfermería desempeña un papel fundamental en el seguimiento nutricional de estos pacientes, garantizando no sólo el control de los dispositivos médicos, sino también la comodidad y el bienestar del paciente durante todo su tratamiento.

Nutrición enteral: alimentación a través de una sonda

La nutrición enteral consiste en administrar nutrientes directamente en el tubo digestivo a través de una sonda, cuando el paciente no puede comer normalmente pero su aparato digestivo sigue funcionando. Este tipo de nutrición está indicada en varias situaciones, como después de una cirugía digestiva, en caso de problemas para tragar (por ejemplo, después de un ictus) o en pacientes que padecen enfermedades crónicas como la enfermedad de Crohn o la rectocolitis hemorrágica.

La nutrición enteral puede administrarse mediante distintos tipos de sonda, como la sonda nasogástrica (que se introduce por la nariz hasta el estómago) o la gastrostomía endoscópica percutánea (GEP), en la que se introduce una sonda directamente en el estómago a través de la pared abdominal.

El papel del auxiliar de enfermería en la gestión de la nutrición enteral es esencial a varios niveles:

- **Vigilancia del correcto funcionamiento de la sonda**: El cuidador debe comprobar periódicamente que la sonda está correctamente colocada y que el sistema de nutrición funciona sin obstrucciones. Es importante controlar que el paciente tolera bien la administración de nutrientes, observando signos de comodidad o malestar (náuseas, vómitos, dolor abdominal) durante y después de la administración. Si se observa alguna molestia, o si se sospecha la existencia de complicaciones como el

144

desplazamiento de la sonda, el cuidador debe alertar inmediatamente al equipo médico.

- **Mantener la higiene**: La higiene alrededor del catéter es un aspecto fundamental, sobre todo en el caso de la PEG, para evitar infecciones locales. El cuidador debe limpiar regularmente la zona alrededor del puerto del catéter con soluciones antisépticas y asegurarse de que la piel permanece limpia y seca. También es importante vigilar los signos de infección, como enrojecimiento, hinchazón o presencia de pus alrededor del lugar de inserción.

- **Control de la ingesta nutricional**: Los cuidadores deben prestar mucha atención a la cantidad de nutrientes administrados y asegurarse de que el paciente recibe la dosis correcta de solución nutricional según lo prescrito. Es importante controlar la velocidad de administración, sobre todo si la nutrición se administra durante un periodo prolongado, ya que una infusión demasiado rápida puede provocar náuseas o dolor abdominal, mientras que una demasiado lenta puede no cubrir las necesidades nutricionales del paciente.

- **Apoyo psicológico**: la nutrición enteral puede ser difícil de aceptar para algunos pacientes, que pueden sentir una pérdida de autonomía o malestar vinculados a la presencia de una sonda. El auxiliar de enfermería debe ofrecer apoyo psicológico, explicando al paciente la importancia de este método de nutrición para su recuperación y acompañándole en su vida diaria con amabilidad. Los momentos de diálogo y tranquilización son esenciales para que el paciente asuma esta situación temporal o a largo plazo.

Nutrición parenteral: alimentación intravenosa

La nutrición parenteral se utiliza cuando el tubo digestivo del paciente no es funcional o no puede utilizarse, como en casos de obstrucción intestinal, malabsorción grave, fístulas digestivas o después de ciertas cirugías mayores. En esta forma de nutrición, los nutrientes se administran directamente en el torrente sanguíneo por vía intravenosa, normalmente a través de un catéter colocado en una vena grande.

El papel del auxiliar de enfermería en la gestión de la nutrición parenteral también es fundamental, aunque se centra más en la monitorización de los dispositivos y la observación del estado general del paciente:

- **Monitorización por catéter** : La nutrición parenteral requiere el uso de un catéter central (a menudo un catéter venoso central o una cámara implantable). El auxiliar de enfermería debe asegurarse de que la zona de inserción del catéter esté limpia, seca y no presente signos de infección. Debe prestarse especial atención a la higiene de esta zona, ya que una infección del catéter puede tener graves consecuencias, incluida la sepsis. La vigilancia diaria ayudará a prevenir estas complicaciones y a detectar cualquier signo de alarma (enrojecimiento, dolor, fiebre).

- **Control de la infusión**: El auxiliar de cuidados debe comprobar que los nutrientes se administran correctamente a través de la bomba de infusión. El flujo debe comprobarse periódicamente para asegurarse de que se satisfacen las necesidades nutricionales del paciente. Si el paciente muestra signos de malestar, como mareos, aumento de la frecuencia cardiaca o fatiga excesiva, esto puede indicar un desequilibrio en la ingesta (demasiado rápida o demasiado lenta) o complicaciones metabólicas asociadas a la nutrición parenteral, que requieren una intervención rápida.

- **Vigilancia de las complicaciones metabólicas**: La nutrición parenteral conlleva ciertos riesgos, como los desequilibrios electrolíticos y las variaciones de los niveles de azúcar en sangre. El auxiliar de enfermería, en colaboración con el equipo médico, debe vigilar estos parámetros y estar atento a la aparición de síntomas como signos de hiperglucemia (sed excesiva, fatiga) o hipoglucemia (temblores, sudores fríos). La gestión precoz de estos desequilibrios es esencial para evitar complicaciones graves.

- **Hidratación y comodidad del paciente**: Aunque la nutrición parenteral proporciona todos los nutrientes esenciales, puede hacer que algunos pacientes sientan sed. El cuidador debe asegurarse de que el paciente permanezca hidratado y, si está permitido, ofrecerle pequeñas cantidades de agua o soluciones de hidratación oral. Además, debido a la inmovilidad impuesta por la infusión, el cuidador debe asegurarse de que el paciente esté cómodo, ajustando su posición en la cama, comprobando que no hay dolor ni tensión en el brazo donde está colocado el catéter y fomentando momentos de movilización suave para evitar complicaciones asociadas al reposo prolongado en cama.

Seguimiento nutricional global: adaptación y personalización

Ya se trate de nutrición enteral o parenteral, el seguimiento nutricional debe ser riguroso y adaptarse a las necesidades específicas del paciente. Cada paciente reacciona de forma diferente a estos métodos de alimentación, en función de su patología, su estado general y sus necesidades energéticas. Al estar en contacto permanente con el paciente, el auxiliar de enfermería suele ser el primero en observar los cambios en el estado del paciente, ya sea en términos de tolerancia a la ingesta nutricional o de signos de complicaciones.

Es importante que el auxiliar de enfermería se comunique regularmente con el equipo asistencial para ajustar el tratamiento nutricional en función de la evolución del paciente. Esto incluye controlar el peso, observar los signos de desnutrición (como

147

fatiga, pérdida de masa muscular o aparición de edemas) y vigilar los parámetros biológicos que reflejan el estado nutricional (albúmina, electrolitos, etc.).

Además, el cuidador debe animar al paciente a expresar sus sentimientos y necesidades. Por ejemplo, algunos pacientes pueden sentir hambre o malestar a pesar de la nutrición artificial, mientras que otros pueden tener dificultades para aceptar esta forma de nutrición. Al escuchar activamente al paciente y transmitir esta información al equipo asistencial, el auxiliar de enfermería contribuye a una asistencia personalizada y centrada en el paciente.

Apoyo psicológico y asistencia a los pacientes

La nutrición enteral y parenteral puede tener un impacto psicológico significativo en los pacientes, sobre todo cuando se prolonga. Estas formas de nutrición pueden percibirse como una pérdida de autonomía o como un signo de la gravedad de su estado de salud. Los cuidadores tienen un papel esencial que desempeñar para apoyar emocionalmente a los pacientes, escuchando sus preocupaciones y explicándoles que estos métodos son temporales o necesarios para su recuperación.

También es importante asegurar al paciente que recibirá todos los nutrientes que necesita para mantenerse sano, aunque no pueda comer de la forma convencional. El cuidador debe crear un entorno de apoyo y comodidad, asegurándose de que el paciente se sienta atendido y respetado en sus necesidades, tanto físicas como emocionales.

Capítulo 4

Participación en exámenes y procedimientos gastroenterológicos

1 El auxiliar de cuidados y la endoscopia digestiva

- Preparación del paciente para la colonoscopia y la endoscopia digestiva alta

La preparación del paciente para una colonoscopia o una endoscopia digestiva alta es un paso crucial que determina no sólo el éxito del examen, sino también la comodidad y seguridad del paciente durante todo el procedimiento. Estas exploraciones endoscópicas, realizadas habitualmente en gastroenterología, permiten visualizar el interior del tubo digestivo para diagnosticar patologías como pólipos, úlceras, inflamaciones o cáncer. Sin embargo, para que estas exploraciones sean óptimas y no entrañen riesgos, es fundamental preparar adecuadamente al paciente, tanto física como psicológicamente. El auxiliar de enfermería desempeña un papel fundamental en esta fase de preparación, transmitiendo instrucciones, vigilando y acompañando al paciente.

Preparación física antes de una colonoscopia

La colonoscopia es un examen endoscópico del colon que permite visualizar directamente la mucosa colónica mediante un colonoscopio introducido a través del ano. Para garantizar una visión clara y evitar que los alimentos o los residuos fecales obstruyan la visión, el colon debe estar completamente vacío. Por ello, la preparación física del paciente es esencial.

El primer paso es seguir una **dieta adecuada** en los días previos al examen. En general, se recomienda una dieta sin residuos 48 horas antes de la intervención, para reducir al máximo la presencia de fibras alimentarias que podrían permanecer en el colon. Los pacientes deben evitar la fruta, la verdura, los cereales integrales y las semillas, en favor de alimentos como el arroz blanco, la pasta, las carnes magras y los productos lácteos. El cuidador desempeña un papel fundamental a la hora de garantizar que el paciente comprenda estas instrucciones dietéticas y las siga correctamente para garantizar una preparación óptima.

El día anterior a la exploración, es habitual pedir al paciente que **esté en ayunas**, es decir, que no ingiera ningún alimento sólido después de una hora determinada, normalmente después de cenar. No obstante, puede beber líquidos claros como agua, caldo, té o zumos filtrados para mantenerse hidratado. El cuidador debe comprobar que el paciente sigue este consejo y recordarle la importancia de la hidratación, sobre todo si se le recetan laxantes para la preparación intestinal.

Uno de los pasos más importantes es la administración de **laxantes** la víspera o la mañana de la colonoscopia. Estos laxantes, en forma de soluciones para beber, están diseñados para provocar la evacuación completa del colon. El paciente debe beber una gran cantidad de esta solución en varias dosis. El auxiliar de enfermería suele estar presente para supervisar esta fase, asegurándose de que el paciente bebe la cantidad necesaria y controlando los efectos del laxante. Es importante tranquilizar al paciente, que puede sentirse molesto por las diarreas frecuentes y profusas provocadas por el tratamiento, y recordarle que estos síntomas son normales y necesarios para el éxito del examen.

También es esencial vigilar los signos de **deshidratación**, ya que la diarrea inducida por laxantes puede provocar una pérdida importante de líquidos y electrolitos. El cuidador debe animar al paciente a beber agua regularmente respetando las restricciones dietéticas. Ante cualquier signo de debilidad, mareo o fatiga, debe alertarse al equipo médico.

Preparación física antes de la endoscopia digestiva alta

La endoscopia digestiva alta, también conocida como gastroscopia, es una exploración del tubo digestivo superior, que incluye el esófago, el estómago y el duodeno. La preparación física para este examen se basa principalmente en el ayuno para evitar que los alimentos o líquidos presentes en el estómago obstruyan la visión o provoquen aspiración durante el procedimiento.

En general, se recomienda **a** los pacientes **que no coman ni beban nada** al menos entre 6 y 8 horas antes del examen. El auxiliar de enfermería debe velar por que se sigan estas instrucciones e informar al paciente de las razones de esta restricción, en particular para evitar cualquier riesgo de inhalación del contenido gástrico en los pulmones, una complicación grave que puede evitarse si se siguen las precauciones.

Si el paciente está tomando medicamentos, el asistente sanitario, en colaboración con el equipo médico, debe comprobar cuáles puede tomar antes del examen y cuáles debe suspender temporalmente. Algunos medicamentos, como los anticoagulantes o los tratamientos para la hipertensión, pueden requerir ajustes específicos en función de los riesgos de hemorragia o de anestesia.

Apoyo psicológico e información al paciente

El apoyo psicológico a los pacientes antes de una colonoscopia o una endoscopia digestiva alta es tan importante como la preparación física. Estas exploraciones pueden generar ansiedad, sobre todo si se perciben como invasivas o incómodas. Muchos pacientes temen las molestias físicas, el posible dolor o la pérdida de control debido a la sedación. Por ello, es esencial que el asistente sanitario dedique tiempo a informar al paciente, responder a sus preguntas y tranquilizarle sobre el procedimiento.

Uno de los aspectos cruciales del apoyo es **desmitificar el examen** explicando cada etapa del proceso. Por ejemplo, el asistente puede describir el procedimiento de colonoscopia o gastroscopia de forma sencilla y tranquilizadora: "Se tumbará cómodamente, con una ligera sedación. No sentirá nada durante la exploración y se despertará tranquilamente después del procedimiento". Estas explicaciones ayudan a los pacientes a prepararse mentalmente y a reducir su ansiedad.

También es importante **crear un clima de confianza** escuchando los temores del paciente. El asistente debe animar al paciente a expresar sus preocupaciones y a plantear cualquier pregunta que pueda tener. Si el paciente se muestra aprensivo ante la sedación o la anestesia, el asistente sanitario puede explicarle que el equipo médico controla constantemente sus parámetros vitales para garantizar su seguridad durante todo el procedimiento.

En algunos casos, puede ofrecerse **una premedicación ansiolítica** a los pacientes especialmente ansiosos. El auxiliar de enfermería, en coordinación con el equipo médico, puede administrar estos fármacos y controlar su efecto en el paciente.

Preparación material y organizativa

Además de preparar al paciente, el auxiliar de enfermería también es responsable de **preparar el material** para el examen. Deben asegurarse de que el material necesario para el procedimiento esté listo, de que la sala de exploración esté bien equipada y de que el paciente se encuentre cómodo y seguro.

El auxiliar de enfermería debe preparar al paciente pidiéndole que lleve ropa **adecuada**, normalmente una bata de hospital, y que se quite cualquier objeto que pueda interferir en la exploración, como dentaduras postizas, joyas o lentillas. Estos sencillos gestos contribuyen al buen desarrollo de la exploración y a la seguridad del paciente.

- Asistencia durante el examen: tranquilizar al paciente y controlar la ansiedad

La asistencia durante un examen gastroenterológico, como una colonoscopia o una endoscopia digestiva alta, es un momento delicado en el que el asistente sanitario desempeña un papel clave. Su papel no se limita a acomodar físicamente al paciente, sino que también incluye la gestión de la ansiedad del paciente, que puede ser importante antes y durante el examen. Una asistencia completa y atenta no sólo garantiza el buen desarrollo de la intervención, sino que también tranquiliza al paciente y lo coloca en las mejores condiciones físicas y psicológicas posibles.

153

Colocación del paciente: comodidad y seguridad ante todo

La colocación del paciente antes de la exploración es crucial para su comodidad y el éxito del procedimiento. El asistente debe asegurarse de que el paciente esté en la posición adecuada para la exploración, velando al mismo tiempo por su seguridad y bienestar. Cada gesto debe realizarse con cuidado y delicadeza para reducir las molestias físicas y minimizar la ansiedad del paciente.

Para una **colonoscopia**, el paciente suele sentarse en decúbito lateral izquierdo, con las rodillas ligeramente flexionadas hacia el pecho. Esta posición permite introducir más fácilmente el colonoscopio y facilita el desplazamiento de la máquina hasta el colon. El cuidador se asegura de que el paciente esté correctamente colocado y bien apoyado en almohadas o soportes, para evitar cualquier tensión muscular o molestia durante el examen. También es esencial mantener un cierto grado de discreción para proteger la intimidad del paciente, especialmente al manipular la ropa y exponer las zonas íntimas.

Para una **endoscopia superior** (gastroscopia), el paciente se tumba de espaldas o de lado, con la cabeza girada para facilitar la introducción del endoscopio en la boca. El celador comprueba que el paciente esté correctamente sentado y colocado en la mesa de exploración, y que haya una almohada debajo de la cabeza para garantizar una comodidad óptima. También puede colocar un protector bucal de plástico para proteger los dientes y evitar que el paciente muerda el endoscopio durante la exploración.

La seguridad del paciente es primordial durante estos exámenes. Antes de iniciar la exploración, el asistente sanitario debe comprobar que todos los dispositivos de monitorización están correctamente instalados, en particular la monitorización de las constantes vitales (tensión arterial, frecuencia cardiaca, saturación de oxígeno). Esto es especialmente importante cuando el paciente está bajo **sedación** o anestesia ligera, ya que es posible que no pueda comunicar sus sensaciones de forma eficaz. El asistente sanitario también debe asegurarse de que el paciente se ha quitado cualquier objeto potencialmente embarazoso, como gafas, joyas o dentaduras postizas, para evitar cualquier riesgo durante el procedimiento.

Controlar la ansiedad: apoyo psicológico esencial

La ansiedad es una característica común y natural antes de un examen gastroenterológico, en particular para los pacientes que nunca se han sometido a una colonoscopia o endoscopia digestiva alta, o para aquellos que temen resultados desfavorables. El asistente sanitario desempeña un papel clave en la gestión de esta ansiedad, proporcionando apoyo psicológico personalizado y garantizando que el paciente se sienta seguro y comprendido.

Es esencial **crear un clima de confianza** desde que el paciente llega a la sala de exploración. Una sonrisa, un contacto visual tranquilizador y una voz calmada y tranquilizadora pueden ayudar a reducir los niveles de estrés del paciente. Los asistentes sanitarios deben adoptar una actitud comprensiva y empática, dedicando tiempo a responder a cualquier pregunta o preocupación que pueda tener el paciente antes de la exploración. Una buena comunicación es esencial: explicar de forma sencilla y tranquilizadora cómo se llevará a cabo la exploración, qué puede sentir el paciente y cuánto durará el procedimiento ayudará a eliminar parte de la incertidumbre que a menudo es fuente de ansiedad.

La **escucha activa** también es esencial en esta fase. Algunos pacientes expresan temores sobre la incomodidad física, el dolor o la pérdida de control debido a la sedación. El asistente sanitario debe animar al paciente a expresar estas preocupaciones y recordarle que el equipo médico está ahí para garantizar su bienestar durante todo el examen. Explicar que se están tomando medidas para limitar el dolor, como la administración de analgésicos o sedantes, puede ayudar a calmar la ansiedad. También es importante recordar que, incluso bajo sedación, el equipo vigila constantemente el estado del paciente para asegurarse de que esté seguro y cómodo.

En algunos casos, si el paciente **está muy ansioso**, el médico puede recetarle **ansiolíticos** antes del examen para ayudarle a relajarse. El auxiliar de enfermería se encarga de administrar estos tratamientos y de controlar su efecto en el paciente. Es fundamental permanecer atento al desarrollo de la ansiedad y comprobar si el paciente empieza a relajarse antes del examen.

Por último, **la distracción** puede ser una herramienta útil para controlar la ansiedad antes de un examen. Algunos departamentos utilizan técnicas de relajación, como escuchar música suave o ejercicios de respiración guiada, para ayudar al paciente a calmarse antes de que comience el procedimiento. El auxiliar asistencial puede animar al paciente a practicar la respiración profunda para reducir la tensión y el nerviosismo, y favorecer así un estado de relajación general.

Presencia y apoyo durante el examen

Durante el examen, aunque el médico es el encargado de manejar el endoscopio, el asistente sanitario permanece cerca del paciente para garantizar su comodidad y seguridad. A menudo se encarga de supervisar el buen desarrollo del procedimiento, asegurándose de que el paciente no experimenta molestias excesivas y de que las constantes vitales se mantienen estables.

Si el paciente está sedado, el cuidador debe controlar su estado de consciencia y asegurarse de que responde correctamente a la estimulación. Es importante comprobar que la respiración es regular y que el paciente no muestra signos de dificultad respiratoria. Si el paciente no está totalmente sedado, el asistente sanitario puede hablarle suavemente durante toda la exploración, explicándole cómo va el procedimiento y tranquilizándole diciéndole que todo va bien.

El auxiliar asistencial también debe ser consciente de la **tolerancia** del paciente a la exploración. Por ejemplo, algunos pacientes pueden experimentar calambres abdominales leves o sensaciones de presión durante una colonoscopia, mientras que otros pueden sentirse incómodos con el paso del endoscopio por la garganta durante una gastroscopia. En estas situaciones, el cuidador debe informar al médico de cualquier molestia significativa y asegurarse de que el paciente esté lo más cómodo posible.

- Seguimiento posterior al examen y gestión de posibles complicaciones

El seguimiento posterior al examen y la gestión de las posibles complicaciones tras una colonoscopia o una endoscopia digestiva alta son pasos cruciales para garantizar la seguridad y el bienestar del paciente. Una vez finalizado el examen, el papel del auxiliar asistencial no se limita a la simple observación, sino que también incluye la gestión proactiva de las secuelas inmediatas del procedimiento, la prevención de complicaciones y la comunicación con el equipo médico sobre cualquier deterioro del estado del paciente. Debe prestarse especial atención a la recuperación de la sedación, a los signos clínicos que pueden indicar complicaciones y al confort físico y psicológico del paciente.

Monitorización inmediata tras colonoscopia o endoscopia digestiva alta: recuperación y seguridad

El primer paso tras una colonoscopia o una endoscopia digestiva alta es vigilar estrechamente al paciente durante la fase de recuperación inmediata, sobre todo si se ha utilizado sedación o anestesia ligera. Tras estas exploraciones, el paciente suele estar somnoliento o desorientado, debido a los efectos residuales de los fármacos anestésicos o ansiolíticos.

El asistente debe asegurarse de que el paciente se despierta gradualmente en un entorno tranquilo y seguro. Es esencial

controlar las constantes vitales para detectar cualquier desviación de la normalidad, en particular comprobando la frecuencia respiratoria, la frecuencia cardíaca, la saturación de oxígeno y la tensión arterial. Estos parámetros garantizan que el paciente se está recuperando de los efectos de la sedación y que no hay signos de dificultad respiratoria o cardiovascular.

También es importante comprobar que el paciente recupera rápidamente **la conciencia** y es capaz de responder a estímulos sencillos. El cuidador debe hacer preguntas sencillas, como "¿Cómo se siente?" o "¿Sabe dónde está?", para comprobar que el paciente recupera gradualmente el contacto con la realidad. Si el paciente experimenta confusión prolongada o somnolencia excesiva, es esencial prolongar la vigilancia e informar al equipo médico de cualquier retraso en la recuperación.

La vigilancia **postural** también es necesaria. El paciente debe colocarse en una posición cómoda, a menudo en posición semisentada o supina, para facilitar la respiración y evitar caídas o accidentes relacionados con la desorientación post-sedación. Debe prestarse especial atención a los pacientes ancianos o frágiles, que pueden recuperarse más lentamente.

Control de las complicaciones: señales que no hay que pasar por alto

Aunque las colonoscopias y las endoscopias digestivas altas son procedimientos relativamente seguros, **pueden** producirse algunas **complicaciones**, y la detección precoz es esencial para evitar consecuencias graves. Los cuidadores deben permanecer vigilantes durante toda la fase de seguimiento posterior al examen, observando signos específicos que puedan indicar una complicación.

1. **Hemorragia digestiva**: tras una colonoscopia o una endoscopia **digestiva** alta, existe riesgo de hemorragia, sobre todo si se han tomado biopsias o se han extirpado pólipos. El cuidador debe vigilar atentamente el color y la

frecuencia de las deposiciones o los vómitos del paciente. **Las heces negras y alquitranadas** (melena) pueden indicar una hemorragia digestiva alta, mientras que la presencia de **sangre roja brillante** en las heces o los vómitos puede indicar una hemorragia activa en las partes bajas del tubo digestivo. También es esencial comprobar que el paciente no presenta **signos de anemia** aguda, como palidez marcada, mareos, aumento de la frecuencia cardiaca (taquicardia) o descenso de la tensión arterial.

2. **Perforación intestinal**: La perforación del colon es una complicación poco frecuente pero grave tras una colonoscopia. Suele manifestarse con dolor abdominal agudo y un abdomen duro y sensible, a veces acompañado de fiebre o náuseas. Los cuidadores deben estar atentos a las quejas de dolor abdominal persistente o creciente después del examen, sobre todo si este dolor va acompañado de signos de deterioro general, como respiración rápida o malestar general. Si se sospecha una perforación, debe alertarse inmediatamente al equipo médico para que pueda plantearse una intervención rápida.

3. **Complicaciones respiratorias**: Tras una endoscopia digestiva alta, los pacientes pueden experimentar a veces **dificultad respiratoria** debido a la irritación de las vías respiratorias altas o a la aspiración accidental de líquido gástrico durante el examen. Es fundamental vigilar la aparición de **signos de dificultad respiratoria**, como respiración rápida, dificultad para respirar o disminución de la saturación de oxígeno. Si aparecen tales signos, el paciente debe ser sometido inmediatamente a una mayor supervisión, y puede ser necesaria una intervención médica.

4. **Retención urinaria**: Tras la sedación o la anestesia, algunos pacientes pueden experimentar dificultades para orinar. La retención urinaria es más frecuente en ancianos y en pacientes con problemas de próstata. El asistente

sanitario debe comprobar que el paciente puede orinar en las horas siguientes a la exploración. Si el paciente experimenta dificultades o molestias, es importante informar de la situación al equipo médico para evaluar la necesidad de tratamiento.

Garantizar la comodidad y tranquilidad del paciente

Una vez superada la fase aguda de vigilancia, es importante tener en cuenta **el confort general** del **paciente** y ayudarle a recuperar gradualmente su bienestar. El asistente debe asegurarse de que el paciente ya no experimenta ningún efecto indeseable asociado a la exploración, como dolor abdominal leve o distensión abdominal, que son efectos secundarios habituales después de una colonoscopia. Estos síntomas pueden aliviarse con gestos sencillos, como ayudar al paciente a movilizarse para evacuar los gases residuales del intestino u ofrecerle sorbos de agua o bebidas calientes una vez despierto.

Psicológicamente, es esencial **tranquilizar al paciente** asegurándole que el examen se desarrollará sin problemas y que no habrá incidentes importantes. Muchos pacientes, aún bajo los efectos de la sedación, pueden sentirse desorientados o preocupados por los resultados de la exploración. El asistente sanitario puede informarles de que los resultados se discutirán con el médico más adelante, al tiempo que les explica que el procedimiento ha ido bien. Un apoyo verbal suave y tranquilizador ayuda a reducir los temores y favorece una transición tranquila a la fase posterior al examen.

Supervisión de la salida e instrucciones posteriores al examen

Una vez finalizada la monitorización y cuando el paciente está estable, la siguiente etapa consiste en preparar al paciente para el alta o la reintegración en una unidad asistencial. Si se trata de un paciente ambulatorio, el cuidador debe asegurarse de que **un**

familiar le **acompañe** a casa, ya que la sedación puede mermar la capacidad de conducir o de tomar decisiones claras durante varias horas después del examen.

El auxiliar de enfermería también desempeña un papel clave a la hora de **transmitir las instrucciones posteriores al examen**. Debe informar al paciente (y a su acompañante si es necesario) de los signos a los que debe estar atento tras el examen, como dolor abdominal inusual, hemorragia grave o fiebre. Debe animarse al paciente a ponerse en contacto con el equipo asistencial o a buscar atención médica de urgencia si se presenta alguno de estos síntomas. Además, el asistente debe recordar al paciente las recomendaciones relativas a la alimentación tras el examen (reanudación gradual de alimentos ligeros y líquidos) y las restricciones de actividad (reposo y no conducir) durante las horas siguientes.

2 Participación en procedimientos terapéuticos específicos

- Asistencia en la colocación de sondas nasogástricas, drenaje biliar

La asistencia para la colocación de sondas nasogástricas y el drenaje biliar es un paso crucial en el tratamiento de los pacientes gastroenterológicos. Estos procedimientos, aunque habituales, requieren un enfoque riguroso para garantizar la seguridad y el confort del paciente, minimizando al mismo tiempo las complicaciones. El auxiliar de enfermería desempeña un papel clave, no sólo apoyando al médico o enfermero que realiza el procedimiento, sino también garantizando el bienestar del paciente durante todo el proceso. Su asistencia no se limita a los aspectos técnicos, sino que también incluye la gestión de la ansiedad y el seguimiento posterior al procedimiento.

Asistencia en la colocación de sondas nasogástricas: un enfoque metódico y humano

La sonda nasogástrica es un dispositivo utilizado para drenar el contenido gástrico, administrar nutrientes o medicación o descomprimir el estómago. Se introduce por la nariz y luego se pasa por el esófago hasta el estómago. Aunque este procedimiento es relativamente sencillo, puede resultar incómodo y provocar ansiedad en el paciente, por lo que es esencial el apoyo cuidadoso del auxiliar de enfermería.

Preparar al paciente: disipar temores y fomentar la cooperación

Antes de insertar la sonda, el asistente sanitario debe asegurarse de que el paciente está plenamente informado sobre el procedimiento. La incomodidad asociada a la inserción de una sonda nasogástrica puede causar ansiedad, sobre todo en pacientes que nunca antes han tenido este tipo de dispositivo. Por lo tanto, es fundamental dedicar tiempo a explicar al paciente la finalidad de la sonda, la duración del procedimiento y las sensaciones que puede experimentar. Por ejemplo, los pacientes pueden experimentar molestias temporales en la nariz y la garganta, pero es importante asegurarles que estas molestias son pasajeras.

El asistente sanitario puede sugerir técnicas de respiración para ayudar al paciente a relajarse y reducir la sensación de malestar durante la inserción del catéter. Una respiración profunda y regular ayuda a calmar los reflejos nauseosos y hace que el procedimiento sea más llevadero. Además, es esencial asegurarse de que el paciente está sentado, con el torso ligeramente inclinado hacia delante, para facilitar la inserción del catéter.

Asistencia técnica durante el procedimiento

Cuando se inserta el catéter, el auxiliar de enfermería ayuda al médico o al enfermero proporcionándole el equipo necesario (gel lubricante, jeringa de aire para comprobar la posición del catéter, guantes, compresas estériles) y supervisando al paciente. Es crucial asegurarse de que el equipo está estéril y listo para usar para evitar cualquier interrupción durante el procedimiento.

El cuidador también puede ayudar **a estabilizar la cabeza del paciente** para limitar cualquier movimiento brusco que pudiera interferir con la inserción del catéter. Durante la inserción de la sonda, el paciente puede experimentar un reflejo nauseoso, sobre todo cuando la sonda pasa por la parte posterior de la garganta. Por lo tanto, es esencial que el cuidador siga animando al paciente a relajarse y respirar profundamente para facilitar el paso de la sonda hasta el esófago.

Una vez introducida la sonda en el estómago, hay que comprobar que está bien colocada. El asistente sanitario puede ayudar en esta fase preparando una jeringa de aire y un estetoscopio para comprobar que la sonda está bien colocada en el estómago (generalmente inyectando un poco de aire en la sonda y escuchando los ruidos del estómago). A veces puede hacerse una radiografía para confirmar la posición de la sonda.

Colocación y fijación de la sonda

Una vez colocada correctamente la **sonda**, es importante asegurarla para evitar que se mueva o se suelte. El cuidador debe asegurarse de que el accesorio adhesivo se aplica con cuidado a la nariz del paciente, sin interferir con la respiración ni causar irritación. El cuidador también debe comprobar que la sonda no causa roces excesivos o molestias en las fosas nasales.

Asistencia al drenaje biliar: un procedimiento más invasivo y delicado

El drenaje biliar, ya sea interno (drenaje endoscópico) o externo (drenaje de Kehr, drenaje con tubo en T), es un procedimiento diseñado para drenar la bilis cuando el flujo biliar está obstruido. Se utiliza con frecuencia en pacientes con colecistitis, cálculos biliares o tumores obstructivos. El procedimiento es más invasivo que la SNGL y puede requerir anestesia local o general. El papel del asistente sanitario es acompañar al paciente durante la preparación y garantizar un seguimiento riguroso tras el procedimiento.

Preparación del paciente para el drenaje biliar

Antes del procedimiento, es esencial **preparar psicológicamente al paciente**. El drenaje biliar puede ser una fuente de ansiedad, ya que a menudo se percibe como un procedimiento invasivo. El asistente sanitario debe explicar el procedimiento en términos sencillos y apropiados y tranquilizar al paciente asegurándole que no sentirá ningún dolor, especialmente si se administra anestesia. Es importante responder a cualquier pregunta que pueda tener el paciente y ofrecerle apoyo empático para reducir el estrés.

El paciente debe colocarse en decúbito supino, y el asistente sanitario debe comprobar que el paciente está cómodo antes de iniciar el procedimiento. Al igual que con la sonda nasogástrica, es esencial asegurarse de que todo el equipo esté estéril y listo para su uso.

Asistencia durante el procedimiento

Aunque no participe directamente en la inserción del drenaje biliar, el auxiliar de enfermería presta **apoyo técnico** al médico ayudándole a preparar el equipo, garantizando la higiene y esterilidad del entorno y controlando los parámetros vitales del paciente durante la operación.

En el caso del **drenaje biliar externo**, el auxiliar de enfermería puede ayudar a mantener limpia la zona quirúrgica, desechando el líquido biliar drenado en un colector estéril, al tiempo que se asegura de que el tubo de drenaje está correctamente sujeto a la piel. Controlar el volumen y el color de la bilis drenada también es una tarea importante una vez instalado el drenaje. Esto ayuda a comprobar que el drenaje funciona correctamente y a anticipar posibles complicaciones, como la obstrucción del drenaje o una infección.

Seguimiento posterior al procedimiento

Tras el drenaje biliar, la monitorización es especialmente importante para la **detección precoz de posibles complicaciones**, como hemorragias, infecciones o fugas biliares. El asistente sanitario debe vigilar cuidadosamente la cantidad de bilis evacuada y el aspecto de la zona de drenaje. El drenaje excesivo, la bilis con sangre o los signos de infección (enrojecimiento, hinchazón, dolor) deben comunicarse inmediatamente al equipo médico.

También es necesario controlar los parámetros vitales del paciente después de la intervención, sobre todo si se ha utilizado anestesia. El asistente sanitario comprueba que el paciente se recupera adecuadamente, que no hay signos de dificultad respiratoria o dolor intenso y que puede moverse sin dificultad.

La comodidad del paciente tras la intervención también es prioritaria. El asistente sanitario debe asegurarse de que el paciente esté cómodo, de que el drenaje esté bien sujeto y de que la posición del paciente no impida el flujo de bilis.

Apoyo psicológico y seguimiento

Tanto si se trata de la inserción de una sonda nasogástrica como de un drenaje biliar, no hay que descuidar el aspecto psicológico. Los cuidadores deben escuchar a los pacientes, responder a sus preguntas y tranquilizarles durante todo el proceso. Algunos pacientes pueden sentirse desestabilizados por la presencia de estos dispositivos, sintiendo una pérdida de autonomía o vergüenza. Por eso es importante animarles a expresar sus sentimientos y explicarles las próximas etapas de su tratamiento.

- Cuidados tras cirugía digestiva (colostomía, resección intestinal)

Los cuidados tras una intervención de cirugía digestiva, ya sea una colostomía o una resección intestinal, son cruciales para garantizar una buena recuperación del paciente y evitar complicaciones postoperatorias. Estas operaciones, que a menudo se realizan por afecciones como el cáncer colorrectal, la enfermedad de Crohn o las obstrucciones intestinales, tienen un gran impacto no sólo en la función digestiva del paciente, sino también en su vida cotidiana. El auxiliar de enfermería juega un papel esencial en este periodo de convalecencia, proporcionando cuidados físicos, psicológicos y educativos al paciente. Los cuidados postoperatorios deben combinar la vigilancia de los signos clínicos, el manejo de dispositivos como los estomas y un apoyo atento para ayudar al paciente a adaptarse a su nuevo estado.

Control postoperatorio inmediato: seguridad y tratamiento del dolor

Los primeros días tras una intervención de cirugía digestiva son cruciales, ya que el paciente es vulnerable a diversas complicaciones como infecciones, hemorragias o trastornos digestivos. El auxiliar de enfermería, en colaboración con el equipo médico, debe estar especialmente atento durante esta fase crítica.

La **vigilancia de los parámetros vitales** es prioritaria. Es esencial controlar regularmente la tensión arterial, la frecuencia cardiaca, la temperatura y la saturación de oxígeno, para detectar cualquier anomalía que pueda indicar una complicación, como una infección postoperatoria (fiebre, taquicardia) o una hemorragia interna. El auxiliar de enfermería también debe vigilar el estado general del paciente, asegurándose de que se recupera gradualmente y de que no hay signos de deterioro.

El tratamiento del dolor es otro aspecto central de los cuidados inmediatos. Tras una cirugía digestiva, el dolor puede ser intenso, sobre todo en el lugar de la incisión. El asistente debe asegurarse de que los analgésicos prescritos se administran a intervalos regulares, al tiempo que controla su eficacia y cualquier efecto secundario, como somnolencia excesiva o náuseas. Un dolor bien controlado favorece una recuperación más rápida, ya que permite al paciente movilizarse antes y adoptar posturas que favorecen la cicatrización.

Al mismo tiempo, es fundamental **vigilar la incisión quirúrgica**. El asistente debe comprobar que la herida permanece limpia, sin enrojecimiento excesivo ni secreciones anormales, que podrían ser signos de infección. El cuidado de la herida, incluidos los cambios periódicos de apósitos y el mantenimiento de la higiene alrededor de la zona operada, forma parte de la rutina diaria.

Gestión de dispositivos: cuidado de ostomías

Después de una colostomía, que consiste en crear una abertura en el abdomen para permitir la evacuación de las heces a través de una bolsa colectora, el cuidado del estoma es una prioridad. Una ostomía cambia profundamente la vida diaria del paciente, tanto física como psicológicamente. El asistente sanitario desempeña un papel fundamental en el apoyo al paciente, asegurándose de que el estoma se gestiona correctamente y ayudando al paciente a adaptarse a esta nueva forma de funcionar.

El cuidado del estoma comienza con un control riguroso del aspecto del propio estoma. Debe tener un color entre rosa y rojo brillante, señal de un buen flujo sanguíneo. Cualquier cambio de color, como zonas azules, negras o blancas, puede indicar un problema con la perfusión sanguínea, y debe comunicarse inmediatamente al equipo médico. El cuidador también debe buscar signos de infección o irritación alrededor del estoma (la

167

piel periestomal), como enrojecimiento, dolor o secreción anormal.

El cambio de la bolsa de colostomía es una etapa delicada pero esencial. El asistente sanitario debe garantizar la estanqueidad de la bolsa para evitar fugas y mantener la higiene del paciente. Debe limpiar suavemente la zona alrededor del estoma con productos adecuados, aplicar protectores cutáneos para evitar irritaciones y cambiar la bolsa colectora de forma que se garantice la comodidad y seguridad del paciente. El cuidador también debe enseñar gradualmente al paciente a gestionar estos cambios por sí mismo, para que pueda recuperar cierto grado de autonomía.

Alimentación y reanudación del tránsito

Gestionar la nutrición después de una cirugía digestiva suele ser un reto, ya que el sistema digestivo puede verse alterado por la intervención. **El restablecimiento de la función intestinal** es una prioridad tras la resección intestinal o la colostomía, ya que ayuda a evaluar si las funciones digestivas están volviendo a la normalidad. El cuidador debe vigilar atentamente el retorno de los movimientos intestinales, la presencia de gases y la ausencia de dolor abdominal significativo, que son signos de una reanudación gradual de los movimientos intestinales.

En los primeros días del postoperatorio, los pacientes pueden recibir **nutrición parenteral** (por vía intravenosa) o enteral (a través de una sonda), mientras su sistema digestivo se reajusta. El auxiliar de enfermería debe vigilar la ingesta nutricional y asegurarse de que el paciente esté bien hidratado, sobre todo si el tránsito sigue siendo irregular. Una vez reanudada la alimentación oral, es esencial comenzar con un **alimento ligero** y fácil de digerir, generalmente una dieta sin residuos, para evitar cualquier irritación del tubo digestivo. El auxiliar de enfermería debe asegurarse de que el paciente tolera bien los alimentos reintroducidos, sin vómitos, diarrea ni dolor.

Movilización precoz y prevención de complicaciones

La movilización precoz es un elemento clave de los cuidados postoperatorios, ya que favorece la circulación sanguínea, previene las complicaciones tromboembólicas (como la flebitis o la embolia pulmonar) y ayuda al paciente a reanudar los movimientos intestinales. El auxiliar de enfermería, en colaboración con el equipo de enfermería, anima al paciente a levantarse y caminar lo antes posible, en función de sus capacidades y su estado general.

También es importante **prevenir las úlceras por presión**, sobre todo si el paciente está encamado durante un periodo prolongado. Los cuidadores deben asegurarse de que los pacientes cambien regularmente de posición en la cama, y utilizar colchones o cojines antiescaras si es necesario. La vigilancia cuidadosa de las zonas de riesgo (talones, sacro, codos) puede ayudar a prevenir la aparición de úlceras por presión.

La vigilancia de las complicaciones postoperatorias también es esencial. Además de infecciones de la herida o problemas con el estoma, pueden surgir otras complicaciones, como hemorragias internas, obstrucción intestinal o fístula digestiva. Los cuidadores deben estar atentos a la aparición de síntomas como dolor abdominal repentino e intenso, vómitos, distensión abdominal persistente o ausencia prolongada de deposiciones, y alertar inmediatamente al equipo médico de cualquier signo preocupante.

Apoyo psicológico y educación terapéutica

La cirugía digestiva, en particular la colostomía o la resección intestinal, puede tener un profundo impacto psicológico en el paciente. El estoma, por ejemplo, puede provocar sentimientos de pérdida de autonomía, pudor o vergüenza, afectando a la imagen corporal y a la autoestima. El auxiliar de enfermería, al escuchar al paciente, desempeña un papel crucial en el **apoyo psicológico**, ofreciendo apoyo empático y animando al paciente a expresar sus emociones.

También es importante introducir **la educación terapéutica** para ayudar a los pacientes a adaptarse a su nueva situación. En colaboración con el estomaterapeuta o la enfermera, el asistente sanitario puede enseñar gradualmente al paciente las tareas diarias necesarias para manejar su estoma o para reanudar una dieta adecuada tras una resección intestinal. Hay que animar a los pacientes a que recuperen la confianza en sí mismos, se hagan cargo de sus cuidados y comprendan que, aunque su cuerpo haya cambiado, pueden volver a llevar una vida normal.

El cuidador también puede remitir al paciente a grupos de apoyo o asociaciones de pacientes ostomizados, que ofrecen una valiosa fuente de tranquilidad e información, sobre todo para los pacientes a los que les resulta difícil aceptar su nueva condición.

- Gestión de drenajes, apósitos complejos y cicatrización de heridas

La gestión de los drenajes, los apósitos complejos y la cicatrización de las heridas es una fase crucial de los cuidados postoperatorios, sobre todo después de una cirugía gastroenterológica compleja. Tanto si se trata de insertar drenajes para evacuar líquidos como de tratar heridas complejas o supervisar el proceso de cicatrización, estos cuidados requieren tanto rigor técnico como una gran atención a la comodidad y seguridad del paciente. El auxiliar de enfermería desempeña un papel clave en este proceso, proporcionando cuidados regulares, vigilando los signos de complicaciones y promoviendo una cicatrización óptima.

Gestión de los drenajes: prevención de complicaciones y seguimiento continuo

Los drenajes se utilizan habitualmente tras una intervención quirúrgica, sobre todo en cirugía digestiva, para evacuar líquidos como la sangre, la bilis o el líquido linfático, y evitar así acumulaciones que podrían provocar complicaciones como infecciones o hematomas. Existen varios tipos de drenajes, siendo los más habituales los de Redon, los de Kehr (utilizados para el drenaje biliar) y los de Jackson-Pratt.

Control del correcto funcionamiento de los desagües

El auxiliar de enfermería desempeña un papel fundamental a la hora de garantizar que los drenajes funcionan correctamente. La primera tarea consiste en **comprobar periódicamente el caudal y el aspecto del líquido drenado**. Un volumen anormalmente alto o un fluido de color inusual, como sangre roja brillante o bilis muy oscura, pueden indicar una complicación, como una hemorragia interna o una fuga biliar. Es esencial que el auxiliar de enfermería anote estas observaciones en la historia clínica e informe al equipo asistencial si se produce alguna anomalía.

También hay que **comprobar periódicamente que** el desagüe **no tenga fugas para** asegurarse de **que** funciona correctamente. Si el drenaje está conectado a un sistema de succión (como un Redon o un Jackson-Pratt), el asistente sanitario debe asegurarse de que la succión esté activa y de que no haya fugas ni obstrucciones. Si el drenaje está obstruido o no funciona correctamente, puede producirse una acumulación de líquido en la cavidad quirúrgica, lo que retrasaría la cicatrización y aumentaría el riesgo de infección.

Cuidados alrededor del lugar de drenaje

El lugar donde se inserta el drenaje debe vigilarse y limpiarse cuidadosamente. El cuidador debe asegurarse de que la piel alrededor del drenaje se mantiene limpia y seca, y de que no hay signos de infección, como enrojecimiento, hinchazón o secreción purulenta. El apósito alrededor del drenaje debe cambiarse con regularidad, siguiendo protocolos de higiene estrictos, para prevenir infecciones locales.

También es importante **mantener la comodidad del paciente** asegurándose de que el drenaje esté bien sujeto y no cause irritación o molestias. El cuidador debe ayudar al paciente a adoptar posturas que minimicen la tracción sobre el drenaje, lo que puede aliviar las molestias y evitar el desplazamiento accidental.

Gestión de apósitos complejos: rigor y seguimiento meticuloso

Los apósitos complejos, que suelen ser necesarios tras una intervención quirúrgica mayor, tienen por objeto proteger las heridas, favorecer la cicatrización y prevenir las infecciones. Pueden incluir apósitos absorbentes, apósitos de vacío (terapia de presión negativa) o apósitos antimicrobianos. El tratamiento de estos apósitos requiere una atención rigurosa a la evolución de la herida y a la comodidad del paciente.

Cambio de apósitos complejos

Los apósitos complejos deben cambiarse en condiciones de estricta **asepsia** para evitar la contaminación. El auxiliar de enfermería prepara el material estéril, se asegura de que todo esté a mano y se encarga de tranquilizar al paciente antes de empezar. El apósito se retira con cuidado para no dañar el tejido en cicatrización.

Una vez retirado el apósito, el auxiliar de enfermería **examina cuidadosamente la herida**. Es importante evaluar el color y el aspecto de la herida y buscar signos de necrosis, infección (enrojecimiento, calor, secreción purulenta) o maceración. También debe medirse la herida para asegurarse de que va reduciendo gradualmente de tamaño, signo de buena cicatrización.

El nuevo apósito se aplica en función de las necesidades específicas de la herida. Los apósitos hidrocoloides, por ejemplo, suelen utilizarse para favorecer la cicatrización húmeda de la herida, mientras que los apósitos de vacío se emplean para estimular la formación de tejido de granulación en heridas complejas. Los cuidadores deben asegurarse de que estos apósitos se aplican correctamente, sin arrugas ni tensiones, para garantizar su eficacia.

Control de las complicaciones de la herida

Las complicaciones de las heridas quirúrgicas son frecuentes, sobre todo en los pacientes de alto riesgo, como los diabéticos, los obesos o los sometidos a cirugía mayor. Los cuidadores deben permanecer atentos a complicaciones como la infección, la dehiscencia de la herida (apertura de la herida) o la formación de abscesos.

Si aparecen signos de infección, como un aumento del dolor, fiebre o secreciones anormales, es crucial notificarlo inmediatamente al equipo médico para poder adaptar los cuidados, en particular iniciando un tratamiento antibiótico o realizando un desbridamiento quirúrgico si es necesario.

Cicatrización: un proceso bajo vigilancia

La cicatrización es un proceso natural que se desarrolla en varias fases: inflamación, proliferación de células reparadoras y maduración del tejido. Este proceso puede durar más o menos tiempo, dependiendo del estado de salud del paciente, de la magnitud de la operación y de los cuidados que se presten a la herida. El auxiliar de enfermería contribuye de manera significativa a promover **una cicatrización óptima**.

Promover un entorno propicio para la curación

Una herida bien cuidada en un entorno limpio y protegido cicatriza más rápidamente y con menos complicaciones. El cuidador debe asegurarse de que la herida esté siempre limpia y se mantenga libre de cualquier traumatismo adicional. Si el paciente es móvil, deben fomentarse **movimientos suaves** y evitarse esfuerzos que puedan comprometer la integridad de la herida.

El auxiliar de enfermería también puede aconsejar al paciente sobre la importancia de mantener un **buen estado nutricional**, ya que la curación depende en gran medida de un aporte adecuado de nutrientes, sobre todo proteínas, vitaminas y minerales como el zinc. Los pacientes con dificultades para alimentarse adecuadamente pueden recibir cuidados nutricionales especiales.

Seguimiento de la cicatrización de heridas

El seguimiento de la cicatrización implica **una evaluación periódica de la evolución de la herida**. El cuidador debe observar signos de cicatrización efectiva, como la formación de tejido nuevo (tejido de granulación), el cierre progresivo de la herida y la ausencia de dolor o inflamación excesiva. Si la herida parece estancada o aparecen signos de deterioro, es importante alertar al equipo asistencial para que puedan introducirse ajustes en el tratamiento, como el uso de apósitos específicos o un apoyo médico más intensivo.

En algunos casos, pueden aparecer complicaciones como **cicatrices hipertróficas** o **queloides**, sobre todo en pacientes con predisposición genética a estas anomalías cicatriciales. El auxiliar de enfermería, en colaboración con el equipo médico, puede recomendar tratamientos específicos, como masajes o vendajes de presión, para reducir la aparición de estas cicatrices.

Apoyo psicológico y educación del paciente

El proceso de gestión de drenajes, apósitos complejos y cicatrización de heridas puede suponer un reto físico y psicológico para los pacientes. El auxiliar de enfermería desempeña un papel esencial proporcionando **apoyo psicológico**, tranquilizando a los pacientes sobre la evolución de sus heridas y animándoles a expresar sus preocupaciones.

También es crucial **educar a los pacientes** sobre los cuidados domiciliarios una vez que abandonan el hospital, sobre todo en lo que respecta al manejo de apósitos o drenajes, si es necesario mantenerlos. Los pacientes deben saber cómo estar atentos a los signos de infección, cambiar los apósitos si son independientes y saber cuándo pedir consejo en caso de duda. Un apoyo educativo sólido ayuda a reducir la ansiedad del paciente y a garantizar una recuperación sin complicaciones.

Capítulo 5

Comunicación y apoyo a pacientes y familiares

1 Apoyo psicológico a los pacientes

- Comprender el impacto psicológico de las enfermedades digestivas en los pacientes

Las enfermedades digestivas, ya sean crónicas o agudas, tienen un gran impacto psicológico en los pacientes, a menudo mucho más profundo que los síntomas físicos visibles. Más allá del dolor, las molestias y los problemas funcionales que causan, estas afecciones afectan a la autoestima, la calidad de vida y la vida social de quienes las padecen. Los pacientes que padecen enfermedades digestivas no sólo tienen que lidiar con síntomas frecuentes como dolor abdominal, trastornos del tránsito y fatiga, sino también con repercusiones emocionales que pueden alterar profundamente su bienestar mental. Comprender este impacto psicológico es esencial si queremos ofrecer a los pacientes un apoyo integral.

Enfermedad crónica: un trastorno en la vida cotidiana

Algunas enfermedades digestivas, como la enfermedad de Crohn, la rectocolitis hemorrágica, el síndrome del intestino irritable o la cirrosis, son crónicas y progresivas. Vivir con una enfermedad crónica implica **constantes ajustes** en la vida diaria, tanto en la dieta como en el estilo de vida. Estos ajustes pueden provocar una sensación de **pérdida de control**, ya que los pacientes se ven obligados a modificar su comportamiento, a menudo de forma imprevisible cuando la enfermedad se recrudece.

Los síntomas digestivos crónicos, como el dolor abdominal, la diarrea frecuente, la hinchazón o la fatiga, también suelen ser fuente de **vergüenza social**. Los pacientes pueden sentirse avergonzados ante la idea de tener que salir a menudo para ir al baño, de no poder comer lo que comen los demás o de no poder participar en determinadas actividades sociales. Este malestar puede llevar a una **reducción de la interacción social** y a **un aislamiento gradual**, ya que a veces los pacientes prefieren evitar ciertas situaciones para no encontrarse en una posición incómoda.

Este retraimiento social, a menudo involuntario, puede acentuar los sentimientos de tristeza y ansiedad y, en ocasiones, desembocar en una depresión.

La fatiga crónica, otro síntoma frecuente de las enfermedades digestivas, se suma a esta situación. Los pacientes que padecen enfermedad inflamatoria intestinal crónica, trastornos hepáticos u otros trastornos digestivos pueden sentirse constantemente agotados, incluso tras largos periodos de descanso. Esta fatiga dificulta la realización de las tareas cotidianas, lo que puede provocar sentimientos de **frustración** e **impotencia**, ya que el paciente se siente limitado en sus capacidades físicas. La fatiga también puede perjudicar la concentración, lo que afecta al rendimiento en el trabajo o en la escuela, contribuyendo a un **sentimiento de pérdida de** autoestima.

Imagen corporal y autoestima: un problema muy arraigado

Las enfermedades digestivas también pueden afectar a la **imagen corporal** de los pacientes, sobre todo en los casos en que es necesaria una intervención quirúrgica. Los pacientes sometidos a operaciones como la colostomía o la resección intestinal tienen que adaptarse a cambios físicos permanentes, como la presencia de un estoma. Estas transformaciones corporales, aunque necesarias desde el punto de vista médico, pueden experimentarse como una pérdida de control sobre el cuerpo y provocar un sentimiento de **disminución de la dignidad**.

La presencia de un estoma, por ejemplo, puede percibirse como una invasión de la intimidad y la vida social. Muchos pacientes sienten una forma de **vergüenza** o pudor, temiendo las fugas o el olor en público, lo que les lleva a retirarse de las interacciones sociales o a evitar ciertas actividades físicas. El impacto en **la sexualidad** también es significativo. Algunos pacientes pueden sentirse menos atractivos o tener miedo de cómo les miren los demás, lo que puede provocar dificultades en las relaciones o una pérdida de confianza en sí mismos en la esfera íntima.

Para las personas que padecen enfermedades como cirrosis, cáncer digestivo o celiaquía, los síntomas físicos visibles, como una pérdida de peso importante, hinchazón abdominal o ictericia, también pueden afectar a su autopercepción. El cuerpo se convierte en objeto de vigilancia constante, y cada cambio físico puede generar **ansiedad** por el avance de la enfermedad, reforzando una relación negativa con el propio cuerpo.

Ansiedad por la evolución de la enfermedad

Algunas enfermedades digestivas son incurables y requieren tratamiento de por vida. En estos casos, el **miedo a que la** enfermedad **progrese** es una carga psicológica importante. Esta ansiedad puede ser especialmente aguda durante los periodos de remisión, cuando los pacientes viven con el temor constante a un nuevo ataque o a un empeoramiento de su estado. Esta incertidumbre sobre la evolución futura de la enfermedad puede conducir a un estado de **ansiedad crónica**.

Además, los propios tratamientos pueden tener un impacto emocional negativo. Algunos tratamientos, como los inmunosupresores, los corticoides o la quimioterapia, pueden tener efectos secundarios desagradables, como trastornos del estado de ánimo, aumento de peso o alteraciones del sueño. Los pacientes pueden sentirse **atrapados entre** los síntomas de la enfermedad y los efectos secundarios del tratamiento, lo que refuerza su sensación de impotencia e incapacidad para proyectarse positivamente en el futuro.

Aislamiento social y miedo a ser juzgado

El estigma social es otra dimensión importante del impacto psicológico de las enfermedades digestivas. Ciertos síntomas, como las flatulencias, los intestinos ruidosos, la diarrea frecuente o los vómitos, se perciben como embarazosos o inapropiados en situaciones sociales. Estos síntomas, aunque involuntarios e incontrolables, pueden hacer que los pacientes se sientan **avergonzados**. Temen la mirada de los demás y temen no ser comprendidos, o incluso ser juzgados, por síntomas que escapan a su control.

Este **miedo a ser juzgado** lleva a menudo a los pacientes a retirarse de determinadas actividades sociales o profesionales, lo que refuerza su aislamiento y falta de comprensión. Incluso dentro de los círculos familiares o de amigos, los pacientes pueden tener dificultades para explicar sus síntomas o lograr empatía, ya que los trastornos digestivos a veces se trivializan o se malinterpretan. Este **aislamiento social** puede empeorar el estado psicológico del paciente, sumiéndolo en un círculo vicioso en el que la ansiedad y la depresión se ven alimentadas por las dificultades físicas y sociales.

Estrategias de afrontamiento y papel de los cuidadores

Dado el impacto psicológico de las enfermedades digestivas, es esencial poner en marcha **estrategias de afrontamiento para** ayudar a los pacientes a vivir mejor con su enfermedad. Los cuidadores, incluidos los auxiliares de enfermería, desempeñan un papel crucial en este proceso. Su **escucha activa** y su **apoyo emocional** pueden contribuir en gran medida a aliviar la ansiedad de los pacientes.

Los asistentes sanitarios deben escuchar las **preocupaciones** y **frustraciones** de los pacientes. A veces, el simple hecho de ofrecerles un espacio donde puedan hablar libremente de sus síntomas, miedos o dificultades sin ser juzgados ayuda a reducir su carga emocional. La información y la **educación terapéutica** también desempeñan un papel fundamental. Explicar a los pacientes cómo manejar sus síntomas en el día a día, enseñarles a adaptar su dieta o a organizar mejor sus actividades puede reforzar su sensación de control y mejorar así su bienestar psicológico.

Los grupos de apoyo y las **asociaciones de pacientes** también desempeñan un papel muy importante. Estas estructuras permiten a los pacientes compartir sus experiencias con otras personas que atraviesan las mismas dificultades, sentirse comprendidos e intercambiar estrategias para vivir mejor con su enfermedad. Hablar en estos entornos ayuda a romper el aislamiento y a relativizar los síntomas en un ambiente de apoyo.

- Apoyo a pacientes ansiosos o terminales

El apoyo a los pacientes ansiosos o terminales es una parte muy sensible de la práctica asistencial, en la que la atención se centra no sólo en los aspectos físicos, sino sobre todo en las dimensiones emocional y psicológica. Tanto si se trata de aliviar la ansiedad ante la enfermedad como de proporcionar consuelo al final de la vida, el papel del asistente asistencial es esencial. Su enfoque debe combinar la escucha activa, la empatía y la amabilidad, respetando al mismo tiempo la dignidad y la humanidad del paciente en sus últimos momentos o ante una ansiedad creciente.

Apoyo a los pacientes ansiosos: escuchar y tranquilizar

Los pacientes que padecen enfermedades graves, sobre todo digestivas, suelen experimentar **una** gran **ansiedad**, que puede estar relacionada con la incertidumbre sobre su estado de salud, el miedo al tratamiento o la ansiedad ante el futuro. Esta ansiedad puede manifestarse de diferentes maneras: agitación, insomnio, ataques de pánico o incluso dolor amplificado por el estrés. El primer paso para ayudar a estos pacientes es reconocer su ansiedad y ofrecerles un lugar donde hablar.

Escucha activa: un alivio esencial

El auxiliar de enfermería desempeña un papel central en la **escucha activa**, que a menudo es la primera fuente de consuelo para los pacientes ansiosos. Se trata de estar disponible y escuchar sus temores, sin juzgar ni minimizar sus sentimientos. Muchos pacientes necesitan expresar sus temores sobre la enfermedad, sus preocupaciones sobre el tratamiento o su futuro incierto. En esos momentos, el asistente sanitario debe demostrar que comprende esas preocupaciones y que está ahí para escuchar, aunque no siempre pueda dar respuestas precisas.

Tranquilizar a los pacientes sobre los cuidados que reciben es también una forma de reducir la ansiedad. Los pacientes pueden sentirse estresados por tratamientos pesados, exámenes invasivos o simplemente por su estancia en el hospital. Explicarles en términos sencillos lo que va a ocurrir, recordarles que el equipo asistencial está atento a su bienestar y mostrarles que se toman medidas para garantizar su comodidad puede ayudar a aliviar estas ansiedades. La presencia benévola del auxiliar de enfermería puede transformar estos momentos de tensión en momentos de apoyo, en los que el paciente se siente atendido y comprendido.

Técnicas de relajación y gestión del estrés

Además de escuchar, los cuidadores pueden ayudar a los pacientes a controlar su ansiedad sugiriéndoles **técnicas sencillas de relajación**. Fomentar ejercicios de respiración profunda, momentos de relajación o incluso actividades de distracción, como escuchar música relajante, puede ayudar a reducir la tensión emocional. Estas técnicas, aunque sencillas, suelen tener un efecto beneficioso inmediato, sobre todo cuando se practican en un entorno tranquilo y tranquilizador.

Si la ansiedad del paciente se vuelve demasiado abrumadora, puede ser necesario ofrecerle **medicación ansiolítica**, recetada por el médico. En este caso, el asistente se asegura de que el paciente reciba el tratamiento, sin dejar de ofrecerle apoyo humano y empático, porque la medicación por sí sola no siempre basta para aliviar la ansiedad.

Apoyo a los enfermos terminales: preservar la dignidad y ofrecer consuelo

Acompañar a los enfermos terminales es una tarea especialmente delicada y profundamente humana. En esta fase de la enfermedad, el objetivo principal ya no es curar, sino proporcionar el máximo confort, aliviar el dolor y permitir que el paciente viva sus últimos días o semanas con dignidad, rodeado de cuidados compasivos. El auxiliar de enfermería desempeña un papel fundamental en este proceso, proporcionando apoyo emocional y garantizando el confort físico del paciente.

Cuidados paliativos: alivio del dolor y confort físico

El alivio del dolor es una prioridad absoluta cuando se atiende a pacientes al final de la vida. **El tratamiento del dolor**, mediante la administración de analgésicos, opiáceos u otros tratamientos específicos, es esencial para garantizar que los pacientes no sufran innecesariamente. Los auxiliares de enfermería, en colaboración con el equipo médico, velan por que la medicación se administre con regularidad y según las necesidades del paciente. También están atentos a la evolución de los síntomas, para poder ajustar los tratamientos en función del momento del día o de la intensidad del dolor.

El **confort físico** del paciente no se limita al tratamiento del dolor. También implica satisfacer las necesidades básicas del paciente en cuanto a higiene, nutrición, reposicionamiento para evitar escaras y cuidado de la boca. Los cuidadores deben prestar especial atención a la forma en que llevan a cabo estas acciones, procurando actuar con delicadeza y respeto, sobre todo cuando el paciente está débil y tiene reacciones limitadas. Cada gesto, incluso el más sencillo, como pasar una toalla húmeda por la frente o ajustar una almohada, debe hacerse prestando atención a la **dignidad** del paciente.

Apoyo emocional y presencia afectuosa

Más allá de los cuidados físicos, el acompañamiento al final de la vida es ante todo **presencia**. Una presencia que, aunque sea silenciosa, tiene una importancia inmensa para el paciente y, a veces, para su familia. A menudo, los enfermos terminales están llenos de **preguntas existenciales**, pensamientos sobre el final de sus vidas, sobre la muerte inminente o sobre su pasado. Algunos quieren hablar de ello, mientras que otros prefieren guardar silencio. El auxiliar de enfermería debe adaptarse a estas necesidades individuales, permaneciendo abierto a la conversación si el paciente siente la necesidad, pero también sabiendo permanecer discreto y respetuoso con los momentos de soledad.

En esos momentos, el cuidador se convierte a menudo en un **punto de referencia** para el paciente, alguien en quien puede confiar en esos últimos momentos, ya sea cogiéndole la mano, compartiendo una mirada tranquilizadora o simplemente estando ahí para atender sus necesidades inmediatas. Este apoyo es especialmente importante cuando el paciente está solo o cuando la familia no puede estar presente todo el tiempo. El cuidador se convierte entonces en un vínculo humano fundamental, capaz de aportar un poco de serenidad ante lo inevitable.

Apoyo a la familia

Apoyar a los pacientes al final de la vida también incluye prestar especial atención a la **familia**. El sufrimiento de ver a un ser querido al final de la vida puede ser muy difícil de sobrellevar, y la familia puede sentirse abrumada por emociones de tristeza, rabia o culpabilidad. El cuidador debe mostrar una gran empatía hacia la familia, ofreciéndoles información sobre la evolución del estado de su ser querido, respondiendo a sus preguntas y asegurándoles que se está haciendo todo lo posible para garantizar el confort del paciente.

En algunos casos, la familia puede tener dificultades para aceptar la situación, y el cuidador debe desempeñar un papel de **escucha y mediación**, respetando al mismo tiempo los deseos del paciente, si éste ha expresado deseos específicos respecto al final de su vida. Es importante permanecer neutral y benevolente, apoyando a la familia en su duelo anticipado y manteniendo al mismo tiempo un entorno asistencial respetuoso con el paciente.

Respetar los deseos y la dignidad de los pacientes al final de la vida

Uno de los principios fundamentales de los cuidados paliativos es el **respeto a los deseos del paciente**. Algunos pacientes expresan deseos específicos sobre el tratamiento que desean o no recibir, sobre cómo desean pasar sus últimos días o incluso sobre sus ritos funerarios. Los cuidadores deben velar por que se respeten estos deseos, asegurándose de que los pacientes estén plenamente informados sobre su estado y las opciones de que disponen, y facilitando la aplicación de estas decisiones siempre que sea posible.

La dignidad es otro aspecto central de los cuidados al final de la vida. Respetar la dignidad de los pacientes significa mantener una actitud respetuosa, preservar su intimidad durante los cuidados y garantizar que siempre se les trata con consideración, incluso cuando están inconscientes o muy débiles. Esto implica gestos sencillos, como cubrir al paciente durante los cuidados o hablarle en voz baja, pero también un enfoque humano que haga hincapié en el hecho de que toda persona tiene derecho a ser acompañada con respeto hasta el final de su vida.

2 Apoyo a las familias: un enfoque global

•   Explicar los cuidados y los pasos del tratamiento

Explicar los cuidados y las fases del tratamiento es una parte esencial de la relación entre el cuidador y el paciente. Comprender la vía de tratamiento ayuda a los pacientes a entender mejor sus cuidados, a tener una visión clara de lo que pueden esperar y a sentirse más seguros respecto a las decisiones médicas. Las explicaciones claras y adaptadas a la situación y los conocimientos de cada paciente son esenciales para establecer un clima de confianza y aumentar la aceptación de los cuidados por parte del paciente. El auxiliar de enfermería desempeña un papel clave en este proceso, explicando términos médicos en lenguaje llano, aclarando las fases del tratamiento y asegurándose de que el paciente comprende plenamente los objetivos de cada intervención.

Preparar al paciente: comprender la importancia de la información

El primer paso para explicar la asistencia y el tratamiento es preparar al paciente y mostrarle la importancia de comprender su proceso asistencial. Muchos pacientes temen lo desconocido, sobre todo cuando se trata de su salud. Los auxiliares sanitarios deben dedicar tiempo a hablar con los pacientes, comprender sus temores y responder a sus preguntas.

A algunos pacientes les resulta difícil asimilar toda la compleja información médica que reciben a la vez. Por ello, el asistente debe velar por que el lenguaje utilizado sea sencillo y adecuado. Es esencial comprobar que el paciente entiende lo que se le dice. Para ello, puede pedirle que reformule las explicaciones con sus propias palabras, para asegurarse de que ha captado lo esencial. Este proceso es esencial para reducir la ansiedad y fomentar una mejor cooperación durante los cuidados.

Explicar las pruebas diagnósticas y los primeros pasos

Cuando un paciente llega al hospital o a la consulta por un problema de salud, la primera fase del tratamiento suele consistir en una serie de **exámenes diagnósticos** para conocer la naturaleza y el origen de los síntomas. Estas pruebas pueden incluir análisis de sangre, radiografías, ecografías o exámenes endoscópicos.

El auxiliar asistencial debe explicar al paciente en qué consisten estas pruebas y por qué son necesarias. Por ejemplo, puede explicar que los análisis de sangre se utilizan para comprobar el estado general del paciente y buscar signos de inflamación o infección. También pueden explicar que las pruebas de imagen (escáner, resonancia magnética) permiten a los médicos visualizar los órganos internos para identificar cualquier anomalía. La descripción de estos pasos ayuda a tranquilizar al paciente sobre la utilidad de estos procedimientos y a reducir cualquier temor asociado a procedimientos que no le son familiares o que percibe como invasivos.

En el caso de exploraciones más técnicas, como colonoscopias o endoscopias, es importante detallar cada fase del proceso. Por ejemplo, el asistente puede explicar que el endoscopio es un tubo flexible provisto de una cámara que permite ver el interior del tubo digestivo, y que a menudo se utiliza una sedación ligera para garantizar la comodidad del paciente durante el examen. Al tranquilizar al paciente sobre cómo se desarrollará el examen, le ayuda a prepararse mejor mentalmente.

Explicar los cuidados inmediatos y la gestión

Tras el diagnóstico viene la fase de tratamiento, que puede variar en función de la naturaleza de la patología. Algunos pacientes requerirán atención médica inmediata, como infusiones, inyecciones o medicación específica, mientras que otros serán remitidos a intervenciones más complejas, como cirugía o tratamiento a largo plazo.

En estas situaciones, el asistente sanitario debe explicar los **cuidados inmediatos** que va a recibir el paciente. Por ejemplo, puede explicar por qué es necesaria una infusión, señalando que algunos medicamentos deben administrarse directamente en el torrente sanguíneo para que actúen más rápidamente. También pueden tranquilizar al paciente sobre los posibles efectos secundarios y sobre cómo se llevará a cabo el procedimiento, como la colocación de un catéter o la preparación para la cirugía. Esta anticipación permite al paciente comprender mejor lo que va a ocurrir y sentirse más seguro.

Para cuidados más prolongados, como hospitalización o tratamiento de quimioterapia, el cuidador debe explicar la **estructura del tratamiento**: cuánto durará, cuáles serán las fases y qué efectos secundarios o sensaciones puede experimentar el paciente. Por ejemplo, como parte de un tratamiento de quimioterapia, el cuidador puede explicar que cada sesión dura un tiempo determinado, que se controlará al paciente durante y después de la infusión, y que pueden aparecer efectos secundarios como náuseas, pero que se tratarán con los tratamientos adecuados.

Explicar las etapas de las intervenciones quirúrgicas

Cuando se toma la decisión de someterse a una intervención quirúrgica, los pacientes suelen necesitar que se les tranquilice e informe en todo momento. La cirugía puede provocar una ansiedad considerable, por lo que es fundamental proporcionar una información clara y tranquilizadora. El asistente debe explicar las distintas fases de la preparación preoperatoria, la cirugía propiamente dicha y la recuperación postoperatoria.

Antes de una operación, es esencial preparar bien al paciente, sobre todo en lo que se refiere a la importancia del **ayuno** antes de la operación, la administración de medicación preoperatoria y la monitorización que tendrá lugar durante la anestesia. El asistente sanitario puede describir el entorno del quirófano, el equipo presente y los pasos que seguirán inmediatamente después de la operación, como despertarse en la sala de cuidados postoperatorios. Al proporcionar estos detalles, el paciente puede sentirse más tranquilo ante lo desconocido.

En la fase postoperatoria, el auxiliar de enfermería también debe explicar el proceso de **recuperación**, los cuidados necesarios para la cicatrización y el tratamiento del dolor. Por ejemplo, puede explicar que se colocarán drenajes o catéteres para evacuar los líquidos postoperatorios, o que se cambiarán los apósitos con regularidad para controlar la herida quirúrgica. Al especificar los cuidados que vendrán, el auxiliar de enfermería ayuda al paciente a prepararse mental y físicamente para su convalecencia.

Explicar los cuidados de larga duración y la educación terapéutica

En algunos casos, el tratamiento no se detiene en el hospital. Los pacientes que padecen enfermedades crónicas, como la enfermedad inflamatoria intestinal, necesitarán continuar su tratamiento en casa. Los cuidadores desempeñan un papel clave en la **educación terapéutica**, explicando a los pacientes cómo seguir su tratamiento y controlar sus síntomas en casa.

El cuidador debe asegurarse de que el paciente comprende la importancia de **tomar la medicación con regularidad**, explicándole los horarios, las dosis y los efectos secundarios a los que debe estar atento. También puede explicar los signos que requieren atención médica inmediata, como fiebre persistente, dolor abdominal intenso o un cambio en el aspecto de las heces o la orina.

En el caso de cuidados más complejos en el domicilio, como el manejo de una **sonda** nasogástrica o una **ostomía**, el asistente debe explicar detalladamente los pasos que hay que seguir. Puede mostrar al paciente o a sus familiares cómo cambiar una bolsa de colostomía, limpiar el estoma o comprobar que una sonda está colocada correctamente. Este proceso de aprendizaje permite al paciente recuperar progresivamente la confianza en sí mismo y adquirir cierta autonomía en la gestión de su enfermedad.

Comprobación de la comprensión y seguimiento

Una vez explicados los cuidados, es crucial asegurarse de que el paciente ha comprendido la información. Para ello, se puede pedir al paciente que repita los pasos, que haga preguntas o incluso que realice determinadas acciones bajo supervisión, como cambiar un apósito o administrar un tratamiento.

El **seguimiento** también es una parte importante del apoyo. El cuidador debe estar disponible para responder a cualquier pregunta que pueda surgir a medida que el paciente avanza en su tratamiento. Saber que alguien está ahí para ayudar refuerza la confianza del paciente y su capacidad para seguir las distintas fases de su tratamiento.

- Apoyo a los familiares en decisiones difíciles (cuidados paliativos, mal pronóstico)

Apoyar a los seres queridos cuando tienen que tomar decisiones difíciles, sobre todo en situaciones de cuidados paliativos o ante un mal pronóstico, es una tarea profundamente humana y delicada. Estos momentos marcan a menudo un punto de inflexión decisivo en la trayectoria de la enfermedad de un paciente, y las familias se enfrentan a decisiones angustiosas. Al proporcionar apoyo y actuar como mediadores, los asistentes sanitarios pueden ofrecer una ayuda inestimable a sus seres queridos, ofreciéndoles un oído atento, consuelo y claridad en un momento que suele estar cargado de confusión, tristeza e incertidumbre. Ayudar a los familiares a tomar estas decisiones requiere no sólo un enfoque empático, sino también la capacidad de comunicarse con sensibilidad y ofrecer un marco tranquilizador.

El anuncio de un pronóstico sombrío: un shock para las familias

El anuncio de un pronóstico sombrío, cuando la enfermedad de un ser querido ya no puede curarse o estabilizarse, suele ser un momento traumático para las familias. La realidad de esta noticia puede ser difícil de aceptar, y los seres queridos se ven a menudo abrumados por intensas emociones, que van desde la incredulidad a la ira y la desesperación. Es en este preciso momento cuando el cuidador desempeña una función de apoyo emocional.

Uno de los primeros pasos es **crear un espacio de escucha** en el que los familiares puedan expresar libremente sus emociones y preguntas. El cuidador debe estar disponible, atento y dispuesto a aceptar las reacciones, a veces fuertes, que siguen al anuncio de un pronóstico sombrío. Es esencial permitir que los familiares expresen sus temores, frustraciones y malentendidos sin juzgarlos. A menudo, el simple hecho de poder hablar de su dolor con una persona atenta y dispuesta a escuchar puede aliviar parte de su sufrimiento emocional.

En esos momentos, también es crucial **tranquilizar a los familiares** sobre los cuidados del paciente, explicándoles que, aunque ya no sea posible un tratamiento curativo, se pondrán en marcha cuidados continuos y atentos para garantizar el confort del paciente. Las familias deben comprender que los cuidados paliativos se centran en la calidad de vida, el alivio del dolor y el respeto de la dignidad del paciente hasta el final. Al explicar estos aspectos, el asistente sanitario ayuda a **desmitificar los cuidados paliativos**, que a menudo se malinterpretan, y a ofrecer un marco más tranquilizador a los familiares.

La toma de decisiones en cuidados paliativos: una elección angustiosa para los seres queridos

La decisión de contratar cuidados paliativos suele ser un proceso complejo y emocionalmente cargado para las familias. Implica reconocer que la curación ya no es posible y aceptar que el apoyo hacia el final de la vida se convierte en una prioridad. Esta aceptación es a veces difícil para los familiares, que pueden sentir que están abandonando la lucha, que están "defraudando" a su ser querido enfermo. El auxiliar de enfermería debe estar ahí para **facilitar esta transición**, proporcionando explicaciones claras y apoyando la reflexión de la familia.

El papel del cuidador consiste en **aclarar el significado de los cuidados paliativos**, explicando que el objetivo de estos cuidados es apoyar al paciente de forma cariñosa, aliviar su sufrimiento y respetar su dignidad. Es importante mostrar a los familiares que estos cuidados no son sinónimo de abandono, sino una nueva forma de atención, centrada en el bienestar y el confort del paciente. A veces, los allegados tienen que entender que elegir los cuidados paliativos es una forma de amor, porque significa que el paciente ya no tiene que someterse a tratamientos invasivos y agotadores que ya no le aportarían ningún beneficio.

Los cuidadores también deben asegurarse de que sus seres queridos disponen de toda la **información** necesaria para tomar decisiones con conocimiento de causa. Esto significa responder a sus preguntas con claridad y sinceridad, tomarse el tiempo necesario para explicarles las opciones de tratamiento, los cuidados paliativos y lo que significan en términos prácticos para el paciente y para ellos mismos. Los cuidadores también pueden apoyar a las familias durante las conversaciones con el médico, ayudándoles a formular las preguntas adecuadas y a comprender mejor las respuestas que reciben.

Apoyar a los familiares en el proceso de aceptación gradual

Ante un mal pronóstico o el ingreso en cuidados paliativos, la aceptación es un proceso gradual. Los familiares suelen pasar por diferentes fases emocionales, desde la **negación** a la **aceptación**, pasando por la rabia y la **negociación**. El cuidador debe ser un

punto de referencia estable que les acompañe en este viaje emocional.

En las primeras fases, algunos familiares pueden tener la tentación de buscar otras soluciones, otros consejos médicos, o de insistir en que se continúen los tratamientos agresivos, aun cuando los beneficios sean limitados. En esos momentos, el cuidador debe mostrar **paciencia** y **comprensión**, apoyando a los familiares sin dejar de recordarles, con tacto, la importancia de la comodidad y la calidad de vida del paciente. Este diálogo debe llevarse a cabo con empatía, respetando la necesidad de los familiares de sentirse implicados y escuchados, al tiempo que se les guía hacia una aceptación gradual de la situación.

A medida que las familias asumen la realidad de la situación, el cuidador puede ayudarles a centrarse en formas de hacer que los últimos días del paciente sean lo más tranquilos posible. Esto puede incluir gestos sencillos como estar presente, escuchar sus deseos o participar en los cuidados del paciente en colaboración con el equipo asistencial. Animar a los seres queridos a mantener una presencia afectuosa y cariñosa con el paciente les ayuda a sentirse útiles y a encontrar sentido a estos momentos difíciles.

El papel del cuidador en la gestión de las emociones de los familiares

Las personas cercanas a enfermos terminales o que padecen una enfermedad incurable experimentan multitud de emociones, algunas de ellas contradictorias. Pueden sentir una profunda tristeza, rabia, culpa o impotencia. Los cuidadores deben estar atentos a estas reacciones, ayudando a las familias a **gestionar sus emociones** sin sentirse juzgadas.

Algunas familias expresan su **enfado** con la enfermedad, con el equipo médico o incluso con el paciente. Es importante comprender que estas reacciones reflejan a menudo su dolor y su incapacidad para controlar la situación. Por lo tanto, los cuidadores deben asumir esta ira, ayudando a sus seres queridos a expresarla y canalizarla de forma constructiva.

La culpabilidad es también un sentimiento común entre las familias que, ante la decisión de interrumpir ciertos tratamientos o pasar a cuidados paliativos, pueden preguntarse si han tomado la decisión correcta. El cuidador debe tranquilizarles explicándoles que la decisión de los cuidados paliativos se toma en el mejor interés del paciente, en función de su estado de salud y de su sufrimiento. Haciendo hincapié en que todo se hace para respetar la dignidad y el confort del paciente, el cuidador ayuda a los familiares a comprender que han tomado una decisión basada en el amor y el respeto, no en el abandono.

Por último, el cuidador debe proporcionar un **espacio de apoyo** en el que los familiares puedan expresar libremente sus miedos, ansiedades y tristeza. A menudo es útil recordarles que estas son emociones normales y que no hay necesidad de ocultarlas. Al crear un entorno en el que las familias se sientan escuchadas y apoyadas, el cuidador ayuda a aliviar parte de la carga emocional que soportan.

La importancia de la comunicación y el tiempo

En estos momentos difíciles, la **comunicación** es vital. Las decisiones relacionadas con el final de la vida o el ingreso en cuidados paliativos suelen requerir varias conversaciones antes de ser plenamente aceptadas. Los cuidadores deben fomentar un diálogo abierto y regular con los familiares, asegurándose de que tengan todo el tiempo que necesiten para hacer preguntas y expresar sus dudas. Cada familia tiene un ritmo diferente para aceptar la realidad de la situación, y es importante respetarlo, sin dejar de ofrecer información y explicaciones claras.

También es esencial mantener una comunicación transparente entre los distintos equipos asistenciales y las familias. El cuidador puede desempeñar un papel **de mediador** facilitando los intercambios entre familiares y médicos, explicando términos médicos complejos o aclarando los aspectos prácticos de los cuidados paliativos.

Apoyo a los familiares durante y después de la fase terminal

El apoyo a las familias no termina con la toma de decisiones difíciles. Una vez instaurados los cuidados paliativos, los familiares pueden necesitar apoyo continuo para hacer frente a la progresión de la enfermedad. El cuidador debe estar ahí para ayudarles a entender los cambios en el estado de salud del paciente, a participar en los cuidados si lo desean y a **vivir plenamente** los últimos momentos con su ser querido.

Tras la muerte, el papel del cuidador sigue siendo crucial. Pueden **escuchar atentamente** al doliente, ayudarle a superar las primeras etapas del duelo y dirigirle a recursos de apoyo si es necesario, como psicólogos o grupos de discusión.

3 Gestión de situaciones difíciles

- Rabietas, rechazo de la atención sanitaria: ¿cómo reaccionar?

Los arrebatos de ira y el rechazo de los cuidados son situaciones delicadas a las que pueden enfrentarse a diario los cuidadores, en particular los auxiliares de enfermería. Estas reacciones reflejan a menudo un profundo malestar psicológico, un sentimiento de impotencia o una necesidad de recuperar cierto control sobre una situación médica percibida como opresiva. Ante estos comportamientos, es esencial reaccionar con empatía, calma y profesionalidad para aliviar la tensión y restablecer un clima de confianza con el paciente. El objetivo no es sólo gestionar la crisis, sino también comprender sus orígenes, aportar soluciones adecuadas y permitir que el paciente recupere cierta serenidad.

Comprender las causas de las rabietas y el rechazo de la atención

Los arrebatos de ira y el rechazo de la atención suelen ser reacciones cargadas de emotividad. Detrás de estos comportamientos suele haber causas profundas que es esencial comprender para poder reaccionar adecuadamente.

En muchos casos, la ira puede ser el resultado de un **sentimiento de impotencia** ante la enfermedad o la situación médica. Los pacientes, enfrentados a diagnósticos graves o a tratamientos pesados, pueden sentir una pérdida de control sobre su propio cuerpo y sobre las decisiones que se toman por ellos. Este sentimiento puede desembocar en ataques de ira contra los cuidadores, que se consideran los "ejecutores" de las decisiones médicas.

Por otra parte, **rechazar la asistencia** puede ser una forma de **recuperar el control** en una situación en la que el paciente se siente impotente. Al rechazar un tratamiento, un examen o un procedimiento, los pacientes reafirman su capacidad de tomar decisiones sobre su propio cuerpo, incluso si estas decisiones van en contra de los consejos de sus cuidadores.

También es importante tener en cuenta que estas reacciones pueden estar vinculadas a **un miedo profundamente arraigado**. La ira puede ocultar ansiedad por el dolor, miedo a lo desconocido o preocupación por el resultado del tratamiento. El rechazo del tratamiento también puede estar motivado por el miedo a los efectos secundarios, al sufrimiento adicional o al deterioro de la salud.

Reaccionar con calma y empatía: la importancia de la desescalada

La primera regla ante un arrebato de ira o un rechazo de atención es **mantener la calma**. Es vital no reaccionar con irritación o impaciencia, aunque la situación pueda ser difícil de manejar en ese momento. Ante el enfado de un paciente, la reacción del auxiliar de enfermería debe centrarse en calmar al paciente.

La postura física desempeña un papel importante. Es preferible colocarse a la altura del paciente y evitar gestos bruscos o actitudes percibidas como dominantes. Una voz tranquila y serena, un contacto visual comprensivo y una escucha atenta son esenciales para resolver la situación. Mostrar al paciente que se le escucha y se le toma en serio es el primer paso para reducir la intensidad de su enfado.

La **escucha activa** es una de las claves para desactivar las crisis. En lugar de intentar convencer inmediatamente al paciente de que acepte el tratamiento, es importante darle espacio para que exprese su enfado o sus preocupaciones. Los pacientes necesitan sentir que pueden hablar libremente sin ser interrumpidos ni juzgados. Esto suele ayudar a liberar parte de la tensión acumulada y a comprender mejor los motivos de la reacción del paciente.

Puede ser útil **reformular** lo que el paciente está diciendo para mostrar que usted ha entendido cómo se siente. Por ejemplo: "Entiendo que se sienta enfadado porque tiene la impresión de que no se le escucha lo suficiente" o "Entiendo que esta situación es difícil para usted, y es normal que esté preocupado". Esta reformulación permite al paciente sentirse validado en sus emociones, lo que puede ayudar a calmar la situación.

Tratar de comprender la causa de la denegación de asistencia

Cuando un paciente rechaza la atención o el tratamiento, es esencial entender por qué. El asistente sanitario, que está en primera línea de la relación con el paciente, puede desempeñar un papel clave en la identificación de las **fuentes de la resistencia**. A menudo se trata de miedos no expresados, falta de comprensión del tratamiento o deseo de recuperar el control.

Una estrategia consiste en **formular preguntas abiertas** para animar al paciente a explicar su negativa: "¿Puede decirme qué le preocupa de este tratamiento?", "¿Es el procedimiento lo que le asusta?" o "¿Hay algo que le gustaría entender mejor sobre este tratamiento?". Estas preguntas ayudan a explorar las razones subyacentes del rechazo, al tiempo que muestran que el cuidador intenta comprender el punto de vista del paciente.

Una vez identificados los motivos del rechazo, resulta más fácil ofrecer **explicaciones tranquilizadoras** o sugerir **alternativas** que respeten las preocupaciones del paciente. Por ejemplo, si un paciente rechaza un análisis de sangre por miedo al dolor, se le puede tranquilizar aplicándole un anestésico local. Si el miedo se debe a una falta de comprensión de los efectos secundarios de un tratamiento, unas explicaciones claras y detalladas pueden ayudar a superar cualquier reticencia. El asistente sanitario puede entonces desempeñar el papel de **educador**, explicando los beneficios del tratamiento y respondiendo a las preguntas del paciente.

Proponer compromisos respetando la autonomía del paciente

Ante una negativa asistencial, es esencial recordar que los pacientes conservan su **autonomía** y el derecho a tomar decisiones sobre su propia salud. Sin embargo, es posible encontrar **compromisos** para evitar una ruptura total de la relación asistencial. Por ejemplo, el asistente sanitario puede proponer aplazar el tratamiento o llevarlo a cabo en condiciones que respeten mejor las necesidades o preocupaciones del paciente.

La idea es implicar a los pacientes en las decisiones sobre sus cuidados, en lugar de imponerles un tratamiento. Por ejemplo, si un paciente rechaza una sonda nasogástrica, puede ser útil discutir opciones alternativas, dándole tiempo para pensar y hacer preguntas. El cuidador también puede preguntar al paciente qué le gustaría o qué le haría sentir más cómodo: "¿Qué puedo hacer para que este tratamiento le resulte más llevadero?

Implicar al paciente en el proceso de toma de decisiones le permite **recuperar una forma de control**, lo que a veces puede bastar para reducir la resistencia y restablecer un clima de confianza. Este diálogo constante entre el cuidador y el paciente es una forma poderosa de acabar con la resistencia.

Prevenir las rabietas: trabajar la anticipación

Aunque es imposible evitar todas las rabietas o negativas a la atención, a menudo pueden **prevenirse** anticipándose a las necesidades y preocupaciones del paciente. **Una comunicación clara y continua** ayuda a tranquilizar a los pacientes a lo largo de su tratamiento.

Explicar los procedimientos médicos de antemano, dar detalles de lo que el paciente debe esperar y responder a sus preguntas antes incluso de que las haga son formas de evitar malentendidos y reducir la ansiedad. Por ejemplo, antes de un tratamiento potencialmente doloroso, el asistente sanitario puede anticiparse a las reacciones explicando con precisión cómo se llevará a cabo y sugiriendo formas de reducir las molestias (como anestesia local o distracción).

También es esencial estar **alerta a** las **señales de advertencia** de una rabieta. Si un paciente empieza a mostrar signos de impaciencia, agitación o frustración, el asistente sanitario puede intervenir de antemano, dedicando un momento a hablar con él, comprender qué le preocupa y ajustar los cuidados en consecuencia.

Recurrir al equipo asistencial para apoyo grupal

En algunas situaciones, los arrebatos de ira o el rechazo de la atención pueden ser especialmente complejos y difíciles de gestionar en solitario. Es importante reconocer cuándo es necesario **recurrir al equipo asistencial** en busca de apoyo colectivo. A veces, el asesoramiento médico adicional o la intervención de un psicólogo pueden ayudar a resolver una situación estancada.

Los asistentes sanitarios no deben dudar en compartir sus observaciones con el equipo, sugerir ajustes del tratamiento o pedir consejo si el paciente sigue negándose a recibir atención a pesar de varios intentos de diálogo.

- Gestión de las muertes en el servicio de gastroenterología: un enfoque humano y profesional

Afrontar la muerte en el servicio de gastroenterología es una realidad a menudo difícil pero ineludible para los equipos sanitarios. La pérdida de un paciente, esperada o repentina, suscita emociones complejas tanto en los familiares como en el personal de enfermería. Requiere un enfoque a la vez humano y profesional, en el que la compasión, el respeto y el apoyo son esenciales. Como auxiliar asistencial, la función no se limita a los aspectos técnicos de los cuidados post mortem, sino que también incluye acompañar a las familias en un momento de gran vulnerabilidad, al tiempo que se garantiza el mantenimiento de un entorno digno y respetuoso para el difunto.

Apoyo hasta el final: los últimos momentos del paciente

En los servicios de gastroenterología, algunos pacientes son atendidos en la fase terminal de su enfermedad, como el cáncer digestivo avanzado, la cirrosis irreversible u otras patologías graves. Cuando se acerca el final de la vida, el auxiliar de enfermería tiene un papel crucial que desempeñar para acompañar al paciente en sus últimos momentos. El enfoque humano y profesional consiste en garantizar que el paciente esté rodeado de cuidados compasivos, centrados en su comodidad y dignidad.

Los cuidados paliativos, que suelen dispensarse a los pacientes al final de la vida, tienen como principal objetivo aliviar el dolor y los síntomas molestos, respetando los deseos del paciente. Los cuidadores desempeñan un papel clave en la prestación de cuidados paliativos, asegurándose de que los pacientes estén cómodos, de que su dolor esté bien controlado y de que se mantenga su higiene. En esta fase, gestos sencillos como humedecer los labios del paciente, reajustar la almohada o mantener el contacto visual y verbal, aunque el paciente esté inconsciente, son esenciales para mostrar la humanidad y el respeto que el paciente merece hasta sus últimos momentos.

El apoyo durante los últimos momentos también implica una **presencia silenciosa** pero tranquilizadora, incluso cuando el paciente ya no puede interactuar. El cuidador puede asegurarse de que los familiares tengan un momento íntimo con el paciente, sin ser interrumpidos, y estar disponible para responder a sus necesidades o preocupaciones. El simple hecho de estar ahí, disponible, puede ofrecer consuelo a la familia en este momento tan doloroso.

Anunciar una muerte: apoyar a los seres queridos con empatía

El anuncio de un fallecimiento es un momento extremadamente delicado, a menudo marcado por la conmoción y la tristeza de las familias. Cuando fallece un paciente, la prioridad del cuidador es garantizar que **la comunicación con los familiares** sea clara y respetuosa. Aunque el anuncio oficial de la muerte suele hacerlo un médico, el cuidador suele estar presente para apoyar a la familia antes, durante y después del anuncio.

El primer paso es **crear un entorno adecuado** para el anuncio. Es importante ofrecer a los familiares un espacio privado y tranquilo donde puedan recibir la noticia sin estar expuestos al escrutinio exterior ni al ajetreo del hospital. El auxiliar de enfermería puede preparar a la familia para este momento, recibiéndola con amabilidad y ofreciéndole apoyo moral.

Una vez anunciada la muerte, las reacciones de los allegados pueden ser muy diversas: algunos pueden permanecer en silencio, otros llorar o expresar su dolor con gestos o palabras de enfado. El cuidador debe permanecer **abierto a todas estas reacciones**, dándoles el espacio necesario para afrontar su dolor, al tiempo que les ofrece una presencia reconfortante. A menudo es útil ofrecer a los familiares la oportunidad de quedarse con el fallecido si lo desean, al tiempo que se garantiza el respeto de la intimidad y la dignidad del paciente.

El asistente también puede facilitar a las familias información práctica sobre los pasos que deben darse a continuación (trámites administrativos, contactos con el servicio funerario), procurando no precipitar este momento de contemplación. Es importante dar tiempo a la familia para despedirse del difunto, sin imponerle ningún ritmo ni limitaciones.

Cuidados post mortem: respeto y dignidad para el difunto

Después de la muerte, una de las principales responsabilidades del auxiliar asistencial es cuidar del cuerpo del paciente de forma que se preserve su dignidad. **Los cuidados post mortem** son un acto altamente simbólico, que debe realizarse con cuidado y respeto. Se trata de preparar el cuerpo para la visita de los familiares o para su traslado al depósito de cadáveres, respetando los deseos del paciente y de su familia.

El primer paso consiste en **asear al difunto** con delicadeza, lavando el cuerpo y vistiéndolo adecuadamente. El asistente debe velar por que estos gestos se realicen con calma y dignidad, teniendo en cuenta que el respeto al cuerpo es una forma de homenaje al paciente. Esto incluye cerrar los ojos, colocar los brazos con naturalidad y cubrir el cuerpo con una sábana limpia.

Si los familiares desean ver al difunto tras los cuidados post mortem, es esencial asegurarse de que la presentación sea **tranquilizadora**. El asistente puede encargarse de explicar a los familiares lo que pueden esperar, ofreciéndoles al mismo tiempo momentos privados para reflexionar. A veces, los familiares pueden sentirse alterados por el cambio físico del difunto, y es importante permanecer cerca de ellos para apoyarlos en esta dura prueba.

Apoyo a los equipos asistenciales en el duelo

La muerte de un paciente también puede afectar al equipo asistencial, especialmente si el paciente ha sido atendido durante un largo periodo de tiempo o si se han establecido vínculos personales. El cuidador, como miembro de este equipo, puede sentir tristeza o sensación de pérdida, sobre todo cuando la muerte es difícil o inesperada. Es importante que los cuidadores también puedan **expresar su propio dolor** y encontrar formas de afrontar estos momentos difíciles.

Dentro de los equipos, puede ser útil fijar un **momento para hablar** después de una muerte y permitir que todos expresen sus sentimientos. Esta puesta en común puede reforzar la cohesión del equipo y facilitar la superación de la carga emocional. El asistente, aunque a menudo se percibe como la persona que debe tranquilizar y apoyar, también puede necesitar este apoyo mutuo. Es esencial no minimizar el impacto emocional de la muerte de un paciente en el personal asistencial.

Gestión de los procedimientos administrativos y de las relaciones con la familia

Además de proporcionar apoyo emocional, los auxiliares asistenciales también son responsables de **coordinar los trámites administrativos** necesarios tras un fallecimiento. Esto incluye la coordinación con los servicios funerarios, la gestión de los efectos personales del fallecido y la entrega a la familia de los documentos necesarios para organizar el funeral.

Las familias, a menudo en estado de shock, pueden sentirse abrumadas por la cantidad de pasos que hay que dar tras la pérdida de un ser querido. El cuidador puede desempeñar un papel clave **aclarando los pasos que** hay que **dar**, proporcionando información sencilla y práctica y orientando a la familia hacia las personas o servicios adecuados. Es importante adoptar una actitud paciente y atenta, respetando el tiempo de la familia y evitando imponerle decisiones precipitadas.

Cuidarse como cuidador

Enfrentarse repetidamente a la muerte puede ser angustioso, y es crucial que los cuidadores cuiden de su **salud mental y emocional**. Los cuidadores suelen estar en primera línea del sufrimiento y la pérdida, lo que puede provocar una acumulación de estrés o tristeza. Es esencial reconocer esta carga emocional y encontrar formas de gestionarla, ya sea mediante conversaciones con colegas, sesiones de información tras un fallecimiento o técnicas de relajación.

Las instituciones sanitarias también pueden ofrecer **apoyo psicológico** a los equipos asistenciales, sobre todo en los departamentos donde las muertes son frecuentes. Es importante que los cuidadores no duden en utilizar estos recursos para evitar el agotamiento o la sensación de agobio ante la muerte.

Capítulo 6

Los retos específicos del trabajo de celador de gastroenterología

1 Desafíos físicos: un trabajo exigente

- Gestión de cuidados físicos pesados (movilización de pacientes, cuidados higiénicos complejos)

La gestión de los cuidados físicos pesados, como la movilización del paciente o los cuidados higiénicos complejos, es una tarea esencial en el cuidado de los pacientes hospitalizados, sobre todo en gastroenterología. Estos cuidados son especialmente importantes para los pacientes encamados, que padecen enfermedades graves o que han sido sometidos a una intervención quirúrgica importante. No sólo requiere competencias técnicas, sino también un enfoque humano que sitúe el confort, la dignidad y el bienestar del paciente en el centro de los cuidados prestados. El auxiliar de enfermería desempeña un papel fundamental en estos cuidados, garantizando que se presten los cuidados adecuados respetando las capacidades y limitaciones del paciente.

Movilización de pacientes: mantenimiento de la movilidad y prevención de complicaciones

Movilizar a los pacientes es un aspecto crucial de los cuidados físicos intensivos, sobre todo para los que están encamados durante largos periodos. La inmovilidad prolongada puede provocar complicaciones como escaras, problemas respiratorios, infecciones urinarias y trombosis. Movilizar a un paciente con regularidad ayuda a prevenir estas complicaciones y a mantener el tono muscular.

Adaptar la movilización al estado del paciente

Cada paciente tiene unas capacidades físicas diferentes, en función de su estado de salud, edad, nivel de dolor y procedimientos a los que se haya sometido. Por lo tanto, es esencial adaptar las técnicas de movilización a las necesidades específicas de cada paciente. Por ejemplo, un paciente que acaba de someterse a una operación abdominal tendrá dificultades para levantarse o moverse por sí mismo, y será necesario ayudarle a adoptar posturas que limiten la tensión en la zona operada.

Antes de cualquier movilización, es esencial evaluar el estado del paciente e **informarle de** lo que se va a hacer. Esto reduce la ansiedad y fomenta la cooperación. Los cuidadores también deben asegurarse de utilizar **técnicas de manipulación** que protejan tanto al paciente como al cuidador, utilizando posturas ergonómicas y, cuando sea posible, ayudas técnicas (como grúas de pacientes o sábanas deslizantes) para evitar cualquier riesgo de lesión.

La movilización puede ser tan sencilla como **cambiar de posición** en la cama, girar al paciente de lado a lado para evitar los puntos de presión o ayudarle a sentarse en el borde de la cama para estimular la circulación sanguínea. Estos gestos pueden parecer menores, pero tienen un gran impacto en la comodidad del paciente y en la prevención de complicaciones asociadas al reposo prolongado en cama.

Fomentar la movilidad independiente

Siempre que sea posible, es importante animar a los pacientes a participar en su propia movilización. Aunque el paciente esté débil, ayudarle a hacer pequeños movimientos por sí mismo, como empujar con los pies o agarrarse al somier, favorecerá su rehabilitación e independencia. El cuidador debe permanecer cerca para garantizar la seguridad del paciente y guiar sus movimientos, pero es esencial darle el espacio que necesita para implicarse activamente en su propio cuidado.

En el caso de los pacientes que pueden levantarse con ayuda, el auxiliar de enfermería puede **acompañarlos a caminar**, proporcionándoles apoyo para mantener el equilibrio o utilizando un andador o un bastón. Estos momentos de movilización activa son esenciales para estimular la circulación, prevenir la aparición de trombosis venosas y devolver al paciente la confianza en sus capacidades físicas.

Cuidados higiénicos complejos: mantener la dignidad y el confort del paciente

El cuidado de la higiene es otro aspecto importante de los cuidados físicos intensivos. Algunos pacientes, debido a su estado de salud o a su inmovilidad, ya no pueden ocuparse de su propia higiene. En estos casos, el asistente debe intervenir para prestar estos cuidados preservando la dignidad del paciente.

Ir al baño en la cama: una tarea delicada pero necesaria

Para los pacientes encamados e incapaces de levantarseel , lavado en la cama es un momento crucial que no sólo ayuda a mantener **una buena higiene** personal, sino que también previene infecciones cutáneas, escaras y molestias causadas por la sudoración o la acumulación de secreciones corporales. El lavado en la cama debe realizarse con suavidad, asegurándose de que el paciente no se sienta vulnerable o expuesto.

Antes de iniciar el lavado, es fundamental **preparar el material** necesario (guantes, toallas, palangana con agua tibia, jabón suave, protector de cama) e **informar al paciente de** cada paso. El tratamiento debe realizarse gradualmente, cubriendo las partes del cuerpo que no se lavan para mantener el calor y la intimidad del paciente.

Los cuidadores deben asegurarse de que **las zonas sensibles**, como los pliegues cutáneos, las axilas, el perineo y las zonas en las que hay dispositivos médicos (catéteres, drenajes, apósitos) se limpian y secan a fondo. Estos cuidados reducen el riesgo de infección e irritación de la piel. La **discreción** y la comunicación durante todo el proceso asistencial ayudan a los pacientes a sentirse cómodos y respetados, a pesar de su dependencia.

Cuidado de pacientes incontinentes

El tratamiento de la incontinencia, ya sea urinaria o fecal, forma parte de los cuidados higiénicos complejos, sobre todo en pacientes que padecen enfermedades digestivas o en el postoperatorio. La incontinencia puede vivirse como una pérdida de autonomía y una afrenta a la dignidad, por lo que es crucial que estos cuidados se lleven a cabo con la máxima **delicadeza** y **empatía**.

Es esencial cambiar regularmente los pañales, asegurarse de que la piel del paciente está bien limpia e hidratada después de cada cambio y utilizar productos adecuados para evitar irritaciones. Los cuidadores también deben estar atentos a **los signos de irritación** o maceración, que pueden provocar infecciones cutáneas o escaras. Estos cuidados deben realizarse con rapidez y eficacia, explicando cada paso al paciente para que no se sienta infantilizado o devaluado.

Periné y ostomías

Los pacientes sometidos a cirugía digestiva, como una colostomía, requieren cuidados higiénicos especiales, sobre todo alrededor del estoma. El tratamiento del estoma requiere **precisión técnica** y una atención especial para evitar complicaciones locales (infección, irritación de la piel).

El auxiliar de enfermería debe dominar los gestos técnicos necesarios para **cambiar las bolsas de ostomía**, limpiar suavemente la piel alrededor del estoma y aplicar la protección cutánea adecuada. Estos cuidados también brindan la oportunidad de observar la piel periestomal para detectar cualquier anomalía o irritación que pudiera requerir intervención médica.

Como en todos los cuidados higiénicos, es esencial **respetar la intimidad** de los pacientes y tranquilizarlos sobre la evolución de sus cuidados. Las ostomías pueden ser una fuente de ansiedad para los pacientes, sobre todo cuando tienen que adaptarse a ellas.

El auxiliar de enfermería desempeña un papel clave en la prestación de **apoyo psicológico**, explicando cada etapa de los cuidados y ayudando al paciente a aceptar esta nueva realidad.

Cuidados bucales, prevención de úlceras por presión y vigilancia de la piel

Los pacientes encamados durante largos periodos, sobre todo los sedados o los que padecen enfermedades graves, también necesitan **cuidados bucales específicos**. La higiene bucal ayuda a prevenir infecciones (como micosis o gingivitis) y contribuye al confort general del paciente, sobre todo reduciendo la sequedad bucal o los olores desagradables.

Al mismo tiempo, la prevención de las úlceras por presión es una prioridad para los pacientes inmovilizados. Esto implica **cambiar regularmente la posición** de los pacientes encamados, utilizar colchones o cojines antiescaras y comprobar a diario el estado de la piel, sobre todo en las zonas de alto riesgo (talones, sacro, codos).

Los cuidadores deben estar atentos a **los signos de enrojecimiento** o lesiones cutáneas, que pueden indicar una presión excesiva o una mala distribución de los puntos de presión. La prevención de las úlceras por presión es un área de cuidados independiente que requiere una vigilancia constante, combinada con una buena higiene e hidratación de la piel.

Respetar la dignidad de los pacientes durante toda su asistencia

En todos los cuidados físicos pesados, desde la movilización hasta los cuidados higiénicos complejos, el objetivo principal es **preservar la dignidad del paciente**. Cada procedimiento debe realizarse con respeto, procurando informar al paciente y respetar su intimidad.

El papel del auxiliar de enfermería consiste en combinar **competencia técnica** y **empatía** para que los cuidados, incluso los más invasivos o embarazosos, se desarrollen en un clima de confianza y serenidad. Respetar el ritmo del paciente, adaptar los procedimientos a su tolerancia y tener en cuenta sus necesidades físicas y emocionales son las piedras angulares del éxito de los cuidados.

- Fatiga debida a horarios de trabajo cambiantes y tensión emocional.

La fatiga ligada a los turnos de trabajo y a la tensión emocional es una realidad omnipresente para los profesionales sanitarios, en particular los que trabajan en departamentos exigentes como el de gastroenterología. Trabajar por turnos, noches o fines de semana, combinado con la pesada carga emocional inherente al cuidado de pacientes que a menudo están gravemente enfermos, puede provocar agotamiento físico y mental. Esta fatiga, si no se gestiona adecuadamente, puede repercutir no sólo en la calidad de la atención prestada a los pacientes, sino también en la salud y el bienestar de los propios cuidadores.

Efectos del horario de trabajo escalonado en los ritmos biológicos

Trabajar en horarios escalonados, sobre todo en turnos de noche o guardias prolongadas, altera el **ritmo circadiano** que regula nuestro reloj interno. Esta alteración puede tener efectos inmediatos sobre el sueño, la energía y la concentración, así como consecuencias a más largo plazo sobre la salud.

Cuando el cuerpo se ve obligado a funcionar en momentos en los que normalmente debería estar en reposo, como por la noche, sufre un **desequilibrio** que afecta al sueño, las hormonas y el estado de ánimo. El sueño diurno, que suele ser más corto y menos reparador que el nocturno, no puede compensar totalmente la fatiga acumulada. Los cuidadores, sobre todo los que trabajan alternando días y noches, pueden tener dificultades para conciliar

213

el sueño o para obtener un sueño profundo e ininterrumpido, lo que conduce a la fatiga crónica.

La falta de sueño también puede afectar a la **concentración**, la toma de decisiones y los reflejos, lo que es especialmente preocupante en el sector asistencial, donde cada acción puede tener un gran impacto en la salud de los pacientes. Los cuidadores que trabajan a turnos pueden sentirse menos alerta, más propensos a cometer errores o carecer de paciencia cuando se enfrentan a situaciones difíciles, todo lo cual aumenta su estrés y su sensación de fatiga.

Fatiga física y emocional: una combinación agotadora

Además de la fatiga asociada a los largos turnos de trabajo, los cuidadores también tienen que hacer frente a una **intensa carga emocional**. Cuidar a pacientes gravemente enfermos, acompañar a las familias en la angustia o el duelo y presenciar el sufrimiento a diario provocan una fatiga psicológica que se acumula con el tiempo.

La **carga emocional** resulta del contacto constante con el dolor, la enfermedad y la muerte. Los cuidadores suelen estar en primera línea, asistiendo a los pacientes en momentos difíciles, a veces en fase terminal, o después de operaciones importantes. Esta proximidad al sufrimiento humano, incluso para profesionales formados y experimentados, puede provocar lo que se conoce como **fatiga por compasión**. Este fenómeno se produce cuando los cuidadores, excesivamente expuestos al sufrimiento de sus pacientes, experimentan un agotamiento emocional que reduce su capacidad de mostrar empatía y compasión.

Además, **gestionar a las familias** y apoyarlas en los momentos críticos añade una dimensión adicional a esta carga emocional. El peso de las expectativas, los miedos o la tristeza de los familiares se añade a la responsabilidad de proporcionar cuidados físicos a los pacientes. Esto puede conducir a un **mayor** sentido de la

responsabilidad, lo que se traduce en una fatiga psicológica aún mayor. Cuando un paciente muere o se deteriora a pesar de los cuidados prestados, algunos cuidadores pueden tener un sentimiento de **culpa** o **frustración**, aunque racionalmente sepan que han hecho todo lo que han podido. Estas emociones, combinadas con la fatiga física, pueden conducir al agotamiento general.

Impacto en la salud física y mental de los cuidadores

Los horarios de trabajo cambiantes y la tensión emocional tienen efectos nocivos sobre **la salud general de los cuidadores**. En el plano físico, la privación crónica de sueño puede debilitar el sistema inmunitario, lo que hace a los cuidadores más vulnerables a infecciones, enfermedades cardiovasculares y trastornos metabólicos como la diabetes. Los problemas digestivos también son frecuentes entre los trabajadores nocturnos, debido a los horarios irregulares de las comidas y a una dieta a menudo desequilibrada.

La fatiga acumulada también puede provocar problemas de **dolor musculoesquelético**, sobre todo entre los auxiliares de cuidados que realizan tareas físicas pesadas, como trasladar pacientes o prestar cuidados prolongados en la cama. La falta de descanso impide una recuperación muscular adecuada, lo que puede agravar el dolor y dificultar la realización de tareas técnicas.

A nivel mental, **la fatiga emocional** no gestionada puede conducir al **burnout**, una forma de agotamiento profesional caracterizada por la pérdida de interés por el trabajo, la disminución del rendimiento y el distanciamiento emocional de los pacientes. Los cuidadores quemados pueden experimentar una sensación constante de agotamiento, mayor irritabilidad y dificultad para encontrar sentido a su trabajo, lo que afecta a su relación con pacientes y colegas. En los casos más graves, puede desembocar en **ansiedad** o **trastornos** depresivos.

Estrategias para gestionar la fatiga y la carga emocional

Para mitigar los efectos de la fatiga ligada a los turnos de trabajo y la carga emocional, es esencial poner en marcha estrategias de **gestión del estrés** y mantener un cierto equilibrio entre la vida profesional y personal.

Gestionar el sueño y las horas de trabajo

Una de las primeras formas de gestionar la fatiga es **adaptarse a los distintos horarios de trabajo** adoptando rituales que favorezcan un sueño de calidad. Esto puede incluir medidas sencillas como utilizar **cortinas opacas** para favorecer el sueño durante el día, limitar el consumo de cafeína antes del descanso o crear una **rutina para irse a la cama** que indique al cuerpo que es hora de relajarse, incluso fuera del horario habitual.

También es importante respetar **unos** periodos de **descanso adecuados** entre turnos y evitar trabajar demasiadas horas sin pausas adecuadas. Los cuidadores deben tener cuidado de escuchar a su cuerpo y pedir apoyo si la carga de trabajo se hace demasiado pesada.

Apoyo emocional y ayuda mutua

Emocionalmente, **la comunicación dentro del equipo** es crucial. Hablar de los sentimientos con los compañeros, compartir las dificultades que se han encontrado y apoyarse mutuamente ayuda a aligerar la carga emocional. Algunos departamentos organizan sesiones **informativas** tras acontecimientos difíciles, como un fallecimiento o una situación crítica, para que los cuidadores puedan expresar sus emociones y liberarse del estrés acumulado.

El apoyo psicológico también puede ser útil. Hablar con un profesional de la salud mental puede ayudarle a expresar con palabras el estrés y la fatiga emocional, y a identificar estrategias para gestionar más eficazmente las emociones relacionadas con el trabajo. Algunos centros ofrecen programas de apoyo a los cuidadores, como consultas con un psicólogo o talleres sobre gestión del estrés.

Dedicar tiempo a uno mismo y mantener el equilibrio personal

Por último, es esencial que los cuidadores dediquen **tiempo a sí mismos** fuera del trabajo para mantener su equilibrio personal. La actividad física regular, la relajación fuera del entorno hospitalario y el mantenimiento de los vínculos sociales son formas de **recargar las pilas** y recuperarse tanto física como mentalmente. Incluso una actividad física moderada ayuda a combatir la fatiga crónica y mejora la calidad del sueño.

Tomarse un tiempo para uno mismo, lejos de las responsabilidades profesionales, permite **recargar las pilas** y recuperar la energía necesaria para afrontar los retos del trabajo. Estos momentos de relajación son esenciales para evitar que la fatiga se convierta en una condición permanente, y para preservar la pasión y la satisfacción que produce trabajar con pacientes.

Capítulo 7

Gestión de urgencias en gastroenterología

1 Identificar y reaccionar rápidamente ante situaciones críticas

- Signos de shock hemorrágico y tratamiento de la hemorragia digestiva

El shock hemorrágico es una urgencia médica que se produce cuando el organismo sufre una pérdida importante de sangre que compromete la circulación sanguínea y la oxigenación de los órganos vitales. En gastroenterología, la hemorragia digestiva es una causa frecuente de este tipo de shock, ya sea agudo o crónico. El manejo de la hemorragia digestiva requiere una atención rápida y coordinada, que incluye la identificación de los signos de shock hemorrágico, la estabilización del paciente y la aplicación de medidas para detener la hemorragia y prevenir complicaciones.

Signos de shock hemorrágico: reconocer la urgencia

El shock hemorrágico se produce cuando la cantidad de sangre que circula el por organismo disminuye considerablemente, lo que provoca una reducción del aporte de oxígeno a los tejidos y órganos. Es esencial identificar rápidamente los **signos clínicos** para poder actuar antes de que el shock sea irreversible.

Signos vitales y manifestaciones clínicas

Los primeros signos de shock hemorrágico suelen ser **taquicardia** (aumento de la frecuencia cardiaca) e **hipotensión** (descenso de la tensión arterial). El corazón se acelera para compensar la pérdida de sangre y mantener la perfusión de los órganos. A medida que disminuye el volumen sanguíneo, cae la presión arterial, lo que compromete aún más la oxigenación de los tejidos.

La piel también **se** vuelve **pálida**, lo que está relacionado con la vasoconstricción periférica, la respuesta del organismo para redirigir la sangre a los órganos vitales. La **piel se vuelve fría y húmeda**, señal de que el organismo entra en una fase de compensación para preservar órganos esenciales como el corazón y el cerebro. Otros síntomas son **la disminución de la diuresis** (oliguria) y la **confusión mental**, signos de mala perfusión renal y cerebral.

En una fase más avanzada, el paciente puede experimentar **dificultades respiratorias** (polipnea), ya que el organismo intenta compensar la caída de la oxigenación. **La conciencia del paciente** también puede deteriorarse, pasando de la confusión inicial a la somnolencia o incluso al coma si el shock no se trata con rapidez.

Signos específicos de hemorragia digestiva

En gastroenterología, la hemorragia digestiva aguda puede revelarse por signos más específicos, como la **melena** (heces negras y alquitranadas) o **la hematemesis** (vómitos con sangre). La melena es un signo de hemorragia en el tracto gastrointestinal superior, a menudo asociada a una úlcera gástrica o duodenal, o a la rotura de una vena varicosa esofágica.

También puede observarse **hematoquecia** (sangre roja brillante en las heces), sobre todo en casos de hemorragia de los segmentos inferiores del tubo digestivo, como diverticulosis o lesiones colónicas. Estos signos deben alertar inmediatamente al equipo sanitario de la gravedad de la situación y de la necesidad de un tratamiento urgente.

Manejo de la hemorragia digestiva: estabilización del paciente

El tratamiento de la hemorragia digestiva sigue un protocolo bien definido destinado a estabilizar al paciente, detener la hemorragia y prevenir las complicaciones. Los primeros pasos consisten en evaluar la gravedad de la hemorragia, restablecer el volumen sanguíneo circulante e identificar y tratar el origen de la hemorragia.

Cuidados iniciales y estabilización

La **prioridad inmediata** en caso de shock hemorrágico es estabilizar el estado hemodinámico del paciente. Colocar al paciente en decúbito supino con las piernas elevadas favorece la perfusión cerebral. Al mismo tiempo, se pueden insertar una o varias **vías venosas** de gran calibre para permitir la administración rápida de líquidos de reanimación (cristaloides o coloides) para compensar la pérdida de volumen sanguíneo y restablecer la presión arterial.

Si el shock es grave, puede ser necesaria rápidamente una **transfusión de sangre** para restablecer el volumen sanguíneo y mejorar la oxigenación de los tejidos. La monitorización de los parámetros vitales (tensión arterial, frecuencia cardiaca, saturación de oxígeno) es esencial durante esta fase, al igual que la evaluación de la pérdida de sangre digestiva (volumen y aspecto de la sangre liberada).

Al mismo tiempo, la administración de **oxígeno** suele ser esencial para maximizar la oxigenación tisular, especialmente si la perfusión está comprometida por la pérdida de sangre. La saturación de oxígeno y el estado respiratorio pueden controlarse para comprobar la eficacia de esta medida.

Encontrar el origen de la hemorragia

Una vez estabilizado el paciente, el siguiente paso es identificar el **origen de la hemorragia**. Esto suele hacerse mediante un examen endoscópico, como una **gastroscopia** o una **colonoscopia**, dependiendo de la presunta localización de la hemorragia. Estos exámenes permiten no sólo identificar el origen de la hemorragia, sino también intervenir para detenerla.

Por ejemplo, si se detecta una **úlcera** sangrante, pueden utilizarse tratamientos endoscópicos como la inyección de vasoconstrictores, la termocoagulación o la colocación de clips hemostáticos para detener la hemorragia. En el caso de las

varices esofágicas, se suele proceder a la ligadura elástica o a la inyección de productos esclerosantes.

Si la fuente de la hemorragia es inaccesible o si la endoscopia no puede controlarla eficazmente, pueden considerarse técnicas más invasivas, como la **embolización arterial** mediante radiología intervencionista o, en algunos casos, la cirugía.

Tratamiento a largo plazo y prevención de recidivas

Una vez tratada la hemorragia aguda, la prioridad es prevenir las recidivas. Esto implica **tratar las causas subyacentes** y vigilar estrechamente al paciente. Por ejemplo, si la hemorragia se debe a una úlcera péptica, es esencial tratar la infección **por Helicobacter** pylori (cuando exista) e instaurar un tratamiento con inhibidores de la bomba de protones (IBP) para reducir la acidez gástrica y favorecer la cicatrización.

En el caso de las varices esofágicas, pueden introducirse tratamientos profilácticos, como el uso de **betabloqueantes**, para reducir la presión portal y evitar la reaparición de hemorragias. Además, a menudo es necesaria una vigilancia endoscópica periódica para identificar y tratar nuevas lesiones antes de que se vuelvan sintomáticas.

También es importante controlar **los factores de riesgo** en los pacientes con riesgo de recurrencia de la hemorragia, como el alcoholismo o el uso crónico de antiinflamatorios no esteroideos (AINE), que favorecen la ulceración digestiva y la hemorragia.

- Tratamiento de las perforaciones intestinales y otras urgencias abdominales

El tratamiento de las perforaciones intestinales y las urgencias abdominales es una de las situaciones más críticas de la gastroenterología. Estas afecciones, ya estén relacionadas con una perforación intestinal, una apendicitis, una oclusión o una peritonitis, requieren una intervención rápida y rigurosa para evitar complicaciones graves o incluso mortales. Estas urgencias potencialmente mortales suelen requerir un equipo multidisciplinar que garantice una atención óptima, desde el reconocimiento precoz de los síntomas hasta el tratamiento quirúrgico o médico de la urgencia.

Perforaciones intestinales: diagnóstico y tratamiento inmediato

Una **perforación intestinal** se produce cuando un segmento del intestino, ya sea delgado o colónico, se rompe, dejando escapar el contenido digestivo a la cavidad abdominal. Este tipo de urgencia suele estar causada por una ulceración grave (como en la enfermedad de Crohn o las úlceras pépticas), un traumatismo abdominal, una isquemia intestinal o causas iatrogénicas (como la perforación tras una colonoscopia).

El diagnóstico de perforación intestinal se basa en signos clínicos sugestivos e investigaciones complementarias. Los pacientes suelen presentar **dolor abdominal agudo**, intenso y bien localizado, que se acompaña rápidamente de **rigidez abdominal** ("abdomen de plastrón") debido a la peritonitis, una inflamación del peritoneo secundaria a la irritación por bacterias y contenido digestivo. El paciente también puede experimentar **náuseas**, **vómitos** y **cese de las deposiciones**.

Pruebas diagnósticas y signos clínicos

Los signos clínicos de la perforación intestinal incluyen dolor intenso y **contractura abdominal**, pero también signos de sepsis como **taquicardia**, **fiebre** y, a veces, **descenso de la tensión**

arterial. Se trata de una afección que puede evolucionar rápidamente a shock séptico si se retrasa el tratamiento.

El diagnóstico se confirma mediante **pruebas de imagen**, principalmente una radiografía de abdomen, que puede revelar **neumoperitoneo**)presencia de aire libre bajo el diafragma), o un **TAC abdominal**, más sensible, que permite localizar con precisión la perforación y evaluar la extensión de la inflamación o la infección.

Cuidados iniciales y estabilización del paciente

El tratamiento de una perforación intestinal comienza con la **estabilización** del paciente. La administración de **líquidos intravenosos** es crucial para corregir la deshidratación y mantener la presión arterial. Al mismo tiempo, se introduce **una terapia antibiótica de amplio espectro** para tratar la contaminación bacteriana del peritoneo y prevenir la progresión a peritonitis grave o shock séptico.

La detención del tránsito y la distensión abdominal también se tratan insertando una **sonda** nasogástrica para descomprimir el estómago y limitar los vómitos o el reflujo. La **oxigenoterapia** puede ser necesaria para estabilizar los parámetros respiratorios si el estado hemodinámico del paciente se deteriora.

Intervención quirúrgica

Una vez estabilizado el paciente, la **cirugía** suele ser el tratamiento de elección para reparar la perforación y tratar la peritonitis asociada. Dependiendo de la causa y la localización de la perforación, la cirugía puede consistir en **suturar la brecha**, resecar el segmento perforado o realizar una **colostomía temporal** para permitir la descarga del contenido digestivo y favorecer la cicatrización de la zona lesionada.

En algunos casos, puede considerarse un abordaje laparoscópico **mínimamente invasivo** si las condiciones lo permiten, pero a menudo es necesaria una **laparotomía convencional**, especialmente en casos de peritonitis generalizada o abscesos múltiples. La decisión sobre el abordaje quirúrgico depende de la extensión de la contaminación peritoneal, del estado del paciente y de la causa subyacente de la perforación.

Otras urgencias abdominales: apendicitis, oclusiones y peritonitis

Además de la perforación intestinal, otras urgencias abdominales pueden requerir un tratamiento rápido, como la apendicitis, la obstrucción intestinal y la peritonitis.

Apendicitis aguda

La apendicitis aguda es una urgencia quirúrgica frecuente que se manifiesta con dolor abdominal localizado, generalmente en la fosa ilíaca derecha, acompañado de náuseas, fiebre moderada y sensibilidad a la palpación. Si el apéndice se necrosa o se perfora, puede producirse una peritonitis localizada o generalizada.

El diagnóstico suele confirmarse mediante **TC abdominal**, aunque la ecografía también es útil, sobre todo en niños y embarazadas. El tratamiento consiste en una **apendicectomía**, realizada por laparoscopia o por laparotomía en caso de peritonitis difusa.

La administración de **antibióticos** es esencial en las formas complicadas, y el seguimiento postoperatorio es necesario para evitar complicaciones como abscesos intraabdominales o adherencias.

Oclusiones intestinales

La obstrucción intestinal es otra urgencia gastrointestinal, que se manifiesta por el cese del tránsito, vómitos, dolor abdominal y distensión. Puede estar causada por adherencias posquirúrgicas, hernias, tumores o vólvulos.

El diagnóstico se basa en el examen clínico y las pruebas de imagen, en particular la tomografía computarizada abdominal, que permiten identificar la obstrucción, su causa y las posibles complicaciones, como la isquemia o la perforación.

El tratamiento inicial consiste en **descomprimir el intestino** con una sonda nasogástrica, rehidratar al paciente por vía intravenosa y seguir de cerca la evolución. En caso de **obstrucción completa** o complicada (estrangulación intestinal, isquemia), es necesaria la cirugía para eliminar la obstrucción, a veces mediante la resección de la zona necrótica.

Peritonitis aguda

La **peritonitis aguda** puede ser consecuencia de una perforación intestinal, una apendicitis complicada o una infección abdominal como colecistitis o diverticulitis. Se manifiesta con dolor abdominal intenso, contractura de la pared abdominal y signos de sepsis, como fiebre, taquicardia e hipotensión.

El tratamiento implica **una reanimación rápida** con líquidos intravenosos, la administración de antibióticos de amplio espectro y cirugía de urgencia para tratar la causa subyacente de la peritonitis. Dependiendo de la causa, la cirugía puede consistir en drenar un absceso, reparar una perforación o resecar un segmento del intestino.

Cuidados postoperatorios y prevención de complicaciones

Tras el tratamiento quirúrgico de una urgencia abdominal, los cuidados postoperatorios son cruciales para promover una buena recuperación y prevenir complicaciones. Es esencial vigilar de cerca **los parámetros vitales**, el estado de la herida quirúrgica y la función digestiva.

Hay que tener en cuenta el riesgo de **infecciones postoperatorias** (absceso intraabdominal, infección de la herida), que a veces requieren antibióticos prolongados o el drenaje del absceso. La reanudación de la función intestinal también es un factor clave que debe vigilarse: la reanudación precoz de la alimentación oral, sujeta a una buena función intestinal, contribuye a acelerar la recuperación.

Tras una cirugía abdominal compleja pueden producirse complicaciones a largo plazo, como **adherencias** o **fístulas digestivas**, sobre todo en casos de peritonitis grave u obstrucción prolongada. Para detectar precozmente estas complicaciones y ajustar el tratamiento es necesario realizar controles periódicos y consultas de seguimiento.

- Tratamiento de los vómitos incoercibles y la deshidratación grave

El tratamiento de los vómitos incoercibles y la deshidratación grave es una urgencia médica frecuente, sobre todo en gastroenterología, donde muchas patologías pueden provocar estos síntomas. Los vómitos incoercibles, persistentes y difíciles de controlar, pueden provocar rápidamente una deshidratación grave, un desequilibrio electrolítico y otras complicaciones graves si no se tratan rápidamente. Es esencial adoptar un enfoque sistemático y riguroso para estabilizar al paciente, identificar la causa subyacente e instaurar un tratamiento adecuado dirigido a corregir las pérdidas de líquidos, al tiempo que se proporciona alivio de los vómitos.

Vómitos incoercibles: evaluación y signos clínicos

Los vómitos incoercibles repetidos y persistentes pueden estar asociados a diversas causas, como infecciones gastrointestinales, obstrucción intestinal, gastritis aguda, enfermedades metabólicas o efectos secundarios de fármacos o tratamientos como la quimioterapia. En algunos casos, también pueden ser responsables afecciones neurológicas como la migraña, o desequilibrios hormonales como la hiperémesis gravídica (ligada al embarazo).

El reto de tratar los vómitos intratables es, en primer lugar, evaluar la gravedad del estado del paciente. Los vómitos prolongados provocan una pérdida significativa de líquidos y electrolitos, en particular sodio, potasio y cloro, lo que conduce rápidamente a una **deshidratación grave** y a trastornos de líquidos y electrolitos. La pérdida de ácido clorhídrico debida a los vómitos gástricos también puede provocar una **alcalosis metabólica** que, si no se corrige, puede empeorar el estado del paciente.

Los signos clínicos a los que hay que estar atento en caso de vómitos incontrolables incluyen **taquicardia** (aceleración del ritmo cardíaco), **descenso de la tensión arterial, sequedad de las mucosas, disminución de la diuresis** y **calambres musculares**. La debilidad general, los mareos e incluso la confusión mental son también signos que deben alertar de la gravedad de la deshidratación.

Deshidratación grave: síntomas y complicaciones

La deshidratación grave es una urgencia médica en sí misma, que se produce cuando la pérdida de líquidos supera la ingesta. Se manifiesta con sed intensa, sequedad de boca, ojos hundidos y pérdida de elasticidad de la piel. **Los pacientes encamados y ancianos**, así como los que padecen comorbilidades, corren especial riesgo de deshidratación grave, ya que a menudo no compensan con una ingesta suficiente de líquidos.

Además de los signos cutáneos y bucales, hay otros más graves, como la **hipotensión ortostática** (descenso de la tensión arterial al ponerse de pie), la **oliguria** (disminución de la diuresis), la **dificultad para concentrarse** e incluso la **alteración de la consciencia**. Estos síntomas son señal de que la perfusión de los órganos vitales se ha visto comprometida, con riesgo de progresión a **shock hipovolémico** si la deshidratación no se trata con rapidez.

A nivel biológico, los análisis de sangre pueden revelar **hipernatremia** (exceso de sodio), signo de deshidratación grave, y **trastornos electrolíticos**, como hipopotasemia (disminución del potasio), que puede provocar arritmias cardiacas. La gasometría también puede indicar **alcalosis metabólica**, sobre todo en casos de vómitos prolongados.

Tratamiento inicial de los vómitos intratables y la deshidratación

El tratamiento de los vómitos incoercibles y la deshidratación grave tiene dos objetivos principales: **estabilizar al paciente** y **corregir las pérdidas de líquidos y electrolitos**. El abordaje terapéutico debe ser rápido y adaptado al estado clínico del paciente.

Rehidratación intravenosa

La rehidratación intravenosa es el primer paso esencial en el tratamiento de los vómitos intratables y la deshidratación. Debe insertarse una **vía venosa periférica** de gran calibre para permitir la administración rápida de soluciones de rehidratación. Las soluciones **salinas** (NaCl al 0,9%) o **de lactato de Ringer** suelen utilizarse para corregir la hipovolemia. La cantidad de líquido administrado depende del estado de deshidratación del paciente, evaluado en función de los signos clínicos, el peso del paciente y las pérdidas estimadas.

En casos de deshidratación de moderada a grave, suelen ser necesarias ingestas de 1 a 3 litros de líquidos en las primeras horas. Deben controlarse **los parámetros vitales** (tensión arterial, frecuencia cardiaca) y **la diuresis** para evaluar la respuesta a la rehidratación.

Corrección de los desequilibrios electrolíticos

Los trastornos electrolíticos también deben corregirse junto con la rehidratación. La administración de **potasio** es crucial, sobre todo en caso de hipopotasemia, frecuente en casos de vómitos prolongados. Una hipopotasemia grave puede provocar complicaciones cardiacas graves, como arritmias, por lo que debe corregirse bajo estrecha vigilancia.

También puede considerarse la administración de suplementos de **bicarbonato** si la alcalosis metabólica es grave y compromete el equilibrio ácido-base del paciente. Los electrolitos deben controlarse periódicamente mediante análisis de sangre para ajustar la ingesta en función de las necesidades del paciente.

Analgésicos y antieméticos

Los vómitos incontrolables pueden aliviarse administrando **antieméticos** adecuados para detener el ciclo de vómitos y mejorar el confort del paciente. Los fármacos más utilizados son **los antagonistas de los receptores de serotonina (5-HT3)**, como el ondansetrón, y **los antagonistas de los receptores de dopamina D2**, como la metoclopramida. Estos fármacos actúan directamente sobre los centros cerebrales del vómito, bloqueando las señales que provocan las náuseas y los vómitos.

En determinadas situaciones, pueden utilizarse **antihistamínicos** o **anticolinérgicos**, dependiendo de la causa de los vómitos (por ejemplo, en casos de vértigo o trastornos del equilibrio). Si los vómitos son inducidos por la quimioterapia, puede ser necesario un tratamiento más específico, a veces con **corticosteroides** o antagonistas de los receptores NK1 (neurocinina 1).

Identificar y tratar la causa subyacente

Aunque los vómitos incoercibles y la deshidratación grave son urgencias que deben tratarse rápidamente, es igual de importante **identificar la causa subyacente** para evitar que se repitan. La etiología de los vómitos incoercibles puede ser variada, y cada causa requiere un tratamiento específico.

En los casos de **infección gastrointestinal** aguda, es importante tratar la propia infección, a veces con antibióticos o antiparasitarios en función del agente infeccioso identificado. Para los pacientes que sufren **obstrucción intestinal**, **obstrucción mecánica** o **íleo**, puede ser necesario un tratamiento quirúrgico o médico adecuado, incluida la colocación de una **sonda** nasogástrica para descomprimir el estómago y aliviar los vómitos.

En casos de **gastritis aguda** o **úlceras pépticas**, la prescripción de inhibidores de la bomba de protones (IBP) es esencial para reducir la acidez gástrica y favorecer la curación de las lesiones. Los vómitos relacionados con el embarazo, como en la **hiperémesis gravídica**, requieren un tratamiento específico, con un apoyo nutricional y de líquidos adecuado.

Prevención y asistencia a largo plazo

Una vez tratada la fase aguda, es importante considerar estrategias **preventivas** para evitar la recurrencia de los vómitos y la deshidratación. Es esencial una buena educación del paciente sobre los signos precoces de deshidratación, la importancia de una hidratación adecuada y las medidas que deben tomarse en caso de recurrencia.

Para algunos pacientes con vómitos recurrentes (por ejemplo, **gastroparesia** o **síndrome de vómitos cíclicos**), puede ser necesario **un tratamiento multidisciplinar**, en el que participen gastroenterólogos, dietistas y especialistas en cuidados de apoyo, para optimizar el tratamiento a largo plazo.

2 Trabajar con el equipo para gestionar las emergencias

•   Papel del asistente en la llamada al equipo de emergencias
El papel del auxiliar asistencial en la llamada al equipo de urgencias es de vital importancia para garantizar que las situaciones críticas se aborden con rapidez y eficacia. Aunque no están directamente a cargo de las decisiones médicas, los auxiliares sanitarios desempeñan un papel fundamental en la **detección precoz de signos de deterioro** en los pacientes y en la **alerta rápida** al equipo de urgencias. Su experiencia, proximidad a los pacientes y vigilancia constante hacen de ellos una pieza clave en la cadena de atención de urgencias.

Observación e identificación de las señales de emergencia

Los auxiliares sanitarios están en primera línea en la observación de los pacientes durante toda su estancia en el hospital. Gracias a su presencia regular y al contacto directo con ellos, suelen ser los primeros en percibir **signos de deterioro** o cambios sutiles en el estado de salud del paciente. Estos signos pueden incluir un cambio en los parámetros vitales (descenso de la tensión arterial, taquicardia, reducción de la saturación de oxígeno), alteración de la conciencia, dolor repentino o inusual, dificultad respiratoria o síntomas de hemorragia (vómitos con sangre, sangre en las heces).

Por ejemplo, un paciente que de repente se muestra confuso o somnoliento, cuando unas horas antes estaba alerta, puede estar mostrando signos de **insuficiencia neurológica** o hipoxia. Otro ejemplo podría ser un paciente cuya respiración se vuelve rápida y superficial, lo que indica **dificultad respiratoria**. En estos casos, el cuidador debe evaluar inmediatamente la gravedad de la situación y decidir si llama al equipo de urgencias.

233

Tomar la iniciativa y comunicar con eficacia

Cuando se detecta **un evento agudo**, el auxiliar sanitario debe ser receptivo y asertivo para alertar rápidamente al equipo de urgencias. Es esencial que **tome la iniciativa** de iniciar la llamada sin esperar confirmación de otros miembros del equipo asistencial, porque cada minuto cuenta en situaciones críticas.

El proceso de llamada al equipo de emergencia debe realizarse de forma metódica y precisa. Esto implica no sólo marcar el número de emergencia interno o activar la alarma prevista, sino también **comunicar claramente la información esencial** a los profesionales de emergencias. El auxiliar de cuidados debe ser capaz de proporcionar rápidamente información clave, como :

- **Identidad del paciente** (nombre, edad, habitación)
- **Síntomas observados** (dificultad respiratoria, dolor torácico, pérdida de conciencia, etc.)
- **Constantes vitales actuales** (frecuencia cardiaca, tensión arterial, saturación de oxígeno)
- **Antecedentes médicos** (historial del paciente, tratamientos actuales, última evaluación médica)

Una comunicación clara y concisa garantiza que el equipo de emergencia llegue al lugar bien informado y preparado para responder de inmediato.

Preparar el entorno antes de que llegue el equipo de emergencia

Mientras espera a que llegue el equipo de emergencias, el auxiliar asistencial debe asegurarse de que el **paciente esté seguro** y de que el entorno esté preparado para facilitar la rápida intervención de los cuidadores. Esto puede incluir acciones sencillas pero cruciales como :

- **Colocar correctamente al paciente**: en caso de dificultad respiratoria, es importante colocar al paciente en posición

234

sentada o semisentada para facilitar la respiración. En caso de síncope o shock, puede ser preferible colocar al paciente en decúbito supino con las piernas elevadas para favorecer la perfusión cerebral.

- **Asegúrese de que el paciente es accesible**: retire los objetos de alrededor de la cama, ajuste la ropa de cama para que el equipo pueda intervenir rápidamente y desconecte los dispositivos no esenciales que puedan estorbar.

- **Comprobación de los dispositivos médicos**: el auxiliar de cuidados debe asegurarse de que la infusión del paciente funciona correctamente, de que hay oxígeno disponible si es necesario y de que todos los dispositivos de monitorización están colocados.

- **Preparar el material**: si es necesaria una intervención específica (por ejemplo, en caso de crisis epiléptica o infarto), el auxiliar de cuidados puede preparar determinados elementos según los protocolos, como sacar el carro de urgencias o asegurarse de que se dispone de material de reanimación.

Trabajar con el equipo de emergencia

Una vez que ha llegado el equipo de urgencias, el auxiliar de enfermería desempeña una función **de apoyo** esencial. Aunque no participan directamente en procedimientos médicos críticos (como la reanimación cardiopulmonar o la intubación), son esenciales para **proporcionar información** adicional sobre la evolución del paciente y para ayudar al equipo médico en función de sus necesidades.

El auxiliar de enfermería también puede encargarse de tareas prácticas, como **controlar los parámetros vitales** mientras interviene el equipo de urgencias, o **prestar asistencia logística** (traer material, preparar medicamentos, etc.). Su papel consiste en facilitar la intervención del equipo permaneciendo receptivo y ofreciendo un apoyo eficaz, sin dejar de atender al paciente.

El auxiliar asistencial también puede encargarse de **tranquilizar al paciente y a su familia**. Cuando llega el equipo de urgencias, puede ser un momento de ansiedad para el paciente y su familia. Manteniendo la calma y explicando lo que ocurre de forma directa, el auxiliar sanitario desempeña un papel fundamental para reducir la ansiedad y fomentar un ambiente más tranquilo en torno a la operación.

Seguimiento tras la operación

Tras la intervención del equipo de urgencias, el auxiliar asistencial sigue desempeñando un papel importante en el **seguimiento** del paciente, atento a cualquier complicación o nuevo deterioro de su estado clínico. La situación del paciente puede seguir siendo crítica en las horas siguientes a una operación de urgencia, por lo que se requiere **una vigilancia adicional**.

En colaboración con el equipo asistencial, el auxiliar de enfermería también participa en la **transmisión de información** a los equipos de socorro. Estas transmisiones deben incluir una descripción completa del incidente, las intervenciones que se han llevado a cabo y las acciones que deben realizarse para garantizar la seguridad del paciente. Se trata de una etapa crucial para garantizar la continuidad de los cuidados.

Importancia de la formación y el entrenamiento

Para ser eficaces en su función de alerta y gestión de situaciones de emergencia, los auxiliares sanitarios deben recibir formación periódica en **primeros auxilios**, **reanimación cardiopulmonar** y los **protocolos de emergencia** vigentes en el establecimiento. La formación teórica debe completarse con ejercicios prácticos, como simulacros de emergencia, para que los asistentes sanitarios se sientan capaces de reaccionar con rapidez y confianza en situaciones de tensión.

La capacidad de mantener la calma, tomar rápidamente las decisiones correctas y comunicarse con eficacia suele mejorar gracias a esta formación periódica. Una preparación rigurosa garantiza que, en los momentos críticos, el auxiliar de cuidados pueda desempeñar plenamente su papel y garantizar una atención al paciente fluida y coordinada.

- Coordinación con el equipo médico y de enfermería durante las intervenciones de urgencia

La coordinación con el equipo médico y de enfermería durante las intervenciones de urgencia es un componente esencial para garantizar la rapidez, eficacia y seguridad de la atención al paciente. En una emergencia, cada segundo cuenta, y la colaboración fluida entre los distintos miembros del equipo asistencial es esencial para prevenir complicaciones graves o salvar una vida. Aunque no es responsable de las decisiones médicas, el auxiliar de enfermería desempeña un papel fundamental en esta dinámica, garantizando la continuidad de los cuidados de apoyo, comunicándose eficazmente con el equipo médico y de enfermería y facilitando las intervenciones en cada fase.

Reconocimiento de los signos de emergencia y primeros informes

La primera fase de la coordinación en una situación de emergencia suele comenzar con el asistente sanitario, que con frecuencia es el primero en identificar **signos de deterioro** en un paciente. Ya se trate de un cambio repentino de los parámetros vitales, dificultad respiratoria, alteración del estado de conciencia o un dolor agudo inusual, el cuidador debe ser capaz de **reconocer estos primeros signos** e informar rápidamente de la urgencia al equipo médico y de enfermería.

En esos momentos, es crucial que el cuidador utilice canales de comunicación claros y directos. Debe saber **con quién ponerse en contacto** inmediatamente para iniciar la actuación (enfermeras, médicos, equipo interno de urgencias), manteniendo la calma para no agravar la ansiedad del paciente o sus familiares. Al proporcionar rápidamente **información concisa y precisa** sobre la naturaleza del deterioro (por ejemplo, "caída repentina de la tensión arterial" o "saturación de oxígeno en rápido descenso"), el asistente sanitario permite al equipo de urgencias intervenir con pleno conocimiento de causa y preparar las acciones necesarias incluso antes de llegar a la cabecera del paciente.

Preparación del entorno antes de la operación

Mientras espera a que lleguen las enfermeras y los médicos, el auxiliar de cuidados desempeña un papel activo en la **preparación del entorno** para que el equipo médico pueda intervenir con eficacia. Esto incluye acciones como :

- **Colocar** correctamente **al paciente en** función de su estado (por ejemplo, en caso de dificultad respiratoria, elevar el tórax del paciente o tumbarlo en caso de shock).
- **Preparar el material necesario**: comprobar que el equipo de monitorización (oxígeno, infusión, tensiómetro) está operativo y que el carro de urgencias está disponible y listo para ser utilizado en caso necesario.
- **Crear un entorno propicio para la operación**: despejar la zona alrededor del paciente para facilitar el acceso de los cuidadores y asegurarse de que otros dispositivos médicos no interfieran en la operación (catéteres, infusiones, etc.).

Al adoptar estas medidas, el asistente sanitario optimiza el entorno de intervención y permite al equipo de urgencias concentrarse inmediatamente en evaluar y estabilizar al paciente, sin perder tiempo.

Colaboración y apoyo durante la intervención

Una vez que llega el equipo médico y de enfermería, el cuidador debe ceder el testigo sin dejar de **desempeñar un papel de apoyo activo**. El primer paso es proporcionar un **informe rápido y**

preciso sobre el estado del paciente, indicando lo que se ha observado (síntomas, parámetros vitales), qué medidas se han tomado y cualquier otro factor relevante (por ejemplo, la medicación reciente del paciente o el tratamiento en curso). Esta transmisión de información es esencial para que enfermeros y médicos tengan una visión de conjunto de la situación y puedan tomar decisiones con conocimiento de causa.

Mientras el equipo médico lleva a cabo la evaluación y las intervenciones médicas (reanimación, intubación, administración de medicación de urgencia), el auxiliar de cuidados sigue desempeñando una función de **apoyo logístico**. Esto puede incluir tareas como :

- **Ayudar a la enfermera** controlando las constantes vitales del paciente y llevando un registro actualizado de los parámetros (tensión arterial, frecuencia cardíaca, saturación de oxígeno).
- **Proporcionar material**: asegurarse de que el equipo médico dispone de todo el material necesario (medicamentos, jeringuillas, equipo de reanimación).
- **Responder a las peticiones específicas de los cuidadores**, ya sea proporcionando dispositivos específicos o recolocando al paciente según las necesidades del equipo.

A lo largo de la intervención, es crucial que el auxiliar de cuidados mantenga una actitud **tranquila y proactiva**, al tiempo que está atento a las necesidades del equipo de urgencias. Su capacidad para anticiparse a las necesidades de los cuidadores y responder rápidamente a las peticiones contribuye a garantizar una intervención fluida, permitiendo al equipo médico concentrarse en estabilizar al paciente.

Papel en la comunicación y la continuidad asistencial

La comunicación eficaz entre los distintos miembros del equipo asistencial es esencial para garantizar **la continuidad de los cuidados** tras la intervención de urgencia. Una vez estabilizado el paciente, el asistente sanitario trabaja con el personal de enfermería para **supervisar la evolución clínica** y detectar cualquier complicación o recaída. Esto puede incluir el control de los parámetros vitales, la gestión de los dispositivos médicos y la administración de cuidados paliativos o de apoyo.

El auxiliar asistencial también debe asegurarse de que toda la información importante se transmite al equipo médico de relevo durante los cambios de equipo, o a otros profesionales que puedan intervenir en la asistencia del paciente (reanimadores, cirujanos, etc.). Esta **transmisión rigurosa** de **la información** garantiza que cada miembro del equipo tenga una visión clara y coherente del estado del paciente y de las medidas que se han tomado.

Gestionar el apoyo psicológico a los pacientes y sus familias

Además de proporcionar cuidados físicos, los auxiliares sanitarios desempeñan un papel fundamental en la prestación de apoyo psicológico a los pacientes y sus familias durante y después de una emergencia. Las situaciones de emergencia pueden ser una fuente de **estrés intenso** para los pacientes, que pueden sentir miedo o pánico ante la agitación médica que les rodea. El enfoque tranquilizador y las explicaciones sencillas del auxiliar de enfermería ayudan a calmar la ansiedad de los pacientes. Adoptando una actitud tranquila y atenta, pueden explicar lo que ocurre de forma comprensible, sin entrar en detalles técnicos que probablemente preocupen aún más al paciente.

Por lo que respecta a **los familiares**, que también pueden estar muy ansiosos, el trabajo del auxiliar de cuidados consiste en informarles de la situación sin crear pánico. Puede contarles lo que está haciendo el equipo médico y mantenerles al corriente del estado del paciente, ofreciéndoles al mismo tiempo un espacio para expresar cualquier preocupación o pregunta que puedan tener.

- Apoyo a los pacientes y sus familias en estos momentos críticos

Apoyar a los pacientes y sus familias en momentos críticos es un aspecto fundamental de la asistencia sanitaria, sobre todo en situaciones de emergencia o en momentos de gran vulnerabilidad. Cuando el pronóstico del paciente es vital o su salud se deteriora rápidamente, el apoyo emocional y psicológico adquiere tanta importancia como la gestión de los aspectos médicos. El auxiliar de enfermería, por su proximidad constante al paciente y a su familia, desempeña un papel clave en este apoyo. Su apoyo debe caracterizarse por la empatía, la amabilidad y la profesionalidad, para aliviar la ansiedad, fomentar un clima de confianza y proporcionar consuelo en un momento en el que dominan el miedo y la incertidumbre.

Apoyo emocional a los pacientes: tranquilidad y orientación

En momentos críticos, los pacientes suelen encontrarse inmersos en una **profunda ansiedad**, mezclada con dolor, confusión y vulnerabilidad. Tanto si la situación está relacionada con un rápido deterioro de su estado de salud, una operación urgente o un anuncio difícil, los pacientes pueden verse abrumados por emociones intensas, como el miedo a lo desconocido, a la muerte o al sufrimiento.

El auxiliar de enfermería desempeña un papel esencial al estar presente y disponible para el paciente. La simple **presencia física** del auxiliar de enfermería al lado del paciente, un contacto visual tranquilizador o una palabra amable pueden calmar a un paciente angustiado. En esos momentos, es importante **mantener la calma y la empatía**, escuchar sin juzgar y responder con simpatía a las preguntas o preocupaciones que pueda expresar el paciente.

Explicar claramente lo que está ocurriendo, en términos sencillos y accesibles, también puede ayudar a reducir la ansiedad del paciente. Por ejemplo, durante una operación urgente o una situación médica compleja, el asistente sanitario puede dedicar

241

unos minutos a explicar las medidas adoptadas por los médicos o enfermeros: "Le administraremos oxígeno para ayudarle a respirar" o "Estamos haciendo todo lo posible para aliviarle rápidamente". Estas breves explicaciones ayudan al paciente a **recuperar cierto control** sobre la situación y disipan el miedo que a menudo se deriva de la falta de comprensión.

En algunos casos, el paciente puede no ser capaz de comunicarse verbalmente, debido a su estado de salud (coma, intubación, dificultad respiratoria). En esos momentos, el **apoyo no verbal** resulta aún más esencial. Un gesto reconfortante, como coger la mano del paciente, ajustarle la almohada o simplemente permanecer a su lado, puede proporcionarle un profundo alivio. Este tipo de presencia, aunque sea silenciosa, transmite al paciente el mensaje de que no está solo, que está rodeado y que se tiene en cuenta su sufrimiento.

Apoyo a los familiares: escuchar e informar

La presencia de los seres queridos es a menudo una fuente de consuelo para los pacientes, pero también puede ser una **fuente de preocupación** para ellos, especialmente en momentos de crisis. Ver a un ser querido en apuros, sin poder ayudarle directamente, sume a las familias en una situación de gran vulnerabilidad emocional. El miedo a perder a un ser querido, la impotencia ante la enfermedad y la falta de comprensión de los procedimientos médicos pueden agravar el estrés y la angustia de los seres queridos.

El papel del cuidador en estos momentos es **escuchar activamente** y apoyarles con empatía. Los familiares a menudo necesitan **entender** lo que está pasando, aunque los términos médicos o técnicos no siempre sean fáciles de comprender. Es importante explicar con claridad el estado de salud del paciente, los cuidados en curso y lo que tiene previsto hacer el equipo médico. A veces, simplemente buscan tranquilidad: "¿Lo estáis haciendo todo bien? o "¿Cómo se encuentra? Aunque no son responsables de las decisiones médicas, los asistentes sanitarios pueden dar respuestas tranquilizadoras, sin falsas promesas, siendo transparentes y tranquilizadores: "Estamos haciendo todo lo posible para estabilizar su estado" o "El equipo médico está a su lado y hace todo lo posible para que se sienta mejor".

Escuchar activamente también significa ofrecer a los seres queridos un espacio para expresar sus **miedos, frustraciones y preocupaciones**. En esos momentos, pueden sentir una multitud de emociones contradictorias: rabia, tristeza, esperanza, culpabilidad. El cuidador debe acogerles con amabilidad, sin juzgarles, permitiéndoles expresar estas emociones sin intentar corregirles inmediatamente ni darles respuestas definitivas.

Gestión de situaciones críticas: equilibrio entre empatía y profesionalidad

Los momentos críticos requieren la capacidad de gestionar el estrés, manteniendo al mismo tiempo una actitud profesional. Los cuidadores tienen que encontrar un **equilibrio entre** mostrar empatía hacia sus seres queridos y el paciente, y la **capacidad** de **reacción** necesaria para actuar si el estado del paciente empeora o hay que tomar decisiones rápidas. Manteniendo la calma y un enfoque estructurado, ayudan a los familiares a sentirse **apoyados** y a evitar que el pánico o la ansiedad se apoderen de ellos.

Otro aspecto importante es **mantener a** los familiares **regularmente informados** de la evolución de la situación, siendo sinceros y ofreciéndoles actualizaciones claras. No siempre esperan soluciones inmediatas, pero sí necesitan saber que se está atendiendo la situación, que la atención es continua y que nada se deja al azar.

Cuando se toman decisiones médicas complejas, o en situaciones en las que el pronóstico es sombrío, las familias suelen enfrentarse a elecciones difíciles (por ejemplo, al decidir interrumpir el tratamiento o recibir cuidados paliativos). En esos momentos, el cuidador puede ayudar **ofreciendo apoyo emocional**: permaneciendo presente, explicando términos médicos complejos de forma sencilla y comprensible, y acompañando a las familias en el proceso de reflexión, sin influir en sus decisiones.

Apoyo tras la crisis: presencia y seguimiento permanentes

Una vez estabilizada la situación, o tras un acontecimiento crítico (como una parada cardiaca o una intervención quirúrgica de urgencia), el apoyo al paciente y su familia no cesa. Los cuidadores deben asegurarse de **proporcionar un apoyo emocional** y psicológico continuo. Incluso después de una mejoría, los pacientes pueden seguir afectados por lo que han pasado, con temores sobre su futuro y dudas sobre su capacidad de recuperación. El apoyo posterior a la crisis puede **ayudar a promover la reconstrucción** psicológica, al estar disponible para responder a sus preocupaciones y tranquilizarles sobre los cuidados futuros.

Los familiares, por su parte, pueden estar emocional y físicamente agotados por la terrible experiencia. Apoyarles significa seguir manteniéndoles informados de la evolución del paciente, ofrecerles un espacio para expresar sus emociones después y remitirles, si es necesario, a servicios de apoyo psicológico o grupos de discusión.

3 Gestión de las emociones y el estrés en situaciones de emergencia

- Mantener la calma y la concentración bajo presión

Mantener la calma y la concentración bajo presión es una habilidad esencial, especialmente en la asistencia sanitariadonde , las situaciones de emergencia, el sufrimiento de los pacientes y las exigencias constantes pueden crear un entorno de estrés constante. Ya sea respondiendo a una emergencia, gestionando una crisis médica o afrontando decisiones críticas, la capacidad de mantener el control de las propias emociones sin perder de vista las prioridades es crucial para la seguridad del paciente y la calidad de la asistencia. Esta habilidad se adquiere no sólo a través de la experiencia, sino también mediante estrategias específicas y una preparación mental adaptada para afrontar los retos de la vida cotidiana en un entorno exigente.

El papel de la calma en situaciones de estrés

La calma se percibe a menudo como un estado de ánimo, pero es sobre todo una respuesta **fisiológica** y emocional **controlada** al estrés o la presión externos. En momentos de crisis, como un deterioro repentino del estado de un paciente, puede cundir el pánico si los cuidadores no son capaces de controlar sus emociones. Esto no sólo puede afectar a la calidad de los cuidados, sino también aumentar los niveles de estrés del equipo y los familiares.

Mantener la calma permite **despejar la mente**, tomar decisiones más racionales y evaluar las prioridades de forma ordenada. Por ejemplo, ante una urgencia respiratoria, la reacción instintiva puede ser actuar con rapidez sin tomarse tiempo para pensar. Sin embargo, es en esos momentos cuando la calma se convierte en la base para tomar decisiones con conocimiento de causa: comprobar las constantes vitales, colocar al paciente en la posición adecuada, pedir ayuda de forma estructurada. Actuando con calma, el cuidador puede evitar errores precipitados que podrían comprometer la seguridad del paciente.

Concentración bajo presión: centrarse en lo esencial

La concentración en un entorno bajo presión depende de la capacidad de filtrar las distracciones y centrarse en **las prioridades inmediatas**. La asistencia sanitaria, sobre todo en situaciones de emergencia, suele ir acompañada de una gran variedad de estímulos: ruido de las máquinas, conversaciones,

245

ansiedad de los familiares, llamadas repetidas. En este contexto, es esencial aprender a **priorizar las acciones**.

Una forma eficaz de mantener la concentración es **estructurar mentalmente** los pasos que hay que dar. Por ejemplo, en caso de parada cardiaca, el cuidador debe concentrarse primero en las medidas vitales que hay que tomar: iniciar la reanimación cardiopulmonar (RCP), controlar los parámetros vitales y delegar ciertas tareas en otros miembros del equipo. Establecer **objetivos precisos** para cada momento crítico ayuda a evitar verse desbordado por la presión circundante.

La respiración controlada puede ser una herramienta sencilla pero poderosa para mejorar la concentración. Cuando se está bajo presión, la respiración suele ser superficial y rápida, lo que puede exacerbar el estrés. Respirar profundamente reduce la tensión fisiológica, aporta más oxígeno al cerebro y restablece la claridad mental.

Gestionar las emociones para tener éxito

Las emociones pueden volverse rápidamente abrumadoras en situaciones que ponen en peligro la vida. El miedo a equivocarse, la ansiedad ante un suceso trágico o la frustración por el empeoramiento de la situación pueden interferir en la capacidad de tomar decisiones racionales y eficaces. Para mantener la calma y la concentración, es fundamental **reconocer las emociones** sin dejarse dominar por ellas.

Un enfoque consiste en **tomar distancia de** la situación, incluso en los momentos de crisis. Recordar que cada etapa es un proceso, que el equipo está ahí para trabajar juntos y que las decisiones se toman gradualmente puede ayudar a relativizar la presión. Por ejemplo, en una situación de emergencia, un auxiliar de cuidados puede sentirse ansioso ante la idea de no intervenir con la suficiente rapidez. Sin embargo, al concentrarse en lo que puede controlar (preparar el equipo, observar atentamente los parámetros vitales, alertar al equipo médico), es capaz de **transformar esa ansiedad** en acciones concretas y productivas.

También es importante no **interiorizar el estrés** o las emociones de los demás. Los servicios de urgencias hospitalarios son lugares donde el sufrimiento, el miedo a los seres queridos y las exigencias de los compañeros pueden crear un ambiente de tensión colectiva. Sin embargo, mantenerse centrado en las propias responsabilidades, sin dejarse abrumar por la ansiedad que le rodea, ayuda a mantener un alto nivel de rendimiento.

Anticipación y preparación: las claves para gestionar la presión

Una de las formas más eficaces de mantener la calma y la concentración bajo presión es prepararse con antelación. **La preparación mental** y técnica permite abordar las situaciones de emergencia con un plan claro, automatismos bien establecidos y capacidad para reaccionar metódicamente.

Los ejercicios de simulación, que se utilizan con frecuencia en entornos hospitalarios, proporcionan **entrenamiento para situaciones de crisis** sin la carga emocional real. Estos ejercicios ayudan a reforzar las habilidades técnicas al tiempo que entrenan la mente para mantener la calma ante emergencias simuladas. Cuando surgen emergencias reales, estos automatismos facilitan la gestión del estrés, porque las medidas que hay que tomar ya se conocen y se han ensayado.

Anticiparse a las situaciones también ayuda a **reducir la incertidumbre**, que suele ser una fuente de estrés. Saber dónde encontrar las herramientas de emergencia, dominar los protocolos de intervención y conocer bien el historial médico de los pacientes de alto riesgo permite centrarse en lo esencial en caso de crisis.

Comunicación bajo presión: un pilar de la concentración

Una comunicación clara y precisa es esencial para mantener la concentración bajo presión. En un entorno de gran tensión, la forma de **comunicarse con los demás miembros del equipo** influye directamente en la eficacia de la coordinación. Hablar de forma concisa, dar información precisa sobre el estado del paciente o formular peticiones claras ayudan a evitar confusiones y a mantener al equipo alineado con las prioridades.

Los debates deben mantenerse **tranquilos y estructurados**, aunque la situación sea crítica. Utilizar frases cortas y enunciar explícitamente cada tarea facilita la toma de decisiones y evita malentendidos. Por ejemplo, en una emergencia, decir "Voy a comprobar la saturación, por favor prepare la infusión" dirige claramente las acciones que hay que realizar y evita cualquier confusión o pérdida de tiempo.

Cuidarse para gestionar mejor la presión

Mantener la calma y la concentración bajo presión no es sólo una cuestión de habilidades técnicas o mentales. El **bienestar físico y psicológico** del cuidador también es crucial. Cuidar el cuerpo comiendo bien, durmiendo lo suficiente y haciendo ejercicio con regularidad ayuda a afrontar mejor las situaciones de estrés.

Del mismo modo, **gestionar el estrés a diario** mediante técnicas de relajación (como la meditación, la coherencia cardiaca o el yoga) ayuda a mejorar la resiliencia ante las presiones profesionales. Estas prácticas ayudan a liberar la tensión acumulada y a mantener un estado de ánimo sereno, incluso en entornos difíciles.

- Técnicas para gestionar el propio estrés y apoyar a los compañeros

Gestionar el propio estrés y apoyar a los compañeros son habilidades esenciales en entornos profesionales de gran presión, como la profesión médica. Los cuidadores suelen estar expuestos a situaciones intensas en las que la urgencia, el sufrimiento del paciente y las cargas emocionales pueden provocar estrés crónico. Saber gestionar este estrés de forma eficaz y, al mismo tiempo, ofrecer apoyo a los compañeros es esencial para mantener un entorno de trabajo saludable, garantizar una asistencia de calidad y prevenir el agotamiento. Esta gestión se basa tanto en estrategias personales como en acciones colectivas para crear una dinámica de colaboración positiva y resistente.

Comprender y reconocer el propio estrés

Antes de poder gestionar el estrés con eficacia, es esencial comprender los **signos y los factores desencadenantes**. El estrés se manifiesta de forma diferente en cada persona: algunas sienten tensión física (dolores musculares, de cabeza), otras agitación mental (dificultad para concentrarse, pensamientos intrusivos), o emociones como irritabilidad o cansancio. Identificar los primeros signos de estrés significa que puedes tratarlos rápidamente, antes de que se agraven.

El primer paso es aprender a **escuchar a tu cuerpo y a tu mente**. Ser consciente de los momentos en que aumenta el estrés (por ejemplo, antes de una operación compleja, durante una situación de emergencia o ante una sobrecarga de trabajo) te ayuda a adaptar tu comportamiento en consecuencia. Este trabajo de reconocimiento es fundamental para evitar que el estrés se cronifique o se extienda a las relaciones profesionales.

Técnicas personales de gestión del estrés

Una vez identificado el estrés, es esencial adoptar técnicas para **calmarlo y gestionarlo** a diario. Entre las estrategias más eficaces están **las técnicas de respiración**, que calman instantáneamente el sistema nervioso y ayudan a volver a concentrarse. Por ejemplo, **la coherencia cardiaca**, que consiste en inspirar durante

5 segundos y luego espirar durante 5 segundos, durante unos minutos, ayuda a regular los latidos del corazón y a reducir la tensión interior.

Las pausas conscientes también son cruciales. En un entorno asistencial en el que los cuidadores están constantemente solicitados, es fácil olvidarnos de nosotros mismos y no dar nunca un paso atrás. Sin embargo, las pausas breves, aunque sean de unos minutos, para estirarse, tomar un vaso de agua o simplemente respirar hondo, pueden **aliviar la presión y** permitir volver al trabajo más concentrado y sereno. Estos momentos no deben verse como una pérdida de tiempo, sino como una **recarga** necesaria para seguir rindiendo y evitar el exceso de trabajo.

Gestionar las prioridades es otro de los pilares de la gestión del estrés. Saber organizar el día en función de lo que es realmente urgente e importante ayuda a no sentirse abrumado por las tareas pendientes. Es útil crear una **lista de tareas** y priorizar las acciones en función de su impacto inmediato en la atención al paciente. Esto ayuda a mantener una visión clara y evita que te sientas abrumado por el enorme volumen de trabajo.

La actividad física regular también es esencial para aliviar el estrés acumulado. El ejercicio físico libera endorfinas, las hormonas del bienestar, y reduce la tensión muscular causada por el estrés. Ya sea caminar, hacer yoga, nadar o correr, encontrar una actividad que proporcione ejercicio físico ayuda a mantener el equilibrio mental.

Cuidar de uno mismo para cuidar mejor de los demás

Un aspecto fundamental de la gestión del estrés es la idea de que un cuidador debe **cuidar** primero **de sí mismo antes de** poder ofrecer cuidados de calidad a los demás. Esto significa mantener **un estilo de vida equilibrado**: dormir bien, comer sano y tomarse tiempo libre para relajarse.

El sueño, por ejemplo, desempeña un papel crucial en nuestra capacidad para gestionar el estrés. Un sueño insuficiente o de mala calidad puede aumentar la fatiga, reducir la capacidad de concentración y hacernos más vulnerables a las presiones del día. Por eso es esencial mantener un **ritmo de sueño regular**, incluso cuando se trabaja en horarios escalonados. Una buena rutina de sueño significa que te levantas descansado y preparado para afrontar los retos del día.

También es importante preservar los momentos de **desconexión**, lejos del entorno laboral. Tomarse tiempo para uno mismo, ya sea a través de aficiones, actividades creativas o simplemente momentos de calma, ayuda a regenerarse mentalmente. Estos periodos de desconexión permiten alejarse del estrés del trabajo y evitar el agotamiento emocional.

Ayudar a los compañeros a gestionar el estrés

En un entorno tan exigente como la sanidad, el apoyo entre compañeros es fundamental. Trabajar en un clima de **atención y solidaridad** crea un marco en el que todos se sienten respaldados, incluso en momentos de gran presión. El estrés compartido por el equipo puede aliviarse cuando se afronta colectivamente.

El apoyo mutuo empieza con pequeños gestos cotidianos, como preguntar a un compañero cómo se siente, ofrecerse a ayudarle cuando está agobiado o simplemente escucharle cuando necesita hablar. Estos sencillos gestos refuerzan el vínculo entre los miembros del equipo y crean una atmósfera de **confianza y cooperación**.

También es importante **reconocer los signos de estrés** en los demás. A veces, un compañero puede sentirse abrumado sin darse cuenta, o no atreverse a pedir ayuda. Detectar los signos de agotamiento (irritabilidad, fatiga visible, aislamiento) y ofrecer un apoyo proactivo puede desactivar situaciones que podrían conducir al agotamiento.

Fomentar las **pausas conjuntas**, sobre todo en periodos intensos, es una forma de tomarse un momento para respirar juntos, hablar de las cosas y liberar la presión. Estas pausas colectivas refuerzan la cohesión del equipo y nos recuerdan que todos estamos ahí para apoyarnos mutuamente.

La comunicación como palanca de apoyo

La **comunicación abierta** y sin prejuicios es esencial para apoyar a los compañeros. Expresar tus sentimientos, compartir tus experiencias y hablar de las dificultades que has encontrado no sólo alivia tu propio estrés, sino que también ayuda a los demás a sentirse menos solos en sus dificultades. Los momentos **de reflexión** tras intervenciones difíciles o situaciones estresantes son muy valiosos para que todos hablen de cómo se han sentido y se reduzca así la acumulación de tensiones no expresadas.

También es importante **evitar juzgar o criticar** cuando un compañero muestra signos de fatiga o estrés. El objetivo debe ser crear un entorno en el que los cuidadores se sientan seguros para expresar su vulnerabilidad sin temor a parecer débiles. Esto implica **una escucha activa**, una atención genuina a lo que dice la otra persona y un apoyo verbal afirmativo: "Estás haciendo un buen trabajo", "No dudes en pedir ayuda si la necesitas".

Fomentar la resiliencia colectiva

La resiliencia colectiva es la capacidad de un equipo para superar juntos los retos y salir fortalecido. Al apoyar activamente a sus colegas, los auxiliares asistenciales contribuyen a crear una **cultura de apoyo mutuo**, en la que todos se sienten responsables del bienestar de los demás. Esto se traduce en una dinámica en la que, en caso de sobrecarga de trabajo o situación de crisis, los miembros del equipo se reparten las tareas de forma flexible y adaptable.

Un entorno de trabajo resiliente también se construye estableciendo momentos de **reflexión colectiva**, en los que el equipo puede debatir prácticas de gestión del estrés, compartir consejos y animarse mutuamente a adoptar comportamientos que promuevan el bienestar. Estos debates refuerzan la cohesión y el compromiso compartido de mantener una buena salud mental y física.

Capítulo 8

Uso de tecnologías y dispositivos médicos en gastroenterología

1 Comprender y manejar los dispositivos utilizados en gastroenterología

- Bombas de alimentación enteral y parenteral: funcionamiento y control

Las bombas de nutrición enteral y parenteral desempeñan un papel esencial en el cuidado de los pacientes que no pueden ingerir alimentos por vía oral debido a trastornos digestivos, enfermedades graves o intervenciones quirúrgicas. Estos dispositivos proporcionan una nutrición adaptada a las necesidades específicas del paciente, al tiempo que reducen el riesgo de complicaciones relacionadas con la desnutrición o la administración inadecuada de nutrientes. Comprender su funcionamiento y los principios de su seguimiento es esencial para garantizar la seguridad y el bienestar de los pacientes.

Alimentación enteral: principios y funcionamiento de las bombas

La alimentación enteral consiste en administrar nutrientes directamente en el tubo digestivo a través de una sonda (nasogástrica, nasoyeyunal o gastrostomía). Se prefiere cuando el tubo digestivo es funcional, pero el paciente no puede comer normalmente, ya sea por problemas de deglución, enfermedades digestivas o afecciones que requieran un apoyo nutricional intensivo.

Funcionamiento de las bombas de alimentación enteral

Las bombas de alimentación enteral son dispositivos utilizados para administrar nutrientes de forma continua o intermitente a través de una sonda digestiva. Proporcionan una alimentación controlada en cuanto a caudal y volumen, evitando así los riesgos de **reaspiración** o **sobrecarga digestiva**.

Estas bombas funcionan suministrando nutrición líquida preparada en bolsas o recipientes directamente a través de la sonda insertada en el estómago o el intestino del paciente. El caudal de la bomba puede ajustarse a las necesidades individuales del paciente, lo que permite una administración lenta y regular durante un periodo prolongado o en momentos concretos del día.

La ventaja de estas bombas es que pueden programarse con precisión para adaptar el ritmo de administración (generalmente en mililitros por hora) y alertar en caso de problema (obstrucción de la sonda, fin de la nutrición, mal funcionamiento). De este modo, los cuidadores pueden controlar de forma fiable el aporte nutricional y ajustar los parámetros en función de la evolución del estado clínico del paciente.

Monitorización de pacientes con alimentación enteral

El seguimiento es esencial para prevenir complicaciones y garantizar la buena tolerancia de la dieta. Es necesario controlar varios aspectos:

1. **Vigilancia del lugar de** inserción de **la** sonda: Es fundamental comprobar periódicamente el estado del lugar de inserción de la sonda, sobre todo en el caso de las gastrostomías o yeyunostomías. Busque signos de irritación o infección (enrojecimiento, calor, secreción) y asegúrese de que la sonda está bien sujeta para evitar tirones o desplazamientos.

2. **Tolerancia digestiva**: es importante vigilar los síntomas que podrían indicar intolerancia a la alimentación enteral, como náuseas, vómitos, distensión abdominal o diarrea. También puede realizarse un seguimiento periódico del **residuo gástrico** (aspirando suavemente a través de la sonda para medir la cantidad de contenido en el estómago) para evaluar si el paciente tolera bien el alimento, sobre todo en los primeros días de administración.

3. **Hidratación y diuresis**: Aunque la alimentación enteral proporciona líquidos, es esencial asegurarse de que el paciente permanece suficientemente hidratado. El

cuidador debe vigilar el estado de las mucosas, la diuresis y la aparición de signos de deshidratación.

4. **Monitorización de los parámetros vitales**: Los cambios en los parámetros vitales, como taquicardia o hipotensión, pueden indicar una complicación metabólica o infecciosa que requiera atención rápida.

5. **Mantenimiento de la bomba**: Es importante controlar la bomba para asegurarse de que funciona correctamente, de que no hay **obstrucciones** en la sonda, de que las bolsas de nutrición están conectadas correctamente y de que la nutrición se suministra al ritmo prescrito. Si la bomba emite una alarma, debe revisarse inmediatamente para resolver el problema (batería baja, tubo doblado o mal colocado, etc.).

Nutrición parenteral: principios y funcionamiento de las bombas

La nutrición parenteral se utiliza cuando el aparato digestivo del paciente no funciona o no puede utilizarse, como en el caso de **síndromes de malabsorción**, obstrucciones intestinales o tras ciertas cirugías mayores. Consiste en administrar nutrientes directamente en el torrente sanguíneo, a menudo por vía central (como un catéter venoso central) o periférica.

Funcionamiento de las bombas de nutrición parenteral

Las bombas de nutrición parenteral suministran mezclas nutritivas de proteínas, hidratos de carbono, lípidos, electrolitos y vitaminas directamente al torrente sanguíneo, lo que garantiza un aporte completo de nutrientes.

Estas bombas permiten controlar con precisión la cantidad y la velocidad de infusión de estas soluciones nutritivas. Al igual que ocurre con la alimentación enteral, el uso de una bomba garantiza una administración **regular y segura**, con la posibilidad de ajustar los caudales en función de las necesidades del paciente. Las bombas de nutrición parenteral también deben configurarse para evitar errores de infusión, como una infusión demasiado rápida, que podría provocar peligrosos desequilibrios metabólicos (hiperglucemia, sobrecarga de lípidos, etc.).

Seguimiento de pacientes con nutrición parenteral

Aunque la nutrición parenteral puede salvar vidas en determinadas situaciones, conlleva un mayor riesgo de **complicaciones metabólicas e infecciosas**, lo que requiere un seguimiento riguroso.

1. **Vigilancia de las infecciones** : Los pacientes que reciben nutrición parenteral a través de un catéter central corren el riesgo de contraer infecciones graves, como **la septicemia**. Es fundamental vigilar la temperatura del paciente, así como el estado de la zona de inserción del catéter, para detectar precozmente signos de infección (enrojecimiento, calor, dolor). El manejo del catéter debe ser riguroso: deben seguirse protocolos de higiene estrictos (lavado de manos, desinfección de los puntos de acceso) para minimizar el riesgo de infección.

2. **Control de los desequilibrios metabólicos**: La nutrición parenteral puede inducir desequilibrios, en particular hiperglucemia, hipopotasemia o hiperlipidemia. Por lo tanto, los pacientes deben someterse a **pruebas de laboratorio periódicas**, en particular para controlar los niveles de glucosa en sangre, los electrolitos y las pruebas de función hepática y renal.

3. **Tolerancia de la infusión**: Es esencial vigilar la tolerancia del paciente a la infusión, en particular asegurándose de que la nutrición se administra sin complicaciones (sin hinchazón local ni infiltración en el punto de inyección). Cualquier cambio en la velocidad de infusión puede

provocar complicaciones graves, como sobrecarga de volumen o trastornos metabólicos.

4. **Vigilancia de los** parámetros vitales: La vigilancia estrecha de los parámetros vitales (frecuencia cardiaca, tensión arterial, temperatura) es crucial para detectar cualquier signo de complicación, en particular reacciones infecciosas o desestabilización metabólica.

5. **Funcionamiento y mantenimiento de la bomba**: La bomba parenteral debe comprobarse periódicamente para asegurarse de que funciona correctamente, de que los conductos de infusión están libres y de que se mantiene el caudal prescrito. Cualquier anomalía o alarma debe comprobarse y corregirse inmediatamente.

• Sondas nasogástricas y sondas de gastrostomía: colocación y mantenimiento

Las sondas nasogástricas y de gastrostomía son dispositivos esenciales utilizados para administrar nutrientes, medicación o drenar líquidos cuando los pacientes no pueden comer por vía oral. Su papel es especialmente crucial en el tratamiento de pacientes que padecen trastornos de la deglución, enfermedades crónicas que afectan al aparato digestivo o tras determinadas intervenciones quirúrgicas. Aunque su principio de uso es similar, estas sondas difieren en la forma en que se colocan y el tiempo que se utilizan. Comprender su funcionamiento, las técnicas de colocación y el mantenimiento necesario es fundamental para garantizar la seguridad y el bienestar de los pacientes, reduciendo al mismo tiempo el riesgo de complicaciones.

Sondas nasogástricas: colocación y mantenimiento

La sonda nasogástrica (SNG) es un tubo flexible que se introduce por la nariz hasta el estómago para permitir la administración de alimentos o medicamentos, o para aspirar el contenido gástrico. Esta sonda suele utilizarse en situaciones temporales, durante la alimentación enteral o el drenaje gástrico, sobre todo después de una intervención quirúrgica, en caso de parálisis del aparato digestivo o de necesidad de descompresión gástrica.

Colocación de una sonda nasogástrica

La colocación de una sonda nasogástrica es un procedimiento delicado que debe realizarse con sumo cuidado para evitar complicaciones como lesiones nasales, irritación esofágica o malposición en la vía aérea. Antes de la inserción, es importante explicar el procedimiento al paciente para reducir la ansiedad y garantizar su cooperación.

1. **Preparación**: El celador o la enfermera comienzan **midiendo** la longitud necesaria de la sonda colocándola a lo largo de la cara del paciente, desde la fosa nasal hasta la oreja, y luego bajando hasta la base del esternón. Esta medición ayuda a estimar la profundidad de inserción para garantizar que la sonda llegará al estómago.

2. **Inserción**: Tras lubricar la sonda para facilitar su paso, se introduce a través de una de las fosas nasales. Se anima al paciente a **tragar** durante la inserción para facilitar el avance de la sonda hasta el esófago. Es esencial estar atento a los signos de molestias respiratorias (tos, ahogo), que podrían indicar que la sonda está mal colocada en la vía aérea.

3. **Comprobación de la posición**: Una vez colocada la sonda, es fundamental **comprobar su posición** en el estómago antes de utilizarla. El método más habitual consiste en **aspirar el contenido gástrico** para comprobar

que el líquido extraído es ácido (pH inferior a 5,5). El otro método, más seguro, es hacer una **radiografía** para confirmar la ubicación en el estómago, sobre todo cuando se introduce la sonda por primera vez o si hay alguna duda.

Mantenimiento de la sonda nasogástrica

El mantenimiento regular de la sonda nasogástrica es esencial para evitar obstrucciones e infecciones y garantizar una buena tolerancia.

1. **Vigilancia de la zona nasal**: Es importante vigilar periódicamente la **zona de inserción** para detectar irritación o ulceración de la fosa nasal. El roce continuo de la sonda puede provocar lesiones cutáneas e infecciones locales. La sonda debe estar bien sujeta para evitar movimientos excesivos, y pueden recomendarse cuidados nasales (aplicación de cremas hidratantes) para limitar la irritación.

2. **Mantener la permeabilidad del** catéter: Es vital lavar el catéter regularmente con agua estéril o solución salina para evitar **obstrucciones**. Esto es especialmente importante después de administrar medicamentos o alimentos espesos. En caso de obstrucción, la aspiración suave o el uso de productos enzimáticos pueden ayudar a desobstruir el catéter.

3. **Vigilancia de las complicaciones**: Es esencial vigilar la aparición de signos de intolerancia a la alimentación enteral, como **náuseas, vómitos, distensión** abdominal o dolor abdominal. También debe vigilarse al paciente para detectar cualquier signo de **falsa vía**, sobre todo en pacientes de riesgo, lo que podría indicar que la sonda se ha desplazado a la vía aérea.

4. **Retirada de la sonda**: La sonda nasogástrica puede retirarse una vez restablecida la alimentación normal o si ya no es necesaria. La retirada debe realizarse con cuidado, después de desconectar cualquier alimentación o succión, y siempre teniendo cuidado de no causar lesiones nasales o esofágicas.

Sonda de gastrostomía: colocación y mantenimiento

La sonda de gastrostomía es un dispositivo de alimentación más permanente que la sonda nasogástrica, que se inserta directamente en el estómago a través de la pared abdominal. Se utiliza en pacientes que requieren alimentación enteral prolongada (de varias semanas a varios meses), como los que padecen enfermedades neurológicas graves o cánceres de cabeza y cuello que impiden tragar.

Colocación de la sonda de gastrostomía

La colocación de una sonda de gastrostomía suele hacerse por vía endoscópica (gastrostomía endoscópica percutánea o **PEG**) o a veces quirúrgicamente. La intervención se realiza con anestesia local o general, según el estado del paciente.

1. **Endoscopia**: Se introduce un **endoscopio** a través de la boca del paciente hasta el estómago para visualizar el interior y guiar la inserción de la sonda. Se practica una pequeña incisión en la pared abdominal y la sonda se introduce a través de esta abertura directamente en el estómago.

2. **Fijación de la sonda**: Una vez introducida, la sonda se **fija** en el interior del estómago mediante una placa o un globo, mientras que en el exterior, un disco de fijación mantiene la sonda en su sitio sobre la piel.

Mantenimiento de la sonda de gastrostomía

El mantenimiento de una sonda de gastrostomía es esencial para evitar infecciones locales, desplazamientos de la sonda u obstrucciones.

1. **Cuidado del lugar de inserción**: El lugar de inserción debe limpiarse regularmente con suero fisiológico o agua estéril para evitar infecciones. Es fundamental vigilar la zona alrededor de la sonda para detectar signos de irritación, inflamación o **pérdidas** gástricas. Si hay enrojecimiento, dolor o supuración, debe sospecharse una infección y tratarla rápidamente.

2. **Prevención** de **obstrucciones**: Al igual que con las sondas nasogástricas, la sonda de gastrostomía debe enjuagarse regularmente con agua estéril después de cada uso para evitar obstrucciones. También es aconsejable comprobar regularmente que la sonda está correctamente colocada y que no está doblada ni obstruida.

3. **Vigilancia de las complicaciones**: Es importante vigilar los signos de **fuga gástrica**, infección del lugar de inserción u obstrucción de la sonda. Si la sonda se desprende, suele ser necesaria una reinserción profesional para evitar complicaciones. Además, deben vigilarse las náuseas, el dolor abdominal o los signos de malabsorción para poder ajustar en consecuencia la alimentación enteral.

4. **Cambio de la sonda**: La sonda de gastrostomía debe cambiarse periódicamente, en general cada 6 a 12 meses, según el tipo de dispositivo. Este cambio lo realiza un profesional sanitario en rigurosas condiciones de asepsia para evitar cualquier infección.

- Dispositivos de monitorización (pulsioxímetros, tensiómetros)

Los dispositivos de monitorización, como los pulsioxímetros y los tensiómetros, desempeñan un papel crucial en el control del estado de salud de los pacientes, ya que proporcionan información vital de forma continua o intermitente. Su uso está especialmente extendido en las unidades de cuidados intensivos, los servicios de urgencias y junto a la cama de los pacientes cuyo estado requiere una estrecha vigilancia. Estos dispositivos permiten evaluar en tiempo real las funciones cardiovasculares y respiratorias, lo que facilita la detección precoz de complicaciones y orienta las decisiones médicas. Un conocimiento profundo de su funcionamiento, interpretación y mantenimiento es esencial para garantizar una asistencia segura y eficaz.

Pulsioxímetro: funcionamiento y control

El pulsioxímetro, también conocido como saturómetro, es un aparato que mide **la saturación de oxígeno** en la sangre, es decir, el porcentaje de hemoglobina oxigenada. También proporciona una lectura de **la frecuencia cardiaca**. Este aparato se utiliza mucho para monitorizar a pacientes que sufren patologías respiratorias o cardiacas, o durante una intervención quirúrgica, con el fin de evaluar en tiempo real la capacidad de la sangre para transportar oxígeno a los tejidos.

Cómo funciona el pulsioxímetro

El pulsioxímetro funciona mediante una sonda, que suele colocarse en un dedo de la mano o del pie o en el lóbulo de la oreja. El dispositivo utiliza tecnología de **absorción de luz** para medir la saturación de oxígeno. Dos haces de luz (roja e infrarroja) atraviesan el tejido y se analiza la cantidad de luz absorbida por la hemoglobina oxigenada y desoxigenada. El porcentaje de saturación de oxígeno se calcula comparando estos dos tipos de absorción. La saturación normal suele situarse entre el 95% y el 100%, mientras que una saturación inferior al 90% indica **hipoxemia**, que requiere intervención.

Monitorización con pulsioxímetro

La monitorización con pulsioxímetro es una forma rápida y no invasiva de **detectar la hipoxia** o el deterioro respiratorio. Resulta especialmente útil en situaciones de emergencia, en el postoperatorio o durante infecciones respiratorias agudas como la neumonía o las exacerbaciones de EPOC.

1. **Interpretación de los valores**: Es importante conocer el valor normal de saturación de oxígeno para cada paciente, ya que puede variar en función de los antecedentes médicos, como en las enfermedades pulmonares crónicas. Una caída rápida de la saturación debe alertar al cuidador de un posible **compromiso respiratorio**, que requiera la administración de oxígeno, una intervención médica rápida o una reevaluación de la ventilación.

2. **Tolerancia del paciente y ajustes** : Ciertas condiciones, como una mala perfusión periférica (debida al frío, hipotensión o shock), pueden afectar a la fiabilidad de las lecturas del oxímetro. En estos casos, se puede ajustar la colocación de la sonda para obtener lecturas más precisas (en una parte diferente del cuerpo) o utilizar otro dispositivo para confirmar los resultados.

3. **Alarmas y monitorización continua**: el pulsioxímetro puede programarse para que emita alarmas en caso de saturación baja o frecuencia cardiaca anormal. Esto es esencial para pacientes en cuidados intensivos o con ventilación mecánica, en los que una caída rápida de la saturación podría indicar **dificultad respiratoria**.

Tensiómetros: funcionamiento y control

Un tensiómetro es un aparato utilizado para medir **la tensión arterial**, un indicador clave de la salud cardiovascular. La tensión arterial refleja la fuerza que ejerce la sangre contra las paredes de las arterias, y suele medirse en milímetros de mercurio (mmHg).

Se registran dos valores: **la** presión **sistólica** (cuando el corazón se contrae) y la presión **diastólica** (cuando el corazón se relaja entre latidos).

¿Cómo funcionan los tensiómetros?

Existen dos tipos de tensiómetros de uso común: **manuales** y **automáticos**.

1. **Esfigmomanómetro manual**: Este tipo de aparato requiere el uso de un manguito inflable, un estetoscopio y un manómetro. El manguito se coloca alrededor del brazo del paciente y se infla para comprimir la arteria braquial. Escuchando los ruidos arteriales con el estetoscopio, el cuidador desinfla gradualmente el manguito, y los primeros ruidos que se oyen corresponden a **la presión sistólica**. Cuando los ruidos cesan, esto indica **presión diastólica**.

2. **Tensiómetro automático**: de uso más común, funciona de forma similar, pero no requiere estetoscopio. El aparato infla automáticamente el manguito y utiliza un sensor para detectar las oscilaciones arteriales, proporcionando una lectura rápida y precisa de la tensión arterial. Estos dispositivos suelen programarse para controlar la tensión arterial a intervalos regulares, lo que los hace especialmente útiles para la monitorización continua del paciente.

Control con tensiómetros

La medición periódica de la tensión arterial permite controlar el estado hemodinámico del paciente y detectar **anomalías** que puedan indicar un deterioro clínico.

1. **Interpretación de los valores**: La tensión arterial normal se sitúa en torno a 120/80 mmHg. **La hipotensión** (tensión arterial baja) puede indicar shock, deshidratación grave o un problema cardíaco, mientras que **la hipertensión** (tensión arterial alta) puede indicar un mayor riesgo de ictus, infarto de miocardio o insuficiencia cardíaca. Los valores deben interpretarse teniendo en cuenta el estado general del paciente y su historial médico.

2. **Frecuencia de medición**: Dependiendo del estado clínico, la presión arterial puede medirse a intervalos regulares (por ejemplo, cada hora en pacientes de cuidados intensivos) o con mayor frecuencia en pacientes estables. En los casos críticos, suele ser necesaria una monitorización continua mediante un **tensiómetro automático** para seguir las fluctuaciones rápidas de la presión arterial.

3. **Ajuste del manguito**: Es importante asegurarse de que el **manguito** es del tamaño adecuado y está colocado correctamente para obtener una medición precisa. Un manguito demasiado grande o demasiado pequeño puede dar lugar a lecturas incorrectas. El manguito debe colocarse por encima del codo, con el sensor centrado en la arteria braquial.

Monitorización de pacientes con oxímetros y tensiómetros

Los pulsioxímetros y los tensiómetros proporcionan datos en tiempo real que ayudan a evaluar el estado hemodinámico y respiratorio de los pacientes. La monitorización continua o frecuente con estos dispositivos puede detectar anomalías antes de que se agraven, lo que es especialmente importante en pacientes críticos.

1. **Detección precoz de complicaciones**: Un descenso de la saturación de oxígeno, asociado a hipotensión, puede

indicar **shock** o fallo multiorgánico. A la inversa, una hipertensión grave acompañada de una frecuencia cardiaca elevada puede ser señal de **estrés hemodinámico** o de una respuesta inadecuada al tratamiento.

2. **Ajustes terapéuticos**: en función de los valores medidos, los cuidadores pueden ajustar la administración de oxígeno, la infusión de fluidos o la medicación antihipertensiva, garantizando que el tratamiento se mantiene adaptado a la evolución clínica del paciente.

3. **Comunicación y documentación**: Es esencial **documentar** con precisión todas las mediciones y comunicar los cambios significativos a los miembros del equipo médico. Un descenso rápido de la saturación de oxígeno, por ejemplo, debe comunicarse inmediatamente, ya que puede requerir una intervención urgente (intubación, ventilación asistida).

Mantenimiento y uso correcto de los equipos

Para garantizar su fiabilidad, los equipos de vigilancia deben recibir un mantenimiento adecuado.

1. **Limpieza de sondas y manguitos**: los pulsioxímetros y tensiómetros entran en contacto directo con la piel de los pacientes. Por lo tanto, es fundamental **desinfectar** las sondas y los manguitos **con regularidad** para evitar la contaminación cruzada.

2. **Comprobación de la calibración**: los dispositivos deben calibrarse periódicamente para garantizar lecturas precisas. Si un dispositivo parece dar lecturas incoherentes o anormales, incluso en un paciente estable, debe revisarse o sustituirse.

3. **Control de alarmas**: los cuidadores deben asegurarse de que las alarmas de los oxímetros y tensiómetros **se**

activan y se ajustan a los umbrales adecuados para cada paciente, de modo que cualquier anomalía se detecte de inmediato.

2 La telemedicina y su impacto en la gastroenterología

• La contribución de la telemedicina al seguimiento domiciliario de los pacientes

La telemedicina ha revolucionado la forma de controlar y atender a los pacientes, sobre todo a domicilio. Gracias a los avances tecnológicos, es posible extender la asistencia más allá de las paredes del hospital, ofreciendo un seguimiento médico personalizado y mejorando al mismo tiempo la calidad de vida de los pacientes. Este enfoque es especialmente beneficioso para las personas con enfermedades crónicas, los pacientes convalecientes o los que viven en zonas remotas. Al facilitar la comunicación entre pacientes y profesionales sanitarios, la telemedicina reduce los desplazamientos innecesarios, optimiza las intervenciones médicas y favorece una mejor gestión de las patologías.

Acceso más fácil a la asistencia y continuidad del seguimiento médico

Una de las principales ventajas de la telemedicina es que **facilita el acceso a la asistencia sanitaria**. Los pacientes, sobre todo los que tienen dificultades para desplazarse, pueden ahora beneficiarse de un seguimiento médico sin salir de casa. Para las personas mayores y los pacientes con dolencias crónicas como insuficiencia cardiaca, diabetes o enfermedades pulmonares, esto representa una ventaja considerable. Pueden recibir consultas periódicas sin tener que acudir a la consulta del médico, lo que facilita su rutina diaria y reduce el riesgo de que su dolencia empeore como consecuencia de desplazamientos agotadores o inaccesibles.

La telemedicina también garantiza **una continuidad asistencial** óptima, sobre todo en periodos críticos. Por ejemplo, tras la hospitalización, los pacientes pueden seguir siendo controlados periódicamente mediante videoconsultas, lo que evita hospitalizaciones repetidas o innecesarias. Este seguimiento a distancia permite detectar rápidamente signos de recaída o complicaciones, lo que facilita un tratamiento precoz. Los pacientes están mejor controlados, mientras permanecen en la comodidad de su propio hogar.

Vigilancia y control a distancia de los parámetros vitales

Uno de los aspectos clave de la telemedicina es **la monitorización remota** del paciente, que permite a los profesionales sanitarios controlar en tiempo real parámetros vitales como la tensión arterial, la glucemia, la frecuencia cardíaca y la saturación de oxígeno. Mediante dispositivos conectados (oxímetros, tensiómetros, glucómetros, etc.), los datos se transmiten automáticamente al médico o la enfermera, sin que el paciente tenga que desplazarse.

Este seguimiento en tiempo real permite a los cuidadores detectar rápidamente **anomalías** o **deterioros de la salud**, como un aumento anormal de los niveles de azúcar en sangre o un descenso de la saturación de oxígeno. Esto permite intervenir antes, a menudo antes de que los síntomas empeoren hasta el punto de requerir hospitalización. Los pacientes con enfermedades crónicas como hipertensión o insuficiencia cardiaca se benefician de un seguimiento más riguroso, que puede prevenir complicaciones graves como infartos o derrames cerebrales.

La monitorización a distancia también mejora **la gestión del tratamiento**. Por ejemplo, un paciente diabético puede ajustar rápidamente su tratamiento en función de los resultados de glucemia observados, sin tener que esperar a la siguiente consulta en la consulta. De este modo, las enfermedades crónicas pueden gestionarse con mayor eficacia y capacidad de respuesta.

271

Mayor participación de los pacientes en su asistencia

La telemedicina ofrece a **los pacientes una mayor autonomía** y una mayor implicación en la gestión de su salud. Gracias a las herramientas digitales, los pacientes suelen tener acceso a sus datos sanitarios en tiempo real, lo que les ayuda a comprender el impacto de su tratamiento y a adaptar su comportamiento diario, sobre todo en lo que respecta a la dieta, la actividad física y la gestión de los síntomas.

Este empoderamiento es especialmente beneficioso en la gestión de **enfermedades crónicas**, en las que el paciente desempeña un papel activo. Por ejemplo, un paciente hipertenso puede controlar su tensión arterial a diario mediante un tensiómetro conectado y adaptar su estilo de vida en función de los resultados observados. Además, puede compartir esta información con su médico a través de una plataforma de telemedicina, lo que le permite adaptar su tratamiento con precisión.

La participación de los pacientes en su propio cuidado, facilitada por la telemedicina, también aumenta el **cumplimiento**. Las videoconsultas periódicas y la información instantánea de los cuidadores ayudan a mantener a los pacientes motivados para seguir su tratamiento, cumplir las recomendaciones médicas y adoptar hábitos de vida saludables. Los pacientes se sienten más implicados en su propia salud, lo que les anima a seguir el tratamiento y mejora los resultados a largo plazo.

Reducción de hospitalizaciones y complicaciones

Otra gran ventaja de la telemedicina en el seguimiento de pacientes a domicilio es la **reducción de ingresos hospitalarios** y visitas a urgencias. La monitorización a distancia permite detectar a tiempo signos de deterioro clínico, lo que puede evitar hospitalizaciones innecesarias o estancias prolongadas. Por ejemplo, en el caso de la insuficiencia cardíaca, la monitorización de la presión arterial y la frecuencia cardíaca puede detectar un empeoramiento antes de que la situación se vuelva crítica. Una simple adaptación del tratamiento a distancia puede evitar entonces la hospitalización.

La telemonitorización también ayuda a prevenir **complicaciones graves**, sobre todo en pacientes vulnerables o inmunodeprimidos. Al reducir la necesidad de desplazarse a hospitales o consultas médicas, la telemedicina minimiza el riesgo de exposición a infecciones hospitalarias o adquiridas en la comunidad, lo que es especialmente importante durante una pandemia como la de COVID-19. Además, los pacientes pueden beneficiarse de consultas médicas a distancia sin retrasar el tratamiento por falta de accesibilidad geográfica o problemas de movilidad. Además, los pacientes pueden beneficiarse de las consultas médicas a distancia sin retrasar el tratamiento debido a la inaccesibilidad geográfica o a problemas de movilidad.

Mejorar la relación cuidador-paciente

Contrariamente a la creencia popular, la telemedicina no aísla a los pacientes, sino que puede reforzar la **relación entre ellos y su médico** o equipo sanitario. Las videoconsultas periódicas o los intercambios a través de plataformas seguras permiten **un contacto más frecuente**, sin necesidad de programar consultas físicas. Se crea así una relación más fluida, en la que el paciente se siente apoyado de forma permanente.

La telemedicina también permite a los cuidadores conocer mejor el entorno doméstico del paciente. Durante las videoconsultas, el médico puede observar el entorno vital del paciente, identificar los factores que podrían influir en su salud (condiciones de vida, estrés, organización de los cuidados en casa) y ofrecerle consejos adecuados.

Equidad y accesibilidad de la asistencia

La telemedicina también contribuye a mejorar el **acceso** a la atención sanitaria de poblaciones que a menudo se ven privadas de ella. Los pacientes que viven en zonas rurales o aisladas, donde el acceso a los especialistas es limitado, pueden consultar a los médicos a distancia, sin tener que recorrer largas distancias. Del mismo modo, las personas con movilidad reducida, o las que padecen enfermedades graves, pueden recibir atención periódica sin salir de casa, evitando la fatiga y los riesgos asociados a los desplazamientos.

Por último, la telemedicina puede contribuir a superar **las desigualdades en el acceso** a determinadas especialidades médicas. Por ejemplo, las consultas de dermatología, psiquiatría o endocrinología, de difícil acceso en algunas regiones, pueden realizarse a través de plataformas de telemedicina, reduciendo así los tiempos de espera.

- El papel del auxiliar de enfermería en la monitorización a distancia de los parámetros vitales

El papel del auxiliar de enfermería en la monitorización remota de parámetros vitales es cada vez más importante con el auge de la telemedicina y las tecnologías sanitarias conectadas. Aunque a menudo se asocia a la asistencia local, el auxiliar de enfermería también desempeña un papel esencial en la monitorización a distancia, colaborando con otros miembros del equipo médico para garantizar **una asistencia continua y segura al paciente**, al tiempo que optimiza la calidad de la asistencia a domicilio. Gracias a sus competencias en monitorización y cuidados, los auxiliares de enfermería son capaces de transmitir e interpretar datos vitales, al tiempo que siguen siendo un vínculo esencial entre el paciente y el equipo sanitario.

Monitorización remota de parámetros vitales: un papel clave en telemedicina

La telemedicina consiste en la monitorización a distancia de parámetros vitales mediante dispositivos médicos conectados, como **pulsioxímetros**, **tensiómetros**, **glucómetros** y **básculas médicas**. Estos dispositivos permiten controlar en tiempo real indicadores clave de la salud del paciente, como la frecuencia cardíaca, la tensión arterial, la glucemia, la saturación de oxígeno y el peso corporal.

La función del auxiliar de enfermería es **apoyar al paciente en el uso de estos dispositivos**, asegurarse de que funcionan correctamente y supervisar los resultados obtenidos. También actúa como **intermediario** entre el paciente y el equipo médico, informando rápidamente a los profesionales sanitarios de cualquier anomalía o signo de deterioro del estado de salud del paciente.

Apoyo a los pacientes en el uso de dispositivos de monitorización a distancia

Una de las principales funciones del asistente sanitario es **formar y ayudar al paciente** en el uso de dispositivos de monitorización a distancia. Muchos pacientes, sobre todo los ancianos o los que padecen enfermedades crónicas, pueden tener dificultades para utilizar estos dispositivos de forma autónoma. Por ello, el auxiliar de enfermería desempeña una función educativa explicando **cómo funcionan los dispositivos**, ayudando a configurar la monitorización y asegurándose de que las mediciones se realizan correctamente y con regularidad.

Por ejemplo, en el caso de un paciente con insuficiencia respiratoria crónica, el asistente puede mostrarle cómo utilizar un **pulsioxímetro**, explicarle la frecuencia de las mediciones que debe realizar e indicarle los valores normales de saturación de oxígeno. Se asegura de que el paciente sea capaz de controlar sus parámetros de forma autónoma, pero también interviene para comprobar los resultados o ayudar en caso de dificultades técnicas.

Recogida e interpretación de datos

Otro aspecto esencial del papel del cuidador es la **recopilación y el seguimiento de los datos** recogidos por los dispositivos de telemedicina. Aunque los dispositivos están diseñados para transmitir datos automáticamente a plataformas de seguimiento médico, el cuidador sigue siendo un actor clave en la **interpretación de primer nivel de** los resultados y la detección de anomalías.

Durante las visitas a domicilio o los intercambios a distancia, el asistente puede consultar los parámetros recogidos, como la tensión arterial, el peso o los niveles de azúcar en sangre, y **detectar rápidamente desviaciones** de los valores normales o previstos. Por ejemplo, en un paciente diabético, un aumento repentino de los niveles de azúcar en sangre puede indicar un desequilibrio en el tratamiento o una descompensación. El auxiliar de enfermería está entonces en condiciones de alertar al equipo asistencial para que pueda actuar con rapidez.

Este seguimiento riguroso puede identificar signos precoces de deterioro, como hipotensión, hiperglucemia o desaturación, lo que puede prevenir complicaciones graves y evitar hospitalizaciones innecesarias.

Comunicación con el equipo asistencial

La **transmisión de información** es una de las funciones centrales del asistente asistencial en la televigilancia. Los datos vitales recogidos suelen ser analizados por médicos o enfermeros coordinadores, pero es el asistente asistencial quien toma el relevo directamente en caso de situación crítica o cambios preocupantes en el estado del paciente.

Gracias a su papel de **interfaz** entre el paciente y el equipo médico, los auxiliares asistenciales pueden alertar a los profesionales sanitarios en tiempo real si los resultados de la monitorización muestran alguna anomalía. También son responsables de **proporcionar un informe detallado** durante sus visitas domiciliarias o interacciones con el paciente, incorporando no sólo los parámetros medidos, sino también una evaluación general del estado del paciente (fatiga, signos clínicos observados, cambios en los hábitos diarios).

Al trabajar en estrecha colaboración con enfermeros, médicos y otros profesionales sanitarios, el auxiliar de enfermería participa en los **cuidados colaborativos,** lo que permite adaptar rápidamente los tratamientos o iniciar la hospitalización en caso necesario.

Garantizar una relación de confianza y tranquilidad para los pacientes

Más allá de los aspectos técnicos, el auxiliar de enfermería desempeña un papel fundamental en el apoyo psicológico y emocional del paciente. Para muchos pacientes que son monitorizados a distancia, la monitorización remota puede ser una fuente de ansiedad, especialmente en ausencia de contacto físico regular con el equipo médico. El auxiliar de enfermería se convierte entonces en un **punto de referencia de confianza**, que tranquiliza al paciente asegurándole que la monitorización a distancia es fiable y que el equipo de enfermería reaccionará rápidamente en caso de problema.

Al permanecer disponible y dispuesto a escuchar, el asistente sanitario ayuda a **reforzar la confianza del paciente** en el sistema de telemedicina, permitiéndole sentirse atendido, incluso a distancia. Esto contribuye a mejorar el cumplimiento de los cuidados por parte del paciente, al implicarle más en la gestión de su propia salud. Por ejemplo, los pacientes hipertensos pueden sentirse más tranquilos sabiendo que se les vigila de cerca y que sus lecturas de tensión arterial son examinadas constantemente por un profesional, aunque no acudan al médico todos los días.

Prevención de complicaciones y adaptación de los cuidados

Al controlar regularmente los parámetros vitales y alertar al equipo médico de cualquier anomalía, el auxiliar de enfermería desempeña un papel crucial en la **prevención de complicaciones**. Cuando una anomalía se detecta a tiempo, permite **intervenir rápidamente** y adaptar el tratamiento antes de que la situación empeore. Por ejemplo, un descenso progresivo de la saturación de oxígeno en un paciente con EPOC puede tratarse a tiempo aumentando la oxigenoterapia, evitando así la hospitalización por insuficiencia respiratoria aguda.

El asistente asistencial también puede intervenir para **ajustar los cuidados diarios**, como fomentar un estilo de vida más saludable, adaptar los cuidados de confort o recordar a los pacientes la importancia de cumplir su tratamiento. Esto ayuda a optimizar la gestión de las enfermedades crónicas al tiempo que reduce el riesgo de descompensación.

Gestión de los aspectos técnicos de los sistemas de televigilancia

Además de controlar los parámetros vitales, los asistentes sanitarios deben ser capaces de **gestionar los aspectos técnicos** del uso de dispositivos médicos conectados. Esto incluye comprobar periódicamente que los dispositivos funcionan correctamente, resolver problemas menores (sustitución de pilas, ajuste de sensores) y ayudar a los pacientes en caso de dificultades técnicas.

Este apoyo técnico es esencial para garantizar **una continuidad óptima de la monitorización**, sin interrupciones debidas a fallos de funcionamiento. Al aportar soluciones rápidas y formar a los pacientes en el uso de los equipos, el auxiliar de enfermería garantiza una monitorización de alta calidad y minimiza las interrupciones en la recogida de datos vitales.

3 Innovaciones tecnológicas en gastroenterología

- Introducción a la cápsula endoscópica: una tecnología en rápido crecimiento

La **cápsula endoscópica** es una tecnología en rápida expansión que está revolucionando la forma en que los médicos exploran el tubo digestivo, en particular el intestino delgado, una zona a la que sigue siendo difícil acceder con los métodos endoscópicos tradicionales. Este avance permite visualizar y evaluar partes del tracto gastrointestinal de forma no invasiva, ofreciendo una alternativa menos intrusiva y más cómoda a las técnicas endoscópicas tradicionales, como la colonoscopia o la gastroscopia.

Introducida en la década de 2000, la cápsula endoscópica se ha consolidado rápidamente como una valiosa herramienta en el **diagnóstico de patologías gastrointestinales**, como hemorragias de origen oscuro, enfermedades inflamatorias intestinales (como la enfermedad de Crohn), pólipos intestinales y tumores. Esta innovación ha ampliado las posibilidades de investigar el tubo digestivo, al tiempo que ha mejorado la comodidad y la seguridad del paciente.

Funcionamiento de la cápsula endoscópica

La cápsula endoscópica es un dispositivo del tamaño de una cápsula, que suele medir unos 11 mm de diámetro y 26 mm de longitud. Está equipada con una pequeña cámara, un transmisor inalámbrico, una batería y, a veces, fuentes de luz para iluminar el interior del intestino. El paciente ingiere la cápsula, que viaja por el tubo digestivo a lo largo del día, transmitiendo imágenes a un receptor externo que lleva el paciente.

Este receptor graba miles de imágenes de alta resolución a medida que la cápsula avanza por el tubo digestivo, proporcionando un vídeo detallado de la mucosa intestinal. Una vez completado su recorrido, la cápsula se evacua de forma natural con las heces, sin necesidad de recuperación. Los datos grabados se transfieren a un ordenador, donde el gastroenterólogo los analiza en busca de anomalías o signos de patología.

Una de las principales ventajas de la cápsula endoscópica es su capacidad para explorar **el intestino delgado**, una zona a la que suele ser difícil acceder con los métodos endoscópicos convencionales. El intestino delgado, de varios metros de longitud, no es accesible ni por endoscopia digestiva alta (que explora el esófago, el estómago y el duodeno) ni por colonoscopia (que llega hasta el colon). Gracias a la cápsula, ahora es posible visualizar esta zona, que es crucial para diagnosticar ciertas enfermedades como las hemorragias gastrointestinales de origen indeterminado o la enfermedad de Crohn.

Indicaciones de la cápsula endoscópica

La cápsula endoscópica se utiliza para **evaluar diversas patologías** del tubo digestivo, sobre todo cuando se requiere una exploración más completa que la que ofrecen las endoscopias tradicionales. Las principales indicaciones incluyen :

1. **Investigación de hemorragias gastrointestinales**: Cuando un paciente presenta signos de hemorragia gastrointestinal (anemia, presencia de sangre en las heces) y los exámenes convencionales no permiten identificar el origen, la cápsula puede utilizarse para localizar hemorragias activas o lesiones responsables en el intestino delgado.

2. **Diagnóstico de la enfermedad de Crohn**: La cápsula es especialmente útil para explorar los segmentos del intestino delgado afectados por la enfermedad de Crohn, sobre todo cuando la enfermedad se limita a esta parte y no puede verse durante la colonoscopia. Permite visualizar las ulceraciones o inflamaciones características de la enfermedad.

3. **Detección de pólipos o tumores**: aunque es menos frecuente que en el caso del colon, el control del intestino delgado puede revelar a veces la presencia de **pólipos** o **tumores** en esta zona de difícil acceso. La cápsula endoscópica es, por tanto, una herramienta valiosa para detectar estas anomalías.

4. **Seguimiento de la enfermedad celíaca**: En pacientes con **enfermedad celíaca**, la cápsula puede utilizarse para evaluar los daños en la mucosa intestinal y controlar la eficacia del tratamiento.

Ventajas e inconvenientes de la cápsula endoscópica

La cápsula endoscópica ofrece varias **ventajas importantes** con respecto a las técnicas endoscópicas tradicionales. En primer lugar, es **mínimamente invasiva**, ya que no requiere sedación ni una intervención médica importante para su inserción. Los pacientes pueden ingerir la cápsula de forma independiente, y el proceso de examen interfiere muy poco en sus actividades cotidianas. Esto contrasta con los procedimientos de colonoscopia o gastroscopia, que suelen requerir tiempos de preparación y recuperación más largos, debido al uso de sedantes o dispositivos invasivos.

En segundo lugar, la cápsula permite **la exploración completa del intestino delgado**, una zona a menudo inaccesible para los métodos convencionales. Además, proporciona **imágenes de alta resolución** que permiten detectar anomalías con precisión, al tiempo que reduce los riesgos asociados a los procedimientos invasivos, como perforaciones o infecciones.

Sin embargo, la cápsula endoscópica también tiene una serie de **limitaciones**. A diferencia de las endoscopias tradicionales, no puede utilizarse para tomar biopsias o realizar procedimientos terapéuticos. Si se descubre una lesión sospechosa, puede ser necesaria una endoscopia o una intervención quirúrgica para confirmar el diagnóstico o tratar la patología. Además, en algunos pacientes, sobre todo los que padecen **estenosis** intestinal (estrechamiento del tubo digestivo), la cápsula podría obstruirse y provocar complicaciones. Por ello, a menudo se realizan pruebas previas para evaluar el riesgo de obstrucción antes de utilizar la cápsula.

Por último, aunque la tecnología se está expandiendo rápidamente, su coste sigue siendo relativamente elevado, lo que puede limitar su accesibilidad en determinadas regiones o para determinados pacientes.

Perspectivas e innovaciones

El ámbito de aplicación de la cápsula endoscópica evoluciona constantemente, y se están llevando a cabo numerosas innovaciones para mejorar aún más sus capacidades diagnósticas. Por ejemplo, las cápsulas de nueva generación incluyen sistemas de **navegación magnética**, lo que permite un mejor control de la cápsula dentro del cuerpo para una exploración más específica.

También se está investigando para desarrollar cápsulas capaces de **tomar biopsias** o realizar **procedimientos mínimamente invasivos**, lo que aumentaría considerablemente su potencial terapéutico. Además, la integración de **la inteligencia artificial** en el análisis de las imágenes captadas por la cápsula facilitaría la detección de anomalías y mejoraría la precisión del diagnóstico.

• Nuevas técnicas de control y diagnóstico a distancia

Las nuevas técnicas de seguimiento y diagnóstico a distancia están transformando profundamente el panorama sanitario. Gracias al rápido desarrollo de las tecnologías digitales, ahora es posible vigilar el estado de salud de los pacientes, hacer diagnósticos precoces y seguir la evolución de las enfermedades sin necesidad de acudir físicamente a una consulta médica o a un hospital. Estas innovaciones permiten una atención más proactiva, mejorando la gestión de las enfermedades crónicas, previniendo complicaciones y mejorando el acceso a la atención de poblaciones remotas o vulnerables. Estos avances, agrupados bajo el término general de **telemedicina**, abarcan una amplia gama de herramientas y dispositivos conectados que redefinen la relación entre cuidadores y pacientes.

Sistemas de vigilancia y control a distancia

Uno de los aspectos más revolucionarios de las nuevas técnicas de monitorización a distancia es el uso de **dispositivos médicos conectados** para **controlar los parámetros vitales** y otros indicadores de salud. Estos dispositivos permiten a los cuidadores controlar en tiempo real datos cruciales como la frecuencia cardiaca, la tensión arterial, los niveles de azúcar en sangre y la saturación de oxígeno, sin que el paciente tenga que salir de casa.

Oxímetros, tensiómetros y glucómetros conectados

Los pulsioxímetros, **tensiómetros** y **glucómetros conectados** son ejemplos habituales de estas tecnologías. Estos dispositivos están equipados con sensores que recogen datos automáticamente y los transmiten a plataformas seguras donde pueden ser analizados por profesionales sanitarios. Esto permite **un seguimiento continuo** de los pacientes que padecen enfermedades crónicas como insuficiencia cardíaca, diabetes o hipertensión. Por ejemplo, en el caso de un paciente diabético, un glucómetro conectado permite controlar los niveles de azúcar en sangre en tiempo real y ajustar el tratamiento de forma más reactiva. Del mismo modo, a un paciente con EPOC se le puede instalar un oxímetro conectado que alerte al equipo asistencial de cualquier descenso peligroso de la saturación de oxígeno.

Estos dispositivos pueden **evitar la hospitalización** al detectar signos de deterioro mucho antes de la aparición de síntomas graves. De este modo, ofrecen una **gestión preventiva** que mejora los resultados de los pacientes al tiempo que reduce los costes asistenciales.

Básculas médicas y sensores de movimiento conectados

Las básculas médicas conectadas, que suelen utilizarse para controlar a los pacientes que sufren insuficiencia cardiaca, permiten detectar precozmente la retención de líquidos, que está relacionada con el empeoramiento de la enfermedad. El peso es un indicador indirecto de la salud del corazón, y cualquier variación significativa puede obligar a ajustar el tratamiento. Combinadas con otros dispositivos, como **sensores de movimiento**, estas básculas ofrecen una visión global del estado de salud del paciente, lo que permite controlar no sólo las constantes vitales, sino también la actividad física, un indicador importante para los pacientes en rehabilitación o con riesgo de caídas.

Relojes y pulseras conectados

Cada vez más pacientes utilizan también **relojes o pulseras conectados** que miden continuamente datos como la frecuencia cardiaca, los niveles de actividad física, la calidad del sueño e incluso electrocardiogramas (ECG). Estos dispositivos pueden alertar tanto al paciente como a su cuidador de cualquier anomalía, como un trastorno del ritmo cardiaco o un episodio de taquicardia. Esta tecnología permite la **detección proactiva de** problemas de salud, incluso antes de que aparezcan síntomas graves, lo que resulta especialmente útil para pacientes con riesgo de accidentes cardiovasculares.

Teleconsulta y seguimiento médico a distancia

La teleconsulta se ha convertido en uno de los pilares de la teleasistencia, especialmente desde la pandemia de COVID-19, que ha acelerado su adopción generalizada. La teleconsulta permite a los pacientes **consultar a su médico a distancia**, a través de una plataforma segura, sin tener que desplazarse. Esto es especialmente ventajoso para las personas mayores, los pacientes que viven en zonas rurales o aquellos cuyo estado de salud no les permite acudir fácilmente a una consulta física.

Este tipo de seguimiento es especialmente útil para la gestión de **enfermedades crónicas**, en las que los pacientes pueden beneficiarse de consultas periódicas con su médico de cabecera o un especialista, para ajustar su tratamiento o discutir la evolución de su enfermedad. Gracias a la **transmisión de datos en tiempo real** desde los dispositivos conectados, el médico dispone de una imagen precisa del estado de salud del paciente en el momento de la consulta.

Al mismo tiempo, las plataformas **de teleexperiencia** permiten a los profesionales sanitarios buscar asesoramiento especializado a distancia para casos complejos, lo que facilita la **colaboración médica** y reduce los tiempos de espera para determinados diagnósticos.

Inteligencia artificial y análisis predictivo

Las tecnologías **de inteligencia artificial (IA)** añaden una dimensión adicional a la monitorización y el diagnóstico a distancia. Al integrar algoritmos de IA en las plataformas de monitorización a distancia, es posible analizar los datos sanitarios recogidos en tiempo real e identificar **tendencias o anomalías** que el ojo humano podría no detectar inmediatamente. Por ejemplo, la IA puede utilizarse para analizar **datos de telemedicina** y predecir un empeoramiento del estado de salud de un paciente antes de que se manifieste clínicamente.

Un ejemplo concreto de esta aplicación es el análisis **a distancia** de **datos de ECG**. Combinando datos de varios pacientes, la IA puede aprender a detectar arritmias cardiacas con mayor precisión, lo que permite una intervención más rápida. Del mismo modo, como parte del seguimiento de enfermedades crónicas como la diabetes, los sistemas de IA pueden ayudar a ajustar las dosis de insulina en función de las tendencias glucémicas detectadas a lo largo de varios días.

Cápsulas y dispositivos de diagnóstico a distancia

Las innovaciones más recientes incluyen dispositivos capaces **de realizar diagnósticos a distancia**, como las **cápsulas endoscópicas**. Estas pequeñas cápsulas, ingeridas por el paciente, contienen una cámara en miniatura que capta imágenes del interior del tracto gastrointestinal. Estas imágenes se transmiten a distancia al equipo médico para evaluar el estado de la mucosa intestinal, en busca de signos de hemorragia, inflamación o pólipos. Este tipo de tecnología permite realizar exámenes en profundidad sin que el paciente tenga que someterse a un procedimiento invasivo ni acudir al hospital.

También pueden utilizarse innovaciones como **parches conectados** y **sensores cutáneos** para recoger datos fisiológicos continuos (como la temperatura corporal, la actividad eléctrica del corazón o los niveles de transpiración) y transmitirlos a distancia. Estos dispositivos, discretos y mínimamente invasivos, facilitan la monitorización continua, sobre todo en pacientes con enfermedades crónicas.

Ventajas y retos de las técnicas de televigilancia

Las nuevas técnicas de monitorización y diagnóstico a distancia ofrecen una serie de **ventajas**. Permiten **un seguimiento continuo** y reactivo, con datos en tiempo real que facilitan la **detección precoz de complicaciones**. Esto se traduce en menos hospitalizaciones, tratamientos más eficaces y una mejora general de la calidad de vida de los pacientes. Para los profesionales sanitarios, estas tecnologías ofrecen un mayor acceso a la información sobre la salud del paciente, lo que mejora la **toma de decisiones médicas**.

Sin embargo, estas innovaciones también plantean **retos**. Uno de los principales es la **gestión de datos**. El enorme volumen de datos recogidos por estos dispositivos requiere una infraestructura sólida de almacenamiento, análisis y seguridad. La protección de **los datos personales** de los pacientes, respetando la confidencialidad, es también una preocupación importante, especialmente con el auge de las plataformas sanitarias digitales.

Otro reto es la **accesibilidad de la tecnología**. Aunque los dispositivos conectados son cada vez más comunes, su coste sigue siendo un obstáculo para algunos pacientes, sobre todo en zonas donde el acceso a la asistencia y la tecnología es limitado. Por tanto, es esencial que estas innovaciones vayan acompañadas de medidas para **reducir las desigualdades en el acceso** a la asistencia.

Capítulo 9

El entorno laboral y la prevención de riesgos en gastroenterología

1 Gestionar los riesgos infecciosos: un reto diario

- Prevención de las infecciones nosocomiales en gastroenterología

La prevención de **las infecciones nosocomiales** en gastroenterología es de vital importancia para la seguridad de los pacientes hospitalizados y la calidad de los cuidados que reciben. Estas infecciones, contraídas durante una estancia hospitalaria, pueden producirse en todos los departamentos asistenciales, pero el campo de la gastroenterología presenta características específicas que aumentan el riesgo de infección. Los pacientes con enfermedades gastrointestinales, que a menudo están inmunodeprimidos o requieren procedimientos endoscópicos, son más vulnerables a las infecciones. Además, la manipulación médica frecuente del tubo digestivo, el uso de sondas y catéteres y los procedimientos endoscópicos son factores que favorecen el desarrollo de infecciones. Por lo tanto, es vital establecer medidas preventivas estrictas y rigurosas para minimizar estos riesgos y proteger a los pacientes.

Las principales infecciones nosocomiales en gastroenterología

En gastroenterología, las infecciones nosocomiales más frecuentes son las **relacionadas con dispositivos invasivos** (catéteres venosos centrales, sondas nasogástricas, drenajes), así como las contraídas durante **procedimientos endoscópicos**. Las infecciones pueden ser de origen bacteriano, vírico o fúngico, y afectar a diversos órganos del aparato digestivo.

Infecciones relacionadas con el catéter

Las sondas nasogástricas y los catéteres venosos centrales se utilizan habitualmente para alimentar, administrar tratamientos o drenar el tubo digestivo. Sin embargo, su uso presenta un mayor riesgo de infecciones nosocomiales, sobre todo si el mantenimiento de los dispositivos es deficiente o si no se siguen procedimientos asépticos. Estas infecciones pueden afectar al tubo digestivo, pero también pueden provocar **una septicemia** grave en caso de contaminación bacteriana.

Infecciones post-endoscópicas

Los procedimientos endoscópicos (gastroscopia, colonoscopia, colangiopancreatografía retrógrada endoscópica - CPRE) son intervenciones frecuentes en gastroenterología para diagnosticar o tratar patologías. Si se realizan incorrectamente o si los instrumentos no se desinfectan lo suficiente, pueden introducir agentes patógenos en el tubo digestivo. Las infecciones post-endoscópicas nosocomiales incluyen **infecciones** bacterianas como **Clostridioides difficile** (C. difficile) e infecciones por agentes multirresistentes.

Infecciones asociadas a la inmunosupresión

Muchos pacientes de gastroenterología padecen **una enfermedad inflamatoria intestinal (EII) crónica**, como la enfermedad de Crohn o la rectocolitis hemorrágica. Estos pacientes suelen estar sometidos a tratamientos inmunosupresores (corticosteroides, bioterapias), lo que les expone a un mayor riesgo de infecciones nosocomiales, incluidas **las infecciones fúngicas** o víricas (herpes, citomegalovirus). La prevención de estas infecciones requiere una mayor atención, sobre todo en términos de higiene y vigilancia de los signos de infección.

Medidas para prevenir las infecciones nosocomiales

La prevención de las infecciones nosocomiales se basa en una combinación de medidas **higiénicas estrictas**, procedimientos **asépticos**, **formación continua del personal** de enfermería y **vigilancia activa de** las infecciones. En gastroenterología, la prevención debe adaptarse a las características específicas del departamento y a los tipos de pacientes a su cargo.

Higiene de las manos y procedimientos asépticos

La higiene de las manos sigue siendo una de las medidas más sencillas y eficaces para prevenir las infecciones hospitalarias. Es esencial que todos los cuidadores respeten escrupulosamente los protocolos de lavado de manos antes y después de cada contacto con un paciente, así como antes de cualquier procedimiento invasivo o manipulación de dispositivos médicos. Se recomienda el uso de **soluciones hidroalcohólicas**, ya que proporcionan una desinfección rápida y eficaz, reduciendo el riesgo de transmisión de patógenos.

También deben seguirse **procedimientos asépticos** al manipular dispositivos invasivos como sondas nasogástricas, catéteres venosos y drenajes. Cualquier inserción o manipulación de estos dispositivos debe realizarse en condiciones asépticas rigurosas, utilizando material estéril y técnicas adecuadas para evitar la introducción de gérmenes.

Desinfección de instrumentos endoscópicos

En gastroenterología, la desinfección de **los endoscopios** es un punto crítico en la prevención de las infecciones nosocomiales. Estos instrumentos se reutilizan de un paciente a otro y deben someterse a un estricto procedimiento de desinfección después de cada uso. La desinfección debe realizarse en varias etapas, incluida la limpieza mecánica para eliminar los restos orgánicos, seguida de una desinfección química de alto nivel.

Los procedimientos de desinfección deben auditarse y validarse periódicamente para garantizar su eficacia. También se fomenta la **automatización de** los procesos de limpieza y desinfección de endoscopios para minimizar los errores humanos y garantizar la esterilización completa de los instrumentos.

Precauciones con los dispositivos invasivos

Los dispositivos invasivos como **sondas, drenajes y catéteres** son posibles puntos de entrada de infecciones. Por ello, es fundamental limitar su uso a lo estrictamente necesario y retirarlos en cuanto su función deje de ser imprescindible. Cuando están colocados, es necesario vigilar diariamente el lugar de inserción para detectar signos precoces de infección (enrojecimiento, calor, secreción) o complicaciones locales.

Los cuidadores también deben asegurarse de que **los apósitos** alrededor de catéteres o sondas **se cambien con regularidad**, y seguir protocolos específicos para la administración de nutrientes o medicamentos a través de estos dispositivos para evitar la contaminación.

Seguimiento y aislamiento de pacientes infectados

La vigilancia activa de las infecciones nosocomiales permite detectar precozmente los casos de infección y adoptar las medidas necesarias para limitar su propagación. Esta vigilancia se basa en la implantación de sistemas de **notificación de** infecciones, con análisis epidemiológicos periódicos para identificar las fuentes de infección y las zonas de riesgo del hospital.

En los servicios de gastroenterología, a menudo es necesario tomar **medidas de aislamiento** para los pacientes portadores de patógenos contagiosos, como las infecciones por C. difficile, o agentes multirresistentes. El aislamiento limita la propagación de estos gérmenes a otros pacientes y al personal sanitario. Cuando se atiende a estos pacientes deben respetarse las habitaciones individuales y los protocolos específicos (guantes, mascarillas, batas).

Formación continua y cultura de prevención

La formación continua del personal sanitario es esencial para garantizar una prevención eficaz de las infecciones nosocomiales. Los equipos deben recibir formación sobre **buenas prácticas de higiene**, técnicas de manipulación de dispositivos invasivos y protocolos de desinfección de equipos médicos.

La concienciación sobre la prevención de infecciones también debe formar parte de la cultura del departamento. Animar al personal a notificar las no conformidades, a respetar los procedimientos de barrera y a mantenerse al día de las nuevas recomendaciones es esencial para inculcar una cultura de seguridad y prevención de los riesgos infecciosos.

- Técnicas de asepsia e higiene de las manos: un recordatorio crucial

Las técnicas asépticas y la **higiene de las manos** son pilares esenciales en la prevención de las infecciones en el entorno hospitalario, incluida la gastroenterología. Estas prácticas son esenciales para garantizar la seguridad de los pacientes y reducir la transmisión de infecciones nosocomiales. Aunque su importancia está ampliamente reconocida, recordar periódicamente estas técnicas es crucial para mantener un alto nivel de atención y combatir eficazmente las infecciones. Cada acto asistencial, por sencillo que sea, debe realizarse respetando estrictamente las medidas de higiene y asepsia para proteger a pacientes y cuidadores.

Higiene de las manos: sencilla pero vital

La higiene de las manos es la medida más sencilla y eficaz para prevenir la transmisión de infecciones en un entorno médico. El lavado o la desinfección de las manos elimina la mayoría de los microorganismos potencialmente patógenos que los cuidadores pueden adquirir por contacto con los pacientes, las superficies o el instrumental médico. Sin embargo, el cumplimiento de este procedimiento es a veces inadecuado, lo que da lugar a infecciones nosocomiales más frecuentes. Por lo tanto, es esencial recordar periódicamente la importancia y las buenas prácticas de la higiene de las manos.

¿Cuándo debe practicarse la higiene de las manos?

La **Organización Mundial de la Salud (OMS)** ha definido cinco momentos cruciales en los que debe practicarse la higiene de las manos en un entorno médico:

1. **Antes de cualquier contacto con el paciente**: Para evitar la transmisión de gérmenes al paciente desde las manos del cuidador.
2. **Antes de un procedimiento aséptico**: Al manipular material médico estéril, administrar cuidados invasivos (colocación de catéteres, sondas) o preparar medicamentos.
3. **Después de un riesgo de exposición a fluidos biológicos**: Por ejemplo, después de tocar sangre, secreciones, excreciones o apósitos sucios.
4. **Después de tocar al paciente**: Para evitar la transferencia de gérmenes de un paciente a otro o al entorno hospitalario.
5. **Después de tocar el entorno del paciente**: Esto incluye las superficies y objetos que rodean al paciente, como el equipo médico, las sábanas o los muebles de la habitación.

Respetando estos cinco momentos, el personal sanitario puede reducir considerablemente la propagación de infecciones nosocomiales.

Técnicas de lavado de manos

Existen dos métodos principales **para** garantizar una buena higiene de las manos: **el lavado con agua y jabón** y el **uso de soluciones hidroalcohólicas** (HAS). Cada método tiene sus indicaciones específicas y debe llevarse a cabo con cuidado para garantizar una eliminación óptima de los gérmenes.

1. **Lavado de manos con agua y jabón**: Este procedimiento se recomienda cuando las manos están visiblemente sucias, manchadas de fluidos biológicos o después de atender a pacientes infectados con agentes resistentes. El lavado de manos debe durar al menos **de 40 a 60 segundos** e incluir una limpieza a fondo de todas las zonas: palmas, dorso de las manos, espacios interdigitales, pulgares, yemas de los dedos y muñecas. Las manos deben secarse con una toalla de papel de un solo uso, y el grifo debe cerrarse con la toalla para evitar la recontaminación.

2. **Desinfección con una solución hidroalcohólica**: En la mayoría de las situaciones, el uso de SHA es más rápido e igual de eficaz que el lavado convencional, siempre que las manos no estén visiblemente sucias. El lavado debe durar **entre 20 y 30 segundos** y seguir un procedimiento normalizado que incluya todas las partes de la mano. La ventaja del SHA es que está fácilmente disponible y puede utilizarse entre tratamientos sin salir de la habitación del paciente.

Técnicas de asepsia: la barrera contra la infección

Las técnicas de asepsia son un conjunto de procedimientos diseñados para evitar la introducción de microorganismos en una zona estéril o en dispositivos médicos. En gastroenterología, donde se utilizan con frecuencia dispositivos invasivos como sondas, catéteres y endoscopios, el cumplimiento de las normas de asepsia es esencial para reducir el riesgo de infección.

Principio básico de asepsia

La asepsia se basa en el mantenimiento de la **esterilidad de** los instrumentos y superficies utilizados durante los cuidados invasivos. El objetivo principal es evitar la contaminación por microorganismos patógenos, que pueden estar presentes en el entorno, en las manos de los cuidadores o en la piel del paciente.

1. **Lavado de manos y uso de guantes**: Antes de cualquier procedimiento invasivo, como la inserción de sondas nasogástricas, la colocación de catéteres o la endoscopia, debe llevarse a cabo la higiene de manos de acuerdo con las recomendaciones. A continuación deben utilizarse **guantes estériles**, sobre todo para cualquier procedimiento que implique el contacto con productos sanitarios estériles o zonas del cuerpo normalmente protegidas del exterior.

2. **Preparación del campo operatorio**: La zona en la que se va a realizar el procedimiento invasivo debe prepararse cuidadosamente con un **antiséptico** (solución de clorhexidina o alcohol yodado, por ejemplo), y cubrirse con paños estériles para evitar la contaminación externa. La piel del paciente debe desinfectarse limpiándola con un movimiento circular desde el centro hacia fuera, para reducir la carga microbiana.

3. **Uso de materiales estériles**: Todos los materiales utilizados en procedimientos invasivos, como catéteres, sondas, agujas o equipos de infusión, deben ser **estériles**. Los envases deben abrirse de forma aséptica, evitando cualquier contacto con el exterior del envase. Además, si el procedimiento es largo o complejo, es esencial comprobar periódicamente que se mantiene el campo estéril y que el material no se ha contaminado accidentalmente.

4. **Desinfección de dispositivos reutilizables**: en gastroenterología, dispositivos como **endoscopios** e instrumentos de biopsia se reutilizan después de cada paciente. Su desinfección debe seguir protocolos rigurosos para eliminar todo rastro de microorganismos. La limpieza mecánica precede a la desinfección química de alto nivel,

y el cumplimiento de estos pasos es esencial para evitar la transmisión cruzada de infecciones.

Formación continua y vigilancia diaria

Mantener la higiene de las manos y las técnicas de asepsia depende de la **vigilancia diaria** del personal asistencial y de la **formación continua** para garantizar que todos estén al día de las mejores prácticas. Las infecciones hospitalarias suelen producirse por negligencia o cansancio, por lo que es esencial incorporar a las rutinas de los cuidadores recordatorios periódicos y comprobaciones del cumplimiento de los procedimientos de higiene.

Los centros sanitarios pueden organizar **sesiones de formación periódicas**, auditorías internas y talleres prácticos para reforzar la cultura de la asepsia y la importancia de la higiene de las manos. También es crucial **controlar el suministro de** soluciones hidroalcohólicas, guantes estériles y equipos de desinfección para garantizar que los cuidadores siempre tengan acceso a las herramientas que necesitan para cumplir las normas de higiene.

- Cuidados del paciente inmunodeprimido: precauciones específicas

El **cuidado de los pacientes inmunodeprimidos** requiere un enfoque especialmente riguroso y atento, ya que estos pacientes son mucho más vulnerables a las infecciones que la población general. La inmunosupresión, ya sea causada por enfermedades crónicas (como el VIH o el cáncer), tratamientos (quimioterapia, inmunosupresores, corticosteroides) o condiciones genéticas, debilita las defensas naturales del organismo, dificultando la lucha contra los agentes patógenos. Para minimizar el riesgo de infecciones, que en este contexto pueden ser graves o incluso mortales, es esencial adoptar precauciones específicas en su cuidado. Esto implica **reforzar las medidas higiénicas**, **vigilar continuamente** la aparición de signos de infección y **adaptar los**

cuidados para evitar la exposición innecesaria a agentes infecciosos.

Medidas de higiene reforzadas

Los pacientes inmunodeprimidos son extremadamente susceptibles a las infecciones nosocomiales y oportunistas, por lo que **la higiene** es un pilar esencial de su atención. Las medidas higiénicas estándar deben aplicarse estrictamente y, en ocasiones, reforzarse para limitar cualquier riesgo de contaminación.

Higiene de las manos

La higiene de las manos es la medida más crucial para prevenir las infecciones en los pacientes inmunodeprimidos. El personal de enfermería, los visitantes e incluso los pacientes deben lavarse las manos rigurosa y frecuentemente, después de cada contacto directo o indirecto. Se prefiere el uso de **soluciones hidroalcohólicas** porque son eficaces y fáciles de aplicar entre tratamientos. Las manos deben lavarse con agua y jabón después de cualquier contacto con fluidos biológicos o cuando estén visiblemente sucias.

Uso de equipos de protección individual

El uso de **guantes**, **mascarillas** y, a veces, **batas** suele ser necesario cuando se atiende a pacientes inmunodeprimidos, sobre todo si el personal entra en contacto con fluidos biológicos o si existe riesgo de transmisión de patógenos. Este equipo de protección personal debe utilizarse según protocolos estrictos y desecharse después de cada tratamiento, para evitar cualquier riesgo de contaminación cruzada.

Control medioambiental

El entorno del paciente inmunodeprimido debe vigilarse cuidadosamente para garantizar que se mantiene lo más **estéril** posible, o al menos con bajo riesgo de infección. Esto incluye la

299

limpieza y desinfección periódicas de las superficies y el equipo médico. A menudo son necesarias **habitaciones individuales** para estos pacientes con el fin de limitar su exposición a infecciones procedentes de otros pacientes o del personal de enfermería. Las habitaciones deben limpiarse según protocolos específicos, utilizando productos desinfectantes adecuados.

Además, pueden adoptarse medidas adicionales para controlar **la calidad del aire**, como el uso de filtros de aire HEPA en determinadas unidades asistenciales, sobre todo para pacientes sometidos a tratamientos como trasplantes de médula ósea, que los exponen al riesgo de infecciones fúngicas.

Mayor vigilancia clínica

En los pacientes inmunodeprimidos, las infecciones pueden desarrollarse rápida y silenciosamente, sin los signos clásicos (fiebre, enrojecimiento, dolor). Por lo tanto, es esencial **aumentar la vigilancia** para detectar precozmente cualquier deterioro de la salud.

Vigilancia de los signos de infección

Los cuidadores deben estar especialmente atentos **a los signos atípicos de infección**. Por ejemplo, la fiebre, que suele ser un signo precoz de infección, puede estar ausente en pacientes bajo tratamiento inmunosupresor. Las alteraciones leves de los parámetros vitales, como un aumento de la frecuencia respiratoria o cardíaca, pueden ser indicadores precoces de una infección subyacente. Cualquier cambio en el estado clínico (fatiga, confusión, dolor inexplicable, pérdida de apetito) debe notificarse y tratarse inmediatamente.

Las infecciones oportunistas, que afectan a estos pacientes en una fase en la que sus defensas inmunitarias están debilitadas, suelen estar causadas por patógenos que no afectarían a una persona sana, como ciertas bacterias, virus (herpes, citomegalovirus) u hongos (aspergilosis, candidiasis). El **seguimiento** biológico

regular (hemogramas, hemocultivos) también es crucial para la detección precoz de la infección antes de que aparezcan los signos clínicos.

Monitorización de dispositivos invasivos

Los dispositivos médicos invasivos, como **catéteres venosos centrales**, **catéteres urinarios** o **sondas nasogástricas**, son posibles puntos de entrada de infecciones en pacientes inmunodeprimidos. Estos dispositivos deben utilizarse sólo cuando sea necesario, y su manipulación debe seguir **estrictas normas de asepsia**. Los lugares de inserción deben vigilarse diariamente para detectar enrojecimiento, dolor, secreción u otros signos de infección local.

Precauciones especiales para cuidados específicos

El cuidado de los pacientes inmunodeprimidos suele implicar **adaptaciones para** minimizar el riesgo de infección, ya sea en términos de tratamiento, gestión nutricional o prevención de complicaciones.

Prevención de infecciones oportunistas

Los pacientes inmunodeprimidos, en particular los sometidos a quimioterapia o terapias biológicas, corren un mayor riesgo de contraer **infecciones oportunistas**. Por ello, a menudo es necesario instaurar **una profilaxis antimicrobiana** (antibióticos, antifúngicos, antivirales) en función del riesgo infeccioso específico del paciente. Por ejemplo, los pacientes trasplantados pueden recibir antibióticos para prevenir las infecciones pulmonares por pneumocystis jirovecii o antivirales para prevenir la reactivación del herpes.

Gestión nutricional

La nutrición desempeña un papel crucial en el tratamiento de los pacientes inmunodeprimidos. Los pacientes sometidos a

301

quimioterapia o que padecen enfermedades gastrointestinales crónicas pueden sufrir malnutrición, lo que debilita aún más su sistema inmunitario. Se recomienda una **dieta segura**, a menudo sin productos crudos o poco cocinados, para limitar el riesgo de introducir bacterias o parásitos en el organismo.

Si se requiere nutrición enteral o parenteral, las sondas o catéteres deben manipularse con estrictas precauciones asépticas, y las bolsas de nutrición deben prepararse en condiciones estériles para evitar la contaminación.

Educar a los pacientes y sus familias

Los pacientes inmunodeprimidos y sus familiares deben ser **informados y formados** sobre las precauciones que deben tomar para evitar infecciones. Esto incluye consejos sobre la higiene de las manos, la higiene respiratoria (con mascarilla si es necesario) y la gestión de las visitas. En algunos casos, pueden imponerse restricciones a las visitas para reducir la exposición a patógenos.

Los pacientes también deben conocer los signos de infección a los que deben estar atentos en casa y saber cuándo deben consultar rápidamente a su médico. La educación también abarca el tratamiento profiláctico y la importancia de seguir escrupulosamente las recomendaciones del equipo sanitario.

Aislamiento de protección

En algunos casos, puede ser necesario introducir **un aislamiento protector** para los pacientes inmunodeprimidos, sobre todo en las fases más críticas de su tratamiento, como después de un trasplante de médula ósea. El aislamiento tiene por objeto proteger al paciente de cualquier posible fuente de infección. Las salas están especialmente equipadas para mantener un ambiente con pocos gérmenes, con **filtros de aire HEPA** y rigurosos protocolos de desinfección.

2 Seguridad en el trabajo: protección de cuidadores y pacientes

- Manipulación segura de pacientes pesados: evitar trastornos musculoesqueléticos

La **manipulación segura de pacientes pesados** es un problema importante en los centros sanitarios, ya que afecta a la salud y la seguridad tanto de los pacientes como de los cuidadores. Levantar, mover o cambiar de posición a un paciente pesado puede suponer un esfuerzo físico considerable para los auxiliares asistenciales y el personal de enfermería, lo que conlleva riesgos significativos de **trastornos musculoesqueléticos (TME)**. Estos trastornos, que afectan principalmente a la espalda, los hombros y las extremidades superiores, son una causa frecuente de interrupción del trabajo en el sector sanitario. Por lo tanto, es esencial aplicar técnicas adecuadas para manipular a estos pacientes, preservando al mismo tiempo la integridad física de los cuidadores y garantizando la seguridad de los pacientes.

Comprender los riesgos de TME entre los cuidadores

Los **trastornos musculoesqueléticos** son afecciones que afectan a las articulaciones, los músculos, los tendones o los nervios como consecuencia de movimientos repetitivos o esfuerzos excesivos. En el entorno hospitalario, los TME se deben principalmente a movimientos inadecuados o a la manipulación frecuente de cargas pesadas, en este caso pacientes que necesitan ayuda para levantarse, darse la vuelta o cambiar de postura.

Las principales causas de TME en los cuidadores incluyen :

- **Movimientos bruscos** o inadecuados al trasladar a los pacientes;
- **Transportar cargas excesivas**, sobre todo cuando se carece de personal o de equipos adecuados;
- **Posturas incómodas** o prolongadas, como agacharse o ponerse en cuclillas para levantar a un paciente;

303

- **Movimientos repetitivos** sin pausas o alternancia de tareas, como cambiar de posición a pacientes encamados.

Las zonas más afectadas suelen ser la **espalda**, sobre todo la columna lumbar, así como los **hombros** y las **rodillas**, como consecuencia de posturas forzadas y esfuerzos sostenidos.

Principios básicos para la manipulación segura de pacientes

Para prevenir los trastornos musculoesqueléticos, es fundamental seguir **unos** principios de **manipulación segura**. Estos principios tienen por objeto limitar el esfuerzo físico y proteger las articulaciones y los músculos del cuidador, garantizando al mismo tiempo la comodidad y la seguridad del paciente.

Evaluación previa

Antes de cualquier manipulación, es esencial evaluar la situación, teniendo en cuenta el peso, la estatura y las capacidades físicas del paciente. Esta evaluación ayuda a determinar si el reposicionamiento o la elevación pueden realizarse manualmente, o si es necesario utilizar **ayudas mecánicas** o **técnicas específicas**. Es importante no subestimar nunca la carga que representa un paciente, aunque parezca cooperativo.

También es esencial **comunicarse con el paciente** antes de manipularlo, para asegurarse de que entiende y coopera. A veces, los pacientes pueden contribuir a su propia movilidad participando activamente en el movimiento, reduciendo así la carga del cuidador.

Uso de posturas ergonómicas

Al manipular a un paciente, adoptar **posturas ergonómicas** es esencial para reducir el riesgo de lesiones.

1. **Mantén la espalda recta**: Es importante mantener la espalda recta en todo momento y evitar inclinarse hacia

delante. Las flexiones o torsiones repetidas de la columna vertebral pueden provocar lesiones musculares o articulares.

2. **Doblar las rodillas**: Para levantar o recolocar a un paciente, los cuidadores deben doblar las rodillas, utilizando principalmente los músculos de las piernas en lugar de los de la espalda. Así se mantiene una postura estable y se distribuye el esfuerzo entre los músculos más fuertes y menos vulnerables.

3. **Proximidad al paciente**: El cuidador debe permanecer lo más cerca posible del paciente durante la manipulación para evitar el efecto palanca, que aumenta la carga sobre la espalda y los hombros.

4. **Coordinación de movimientos**: Cuando intervienen varios cuidadores, es fundamental coordinar los movimientos para evitar esfuerzos desequilibrados. Unas instrucciones claras y el trabajo en equipo ayudan a reducir la carga física de todos los implicados.

Utilización de ayudas técnicas y mecánicas

Para reducir el esfuerzo físico, es esencial utilizar **ayudas técnicas** adecuadas, sobre todo al manipular pacientes pesados o no autónomos. Los equipos mecánicos pueden utilizarse para levantar, mover o recolocar a los pacientes, reduciendo el esfuerzo manual que deben realizar los cuidadores.

1. **Elevadores de pacientes**: **Las grúas de pacientes mecánicas o eléctricas** son dispositivos diseñados para elevar a un paciente de la cama a una silla, o para recolocarlo en la cama. Reducen considerablemente el esfuerzo físico necesario para la elevación, al tiempo que garantizan la seguridad del paciente. El uso de estos equipos requiere una formación adecuada para garantizar un uso correcto y seguro.

2. **Sábanas deslizantes**: **Las sábanas deslizantes** o los sistemas de deslizamiento facilitan las transferencias laterales o los cambios de posición en la cama. Reducen la

305

fricción y el esfuerzo necesario para girar o enderezar a un paciente, limitando así la tensión en la espalda y los hombros de los cuidadores.

3. **Cojines de posicionamiento**: **Los cojines ergonómicos** pueden utilizarse para recolocar a los pacientes de forma segura, distribuyendo el peso corporal uniformemente y evitando movimientos bruscos. Estos cojines también ayudan a mantener al paciente en una postura cómoda, reduciendo la necesidad de manipulaciones frecuentes.

4. **Barras de apoyo y ayudas a la movilidad**: instalar **barras de apoyo** u otros dispositivos de ayuda alrededor de la cama o en el baño puede permitir a los pacientes participar activamente en sus movimientos. Estas ayudas técnicas fomentan la independencia y reducen el esfuerzo muscular del cuidador.

Formación y trabajo en equipo

Una de las claves para prevenir los trastornos musculoesqueléticos es **formar** al personal asistencial en buenas prácticas de manipulación. La formación periódica en técnicas de elevación, el uso de ayudas técnicas y las posturas ergonómicas contribuyen a afianzar un comportamiento seguro.

Además, el **trabajo en equipo** es esencial a la hora de manipular pacientes pesados. A menudo es más seguro y eficaz movilizar a varios cuidadores para el mismo movimiento, en lugar de dejar que un solo profesional realice el levantamiento o el reposicionamiento. Trabajar juntos ayuda a repartir la carga y limitar el riesgo de lesiones. **Las reuniones informativas** antes de cada movilización compleja pueden ayudar a coordinar los esfuerzos y garantizar que todos estén de acuerdo con el procedimiento a seguir.

Adaptar el entorno para facilitar la manipulación

La **planificación del espacio** es un factor crucial para el manejo seguro de pacientes pesados. Las habitaciones de los pacientes deben estar diseñadas para facilitar el acceso a los equipos asistenciales y las ayudas mecánicas. Una cama de altura regulable, por ejemplo, permite al cuidador adaptar su postura a la tarea que debe realizar, reduciendo así el esfuerzo físico. Del mismo modo, las sillas adaptadas con mecanismos que facilitan al paciente sentarse o levantarse pueden reducir el número de intervenciones manuales necesarias.

Vigilancia de los signos de TME y tratamiento del dolor

A pesar de aplicar las mejores técnicas de manipulación, los cuidadores deben estar alerta ante los **primeros signos de trastornos musculoesqueléticos**, como dolor de espalda, tensión en los hombros o rigidez articular. El tratamiento precoz es esencial para evitar que los TME empeoren. En caso de dolor o malestar, es importante informar inmediatamente de estos síntomas y adaptar las tareas en consecuencia para evitar sobrecargas repetidas.

La **gestión del dolor** mediante ejercicios de estiramiento, fortalecimiento muscular o consultas con un fisioterapeuta puede ayudar a prevenir los TME y mantener al personal en buen estado de salud.

- Uso de equipos de protección individual (EPI) en gastroenterología

El **uso de equipos de protección individual (EPI)** en gastroenterología es esencial para proteger tanto a los cuidadores como a los pacientes de las infecciones y la contaminación. Este departamento, que se centra en el diagnóstico y tratamiento de trastornos del aparato digestivo, expone a menudo al personal a patógenos transmitidos a través de fluidos corporales como heces, sangre y secreciones gastrointestinales. Además, procedimientos frecuentes como endoscopias, biopsias y la manipulación de dispositivos invasivos aumentan el riesgo de contacto con sustancias biológicas potencialmente infecciosas. Por ello, el uso de EPI es un factor clave para prevenir las infecciones nosocomiales y reducir los riesgos laborales.

Papel de los EPI en gastroenterología

El **equipo de protección individual (EPI)** es un dispositivo o prenda diseñado para proteger a los profesionales sanitarios de la exposición directa a sustancias peligrosas o infecciosas. En gastroenterología, donde el personal sanitario está frecuentemente en contacto con pacientes susceptibles de ser portadores de agentes patógenos, los EPI constituyen una barrera esencial contra las infecciones. Su uso es especialmente crucial durante procedimientos invasivos como las endoscopias digestivas, en las que existe un alto riesgo de contaminación por fluidos corporales.

Los EPI comprenden una serie de elementos, como **guantes**, **batas**, **mascarillas** (incluidas las de respiración), **gafas** y, en ocasiones, **protectores faciales** o **sobrecalzado**. Cada equipo tiene una función específica, y su uso combinado en entornos de alto riesgo, como la unidad endoscópica, proporciona una protección óptima.

Los diferentes tipos de EPI y su uso en gastroenterología

Dependiendo de los procedimientos específicos y de los riesgos encontrados, el uso de EPI puede variar. Es importante seleccionar el equipo adecuado en función de la naturaleza de los cuidados prestados, el tipo de contacto con fluidos corporales y el grado de protección requerido.

Guantes

Los guantes son un equipo básico en gastroenterología. Se utilizan en casi todas las situaciones asistenciales en las que es probable que el cuidador entre en contacto con fluidos corporales o superficies potencialmente contaminadas. En gastroenterología, los guantes son esenciales para manipular **endoscopios**, **sondas** o para administrar cuidados a pacientes con infecciones gastrointestinales.

Los guantes deben **ser de un solo uso**, desecharse después de cada contacto con el paciente o su entorno, y sustituirse inmediatamente si se rompen. Es esencial elegir guantes adecuados a la naturaleza de la atención: los **guantes estériles son** necesarios para procedimientos invasivos, mientras que los guantes **no estériles** pueden ser suficientes para la atención rutinaria o la manipulación sin riesgo de contaminación directa.

Blusas

Las batas de protección son esenciales para proteger la ropa y la piel del personal de enfermería de las salpicaduras de fluidos corporales. En gastroenterología, se utilizan especialmente durante los procedimientos en los que el riesgo de salpicaduras es elevado, como durante las **endoscopias**, la **toma de muestras para biopsias** o las intervenciones con dispositivos invasivos. Las batas deben llevarse adecuadamente, con un cierre completo en la espalda, y retirarse con cuidado para evitar la contaminación desde el exterior de la bata.

En función de las necesidades, pueden utilizarse **batas desechables** o **lavables**. En los casos en que el riesgo de contaminación sea elevado, se recomiendan batas de un solo uso fabricadas con material impermeable.

Mascarillas y respiradores

Las mascarillas quirúrgicas y **los respiradores** (como FFP2 o N95) desempeñan un papel fundamental en la protección de las vías respiratorias. En gastroenterología, los cuidadores están expuestos a riesgos de **transmisión aérea** o **por gotitas**, sobre todo durante procedimientos en los que las secreciones gastrointestinales pueden aerosolizarse, como durante la gastroscopia o la endoscopia bronquial.

Las mascarillas quirúrgicas protegen principalmente contra las gotitas, mientras que **las mascarillas FFP2** o N95 ofrecen una mayor protección contra los aerosoles potencialmente infecciosos. Se utilizan durante procedimientos de alto riesgo, sobre todo en situaciones en las que los pacientes pueden ser portadores de enfermedades infecciosas de transmisión respiratoria (como **Clostridioides difficile** o determinadas infecciones víricas gastrointestinales).

Gafas protectoras y pantallas faciales

Las gafas o los **protectores faciales** son necesarios para proteger los ojos y la cara de las salpicaduras de fluidos corporales, que pueden producirse durante procedimientos como la colonoscopia o la gastroscopia. Este equipo es esencial para evitar la contaminación de las mucosas oculares por patógenos transmitidos por fluidos corporales, y a menudo se combina con el uso de mascarillas para garantizar una cobertura completa de las posibles vías de entrada de las infecciones.

Los protectores faciales también pueden proteger frente a salpicaduras de mayor tamaño, sobre todo en procedimientos que generan aerosoles o cuando se utilizan dispositivos como las máquinas de succión endoscópica.

Sobreguantes y sombreros

Aunque se utilizan con menos frecuencia que otros EPI, **los sobrecalzado** y los **gorros** pueden ser necesarios en entornos muy controlados, como quirófanos o salas de procedimientos estériles, para evitar la contaminación cruzada por el calzado o el pelo.

Momentos clave para el uso de EPI en gastroenterología

Los EPI deben utilizarse **sistemáticamente** y adaptarse a los riesgos específicos de cada operación. En gastroenterología, hay varios momentos clave que requieren especial atención:

1. **Procedimientos endoscópicos**: Al realizar una gastroscopia, una colonoscopia o una CPRE, los cuidadores están expuestos a fluidos digestivos que pueden contener agentes infecciosos. El uso de guantes, mascarillas quirúrgicas o FFP2, gafas o protectores faciales, así como batas, es esencial para protegerse de salpicaduras y gotas.

2. **Manipulación de dispositivos invasivos**: La inserción o retirada de **sondas nasogástricas, drenajes** o catéteres también **requiere** precauciones específicas. Se requieren guantes y, a veces, batas y mascarillas para evitar la contaminación del cuidador y limitar el riesgo de infección del paciente.

3. **Cuidados de los pacientes infectados**: Los pacientes con infecciones gastrointestinales, como las infecciones **por Clostridioides difficile**, requieren precauciones adicionales para evitar la propagación de patógenos. El uso de EPI completos (guantes, batas, mascarillas) es crucial, combinado con estrictas medidas de aislamiento para minimizar el riesgo de transmisión.

Retirada y eliminación de los EPI

Un punto que a menudo se pasa por alto, pero que es tan importante como llevar puesto el EPI, es su **retirada** y **eliminación**. El EPI debe retirarse con cuidado para evitar la contaminación por contacto con el exterior de los guantes, batas o mascarillas. Deben seguirse procedimientos precisos, empezando por quitarse los guantes sin tocar la piel, quitarse la bata para no tocar la superficie exterior contaminada y quitarse las gafas y la mascarilla en último lugar.

Los EPI **de un solo uso** deben desecharse en contenedores específicos para residuos biológicos peligrosos, de acuerdo con los protocolos de gestión de residuos infecciosos. Los equipos reutilizables (como las gafas de seguridad) deben desinfectarse después de cada uso con soluciones adecuadas para garantizar su seguridad la próxima vez que se utilicen.

Formación y vigilancia

La formación del personal en el **uso correcto de los EPI** es esencial para garantizar una protección óptima. Cada trabajador sanitario debe ser capaz de elegir el EPI adecuado para cada situación, ponérselo correctamente y quitárselo respetando las normas de higiene para evitar la contaminación cruzada. La vigilancia diaria en el uso de los EPI ayuda a establecer una **cultura de seguridad** en el servicio de gastroenterología, protegiendo tanto a los cuidadores como a los pacientes.

- Gestión de los riesgos de exposición a fluidos corporales (hemorragias digestivas, vómitos)

Gestionar los **riesgos de exposición a fluidos corporales**, como hemorragias digestivas y vómitos, es una prioridad en gastroenterología. Estos fluidos, que a menudo son portadores de bacterias, virus u otros patógenos, pueden contaminar fácilmente a los cuidadores y las superficies, aumentando el riesgo de transmisión de infecciones nosocomiales. Las hemorragias digestivas, los vómitos y otras excreciones digestivas forman parte integrante de los cuidados en este ámbito, por lo que requieren una vigilancia particular. La gestión de estos riesgos se basa en una combinación de **medidas preventivas, equipos de protección individual (EPI)** y **formación** del personal sanitario para garantizar la seguridad de pacientes y cuidadores.

Comprender los riesgos asociados a los fluidos corporales en gastroenterología

Los pacientes sometidos a tratamiento gastroenterológico sufren a menudo **trastornos digestivos** que pueden provocar **hemorragias** o **vómitos**, sobre todo en el contexto de enfermedades gastrointestinales graves como úlceras, varices esofágicas, cánceres digestivos o enfermedad inflamatoria intestinal crónica (EII). Estos episodios pueden liberar fluidos corporales que contengan agentes infecciosos, como bacterias (por ejemplo, **Clostridioides difficile**), virus hepáticos (hepatitis B o C) o parásitos gastrointestinales.

El riesgo para los cuidadores está relacionado con la **contaminación por contacto directo** con estos fluidos, pero también con la exposición a **gotitas** o **aerosoles** producidos durante los vómitos o el tratamiento de hemorragias activas. Si estos fluidos entran en contacto con **las mucosas** o la **piel lesionada**, o se inhalan en forma de aerosoles, pueden transmitir infecciones potencialmente graves. Por lo tanto, es esencial seguir protocolos estrictos para limitar esta exposición.

Medidas de protección en caso de hemorragia digestiva

La hemorragia digestiva es un hecho frecuente en gastroenterología, y puede manifestarse como vómitos con sangre (hematemesis), hemorragia rectal (rectorragia) o presencia de sangre digerida en las heces (melena). Estas situaciones, que pueden ser críticas, requieren un tratamiento rápido y eficaz, al

313

tiempo que se protege al personal sanitario de los riesgos de exposición.

Uso de equipos de protección individual (EPI)

El uso de **EPI** es la primera línea de defensa contra la exposición a fluidos corporales durante una hemorragia digestiva. **Guantes, batas, mascarillas** y **gafas** o **protectores faciales** son esenciales para proteger la piel, las mucosas y las vías respiratorias de los cuidadores.

1. **Guantes**: Deben llevarse sistemáticamente siempre que haya contacto con el paciente o con fluidos corporales. Se recomiendan **guantes estériles** para los procedimientos invasivos, mientras que los guantes **no estériles** pueden ser suficientes para manipulaciones menos arriesgadas (por ejemplo, ajuste de la perfusión, comprobación de los parámetros vitales).

2. **Batas**: **Las batas impermeables** son necesarias para evitar la contaminación de la ropa en caso de salpicaduras de sangre u otros fluidos digestivos. Deben cubrir completamente los brazos y el torso, y retirarse con cuidado para evitar tocar el exterior contaminado.

3. **Mascarillas y gafas**: **Las mascarillas quirúrgicas** y las **gafas** (o protectores faciales) protegen de **las gotitas** y **aerosoles** que pueden proyectarse al tratar una hemorragia digestiva. Este equipo es especialmente esencial cuando se manipulan las vías respiratorias o el tracto digestivo superior, como durante los procedimientos endoscópicos de urgencia.

Tratamiento de las hemorragias digestivas

Cuando un paciente presenta una **hemorragia digestiva**, es esencial estabilizar el estado rápidamente minimizando al mismo tiempo el riesgo de exposición de los cuidadores. Un enfoque en equipo, con tareas bien distribuidas, permite gestionar la situación de forma ordenada.

1. **Manejo de dispositivos invasivos**: En caso de hemorragia digestiva activa, pueden utilizarse dispositivos como **sondas nasogástricas** para evacuar la sangre o las secreciones gastrointestinales. Las **precauciones asépticas** son esenciales cuando se manipulan estos dispositivos para evitar la contaminación cruzada y proteger al cuidador de las salpicaduras.

2. **Precauciones durante los procedimientos endoscópicos**: Durante las **endoscopias de urgencia**, en las que puede ser necesario visualizar y tratar hemorragias, el riesgo de salpicaduras de sangre y fluidos es elevado. Además del EPI, deben utilizarse **técnicas de aspiración** adecuadas para limitar la propagación de fluidos. Los endoscopios y el material reutilizable deben desinfectarse según protocolos estrictos para evitar cualquier transmisión de patógenos.

3. **Control del entorno**: Es importante **proteger** el **entorno** inmediato del paciente para limitar la propagación de fluidos. Las superficies deben limpiarse y desinfectarse rápidamente después de cualquier episodio hemorrágico para evitar que la sangre contamine a otros pacientes o al personal.

Tratamiento de los vómitos y precauciones con los aerosoles

Los vómitos son frecuentes en gastroenterología, sobre todo en pacientes con obstrucción intestinal, gastritis grave o después de determinadas intervenciones quirúrgicas. Los vómitos pueden contener agentes infecciosos, y las pulverizaciones o aerosoles que generan representan un riesgo importante para los cuidadores.

EPI y protección respiratoria

Además de **guantes** y **batas impermeables**, se recomiendan especialmente **las mascarillas FFP2** o **N95** cuando se atienda a pacientes susceptibles de vomitar, sobre todo si están infectados con patógenos transmitidos por vía aérea o fecal-oral. Deben utilizarse **gafas** o **protectores faciales** para evitar salpicaduras en los ojos, que es una posible vía de transmisión.

Manipulación de dispositivos de vómito

Los dispositivos como las **bolsas de emesis o las palanganas** deben manipularse con cuidado. Los guantes deben cambiarse inmediatamente después de manipular estos dispositivos, y deben eliminarse o limpiarse de acuerdo con los protocolos de gestión de residuos biológicos.

1. **Ventilación de la habitación**: Cuando un paciente vomita, es vital asegurarse de que la habitación está bien **ventilada** para limitar la concentración de aerosoles. Si es posible, deben utilizarse sistemas de filtración del aire, sobre todo en las unidades en las que varios pacientes comparten la misma habitación.

2. **Aislar a los pacientes infecciosos**: si un paciente vomita a causa de una infección gastrointestinal (por ejemplo, **Clostridioides difficile**), es esencial **aislarlo** de los demás pacientes para limitar el riesgo de propagación de la infección. Las visitas también deben seguir protocolos estrictos de higiene y protección.

Limpieza y gestión de residuos

La **gestión de los residuos** derivados de la atención a pacientes con hemorragias digestivas o vómitos es crucial para prevenir la propagación de patógenos.

1. **Residuos contaminados**: Las **batas**, **guantes**, **mascarillas** y otros materiales contaminados deben desecharse **en contenedores de residuos infecciosos**, no en contenedores de residuos convencionales. Los dispositivos reutilizables, como las gafas protectoras, deben desinfectarse cuidadosamente con productos adecuados después de cada uso.

2. **Limpieza de superficies**: Las superficies contaminadas con sangre o vómitos deben limpiarse inmediatamente con **desinfectantes de amplio espectro** eficaces contra los patógenos transmitidos por fluidos corporales, incluidos los virus hepatotropos y las bacterias intestinales resistentes. Los desinfectantes que contienen hipoclorito de sodio (lejía) suelen recomendarse para las zonas con alto riesgo de contaminación.

3 Gestión de residuos médicos en el servicio de gastroenterología

• Manipulación y eliminación de residuos infecciosos y cortantes

La manipulación y eliminación de residuos infecciosos y cortantes en el entorno hospitalario son tareas fundamentales para garantizar la seguridad de los cuidadores, los pacientes y el personal de limpieza. En gastroenterología, donde los procedimientos y cuidados implican con frecuencia la exposición a fluidos corporales, tejidos biológicos e instrumentos afilados, es esencial una gestión rigurosa de los residuos. Estos residuos, ya sean infecciosos (contenidos potencialmente contaminantes, como sangre o secreciones digestivas) o cortantes (agujas, bisturís, etc.), deben eliminarse siguiendo protocolos estrictos para minimizar el riesgo de lesiones e infecciones nosocomiales. El cumplimiento de estos protocolos es esencial no sólo para proteger al personal médico, sino también para evitar la propagación de patógenos peligrosos en el entorno hospitalario.

317

Identificación de residuos infecciosos y cortantes

Los **residuos infecciosos** y **cortantes** se clasifican como **residuos de actividades sanitarias con riesgo infeccioso (DASRI)**. En gastroenterología, esto incluye :

1. **Residuos infecciosos**: cualquier material ensuciado por fluidos corporales (apósitos, compresas, guantes, sondas, etc.), así como residuos biológicos (muestras de tejidos, heces, sangre). Los instrumentos reutilizables (como los endoscopios) requieren una desinfección estricta después de su uso.
2. **Residuos punzantes**: **Agujas**, **bisturíes**, **cuchillas** y cualquier otro dispositivo médico de un solo uso que conlleve riesgo de corte o pinchazo, como los catéteres, entran en esta categoría.

Uno de los primeros pasos en la gestión de residuos es la capacidad de **identificar correctamente** estos dos tipos de residuos para poder manipularlos y eliminarlos de acuerdo con los protocolos adecuados.

Manipulación de residuos infecciosos

Los residuos infecciosos, que pueden contener agentes patógenos transmisibles (como virus, bacterias u hongos), requieren **una manipulación cuidadosa** para evitar la contaminación cruzada o la exposición accidental.

Equipos de protección individual (EPI)

Cuando se manipulan residuos infecciosos, es fundamental llevar **guantes**, **batas** y, si es necesario, **mascarillas** y **gafas**. Este EPI crea una barrera entre el cuidador y los residuos contaminados, minimizando el riesgo de exposición por contacto directo con fluidos corporales o superficies sucias. Los guantes deben cambiarse después de cada manipulación de residuos infecciosos para evitar cualquier propagación.

Bolsas y contenedores adaptados

Los residuos infecciosos deben recogerse en **bolsas específicas**, a menudo amarillas o rojas, designadas para DASRI. Estas bolsas están diseñadas para ser resistentes a los pinchazos y a prueba de fugas. Deben cerrarse correctamente después de su uso para evitar derrames accidentales. Es importante no llenar nunca en exceso las bolsas, ya que aumenta el riesgo de rotura y contaminación.

En unidades como gastroenterología, donde los cuidadores pueden manipular residuos que contengan fluidos biológicos, como sondas nasogástricas o apósitos manchados de sangre, estos residuos deben depositarse inmediatamente después de su uso en bolsas DASRI, sin contacto prolongado con las superficies de cuidado.

Manipulación de residuos punzantes

Los residuos punzantes suponen un riesgo especial de lesiones y exposición directa a agentes patógenos a través de **mordeduras** o **cortes accidentales**. Para manipularlos con seguridad, hay prácticas específicas que deben seguirse estrictamente.

Uso de contenedores para objetos punzantes

Las agujas, hojas de bisturí, catéteres y otros instrumentos punzantes deben desecharse inmediatamente después de su uso en **contenedores rígidos** especialmente diseñados para residuos punzantes. Estos contenedores, a menudo de color amarillo, son estancos, resistentes a los pinchazos y están equipados con un sistema de cierre seguro para evitar accidentes. Los contenedores deben colocarse siempre cerca del lugar de tratamiento para limitar el transporte de objetos punzantes y minimizar el riesgo de lesiones durante la eliminación.

Es esencial **no volver a colocar las agujas** después de su uso, ya que esto aumenta el riesgo de pinchazo accidental. Las agujas deben devolverse al recipiente inmediatamente después de la inyección o de la toma de la muestra de sangre.

Precauciones al transportar residuos cortantes y punzantes

Los contenedores de objetos punzantes no deben llenarse más allá de su capacidad máxima. Cuando estén llenos hasta las tres cuartas partes, deben precintarse y enviarse a incineración o a un tratamiento específico. Los contenedores deben transportarse con cuidado, sin volcarlos, para evitar cualquier riesgo de fuga o perforación.

Eliminación segura de residuos infecciosos y cortantes

Una vez que los residuos se han recogido y manipulado correctamente, su **eliminación** sigue procedimientos estrictamente regulados para garantizar que ya no supongan una amenaza para la salud pública o el medio ambiente.

Tratamiento de residuos infecciosos

Los residuos infecciosos suelen someterse a un tratamiento específico antes de su eliminación. Esto incluye **procesos de desinfección** o **esterilización** (como el autoclave, que utiliza vapor a presión para matar los agentes patógenos), o métodos de **incineración**. La incineración a alta temperatura destruye completamente los agentes infecciosos presentes en los residuos, al tiempo que reduce el volumen total de residuos eliminados.

Los centros sanitarios están obligados a trabajar con empresas especializadas en el tratamiento de **DASRI**, que recogen las bolsas y contenedores llenos y los transportan a unidades de tratamiento autorizadas. A continuación, los residuos se tratan de acuerdo con las normas de salud pública y medio ambiente.

Gestión de residuos punzantes

Una vez recogidos en sus contenedores rígidos, los objetos punzantes también se someten a un proceso de incineración o tratamiento especializado para eliminar los riesgos infecciosos. Estos contenedores deben precintarse cuidadosamente y transportarse siguiendo procedimientos específicos para evitar cualquier exposición durante su traslado a las unidades de tratamiento.

Formación y sensibilización del personal

La manipulación y eliminación de residuos infecciosos y cortantes requiere **una formación continua** de los equipos asistenciales. Los cuidadores deben ser informados periódicamente sobre los riesgos asociados a los residuos biológicos y las mejores prácticas para manipularlos de forma segura. Esto incluye recordatorios sobre el uso correcto del EPP, la identificación de los diferentes tipos de residuos y los procedimientos de eliminación segura.

También pueden organizarse sesiones de **sensibilización** para el personal no sanitario, como el de limpieza o mantenimiento, que pueda entrar en contacto con residuos peligrosos. Conocer bien los protocolos de gestión de residuos es esencial para prevenir accidentes y reducir la transmisión de infecciones.

- Cumplimiento de los protocolos hospitalarios de clasificación de residuos

El cumplimiento de los protocolos de clasificación de residuos hospitalarios es esencial para garantizar la seguridad de los pacientes, los cuidadores y el personal de limpieza, al tiempo que se protege el medio ambiente. Los residuos hospitalarios son variados e incluyen elementos potencialmente peligrosos como residuos biológicos, medicamentos caducados, objetos punzantes

321

y materiales contaminados por agentes patógenos. Una separación rigurosa de los residuos ayuda a minimizar los riesgos de infección, lesiones y exposición a sustancias nocivas, al tiempo que facilita un tratamiento adecuado. El incumplimiento de estos protocolos puede tener graves consecuencias, desde la propagación de infecciones nosocomiales hasta la contaminación ambiental.

Tipos de residuos hospitalarios y su clasificación

El primer aspecto crucial para cumplir los protocolos de clasificación de residuos hospitalarios es **conocer las distintas categorías** de residuos que se producen en los centros sanitarios. Cada categoría requiere un tratamiento específico, y una correcta clasificación en origen permite gestionar eficazmente los riesgos asociados a su manipulación y eliminación.

1. **Residuos de actividades asistenciales con riesgo infeccioso (DASRI)**: Se trata de residuos que presentan un riesgo infeccioso, como residuos manchados de sangre, fluidos corporales o excreciones, así como residuos biológicos (tejidos, muestras). Estos residuos se clasifican como **residuos peligrosos** porque pueden transmitir infecciones o agentes patógenos. También se incluyen **los residuos punzantes** (agujas, bisturís, catéteres), que requieren una eliminación específica para evitar lesiones y contaminación.

2. **Residuos médicos no peligrosos**: Estos residuos no presentan ningún riesgo infeccioso o químico, e incluyen materiales no contaminados como envases, guantes sin ensuciar, restos de comida y papel. Estos residuos suelen tratarse del mismo modo que los residuos domésticos, pero es importante clasificarlos para evitar cualquier confusión con los residuos peligrosos.

3. **Residuos químicos o tóxicos**: Esta categoría incluye **medicamentos caducados**, productos químicos utilizados

322

en laboratorios, desinfectantes y otras sustancias peligrosas que pueden ser tóxicas o corrosivas. Su manipulación y eliminación requieren especial vigilancia, ya que pueden ser perjudiciales para el personal y el medio ambiente si no se tratan adecuadamente.

4. **Residuos radiactivos**: Estos residuos, generados durante exámenes de medicina nuclear o tratamientos de radioterapia, requieren un tratamiento muy específico por su peligrosidad a largo plazo. Su manipulación y almacenamiento deben seguir protocolos estrictos para proteger tanto a las personas como al medio ambiente.

Importancia de la selección en origen

Clasificar los residuos hospitalarios en origen es un paso clave para garantizar su gestión segura. El personal sanitario debe ser capaz de **reconocer inmediatamente** la naturaleza de los residuos producidos y depositarlos en el contenedor adecuado, evitando así cualquier riesgo de contaminación cruzada o manipulación peligrosa posterior. Esto requiere no sólo **una formación adecuada** de los cuidadores y el personal de limpieza, sino también la implantación de sistemas de recogida fáciles de usar y comprender.

Contenedores específicos y señalización clara

Para facilitar la clasificación, los establecimientos sanitarios deben disponer de **contenedores claramente identificables** para cada categoría de residuos. **Los contenedores DASRI** suelen ser amarillos, con señalización específica para indicar que son para residuos de riesgo infeccioso. **Los contenedores para residuos cortantes y punzantes**, diseñados para evitar pinchazos, suelen ser de plástico rígido con una pequeña abertura para evitar el contacto accidental. Estos contenedores deben colocarse en todos los puntos de atención para que puedan clasificarse inmediatamente.

Los **residuos domésticos** y no peligrosos deben depositarse en bolsas o contenedores de distinto color (a menudo gris o negro), separados de los residuos médicos para evitar confusiones. **Los residuos químicos** deben depositarse en contenedores específicos, precintados y etiquetados con el tipo de producto, su peligrosidad y las instrucciones para su eliminación segura.

Formación y sensibilización permanentes

El cumplimiento de los protocolos de clasificación de residuos hospitalarios también requiere **una formación** y **sensibilización continuas** del personal. Todos los empleados deben recibir formación periódica sobre buenas prácticas de clasificación y eliminación de residuos, con recordatorios de los peligros asociados a la mala gestión de determinados tipos de residuos. Una **señalización** clara cerca de las zonas de atención y los contenedores puede recordar al personal las buenas prácticas y facilitar la identificación de los distintos tipos de residuos.

Los errores en la clasificación pueden tener graves consecuencias: los residuos infecciosos eliminados con residuos no peligrosos pueden contaminar otros materiales y poner en peligro a los limpiadores, mientras que los objetos punzantes eliminados incorrectamente pueden causar lesiones graves.

Eliminación segura de residuos

Una vez clasificados, los residuos hospitalarios deben **eliminarse** adecuadamente, siguiendo procedimientos específicos para cada tipo de residuo. El cumplimiento de estos protocolos es esencial para evitar que los residuos peligrosos pongan en peligro a las personas o al medio ambiente durante su tratamiento o transporte.

DASRI: tratamiento por incineración o desinfección

Los residuos peligrosos (incluidos los infecciosos y punzantes) suelen **incinerarse** en unidades especializadas, donde las altas temperaturas destruyen los patógenos y reducen el riesgo de contaminación. Algunas instituciones también utilizan **procesos de desinfección** antes de la incineración, como el uso de autoclaves, que esterilizan los residuos mediante vapor a presión.

La recogida de estos residuos debe realizarse en estrictas condiciones de seguridad, y las bolsas o contenedores deben precintarse antes de ser transportados a los centros de tratamiento autorizados. Las agujas y los contenedores de objetos punzantes nunca deben estar llenos más de tres cuartas partes para evitar accidentes, y deben transportarse con cuidado.

Residuos químicos: eliminación especializada

Los residuos químicos y tóxicos, como medicamentos caducados o desinfectantes, requieren una eliminación especial. Estos residuos suelen ser tratados por empresas especializadas que utilizan procesos adecuados para descomponer las sustancias peligrosas sin poner en peligro el medio ambiente ni la salud humana. Por ejemplo, las sustancias químicas pueden neutralizarse o destruirse en instalaciones especialmente adaptadas antes de ser eliminadas.

Residuos domésticos: gestión separada

Una vez clasificados, **los residuos no peligrosos** se gestionan de forma similar a los residuos domésticos ordinarios. Son recogidos por los servicios de limpieza de los hospitales y eliminados en centros de tratamiento convencionales, con procesos de reciclado o depósito en vertederos en función de su naturaleza. Es importante no mezclar estos residuos con los peligrosos, para garantizar la seguridad del personal de limpieza.

Control y auditoría de la gestión de residuos

El cumplimiento de los protocolos de clasificación de residuos hospitalarios no debe limitarse a la formación inicial del personal. Es esencial establecer **auditorías periódicas** para evaluar la eficacia de la clasificación de residuos e identificar cualquier deficiencia en el proceso. Estas auditorías permiten medir los índices de cumplimiento y corregir rápidamente las prácticas inadecuadas. Las medidas correctoras pueden incluir formación adicional o cambios en la organización de las zonas de clasificación.

Los centros sanitarios también deben mantener **registros de seguimiento de** los residuos, para garantizar que se puede seguir su rastro desde el origen hasta su eliminación. De este modo se garantiza que los residuos se tratan de acuerdo con la normativa vigente y que se puede actuar con rapidez en caso de incidente.

Consecuencias del incumplimiento de los protocolos

El incumplimiento de los protocolos de clasificación de residuos hospitalarios puede tener **graves consecuencias**. Una clasificación inadecuada puede exponer al personal a riesgos de infección o lesiones y provocar la contaminación cruzada entre residuos peligrosos y no peligrosos. Además, puede complicar el tratamiento posterior de los residuos, aumentando el riesgo de contaminación ambiental y de exposición a sustancias tóxicas para las comunidades vecinas.

Además, una mala clasificación puede acarrear sanciones para el centro sanitario en caso de inspección por parte de las autoridades sanitarias. Los incidentes de incumplimiento pueden dañar la reputación de la institución, además de poner en peligro la salud pública.

Capítulo 10

La dimensión psicológica y ética de la asistencia en gastroenterología

1 Apoyo a pacientes con enfermedades crónicas

* Tratamiento de pacientes con enfermedades crónicas (enfermedad de Crohn, hepatitis crónica)

El **tratamiento de pacientes que padecen enfermedades crónicas** como **la enfermedad de Crohn** o **la hepatitis crónica** representa un reto importante en gastroenterología. Estas afecciones requieren un enfoque terapéutico multidimensional, que implica una atención continuada, una educación en profundidad del paciente y un seguimiento personalizado. Los pacientes que padecen enfermedades crónicas tienen que hacer frente a tratamientos a largo plazo, episodios de recaídas agudas y ajustes constantes de su estilo de vida. El objetivo del tratamiento es controlar los síntomas, prevenir las complicaciones y mejorar la calidad de vida del paciente.

Características de las enfermedades crónicas en gastroenterología

Enfermedades crónicas como **la enfermedad de Crohn** y la **hepatitis crónica** afectan profundamente a la vida de los pacientes. Aunque estas afecciones son de naturaleza diferente, tienen en común que son progresivas, con recaídas intercaladas con periodos de remisión.

1. **Enfermedad de Crohn**: se trata de una enfermedad inflamatoria crónica del intestino (EII) que puede afectar a cualquier parte del tubo digestivo, pero generalmente afecta al intestino delgado y al colon. Causa **inflamación** que provoca dolor abdominal, diarrea, fatiga intensa y, a veces, complicaciones graves como fístulas o estenosis. La enfermedad avanza a **trompicones** y requiere frecuentes ajustes del tratamiento.

2. **Hepatitis crónica**: se caracteriza por una inflamación persistente del hígado, generalmente causada por infecciones víricas como la **hepatitis B** o **C**, pero también por otras causas como el consumo de alcohol o ciertas

enfermedades autoinmunes. Si no se trata adecuadamente, la hepatitis crónica puede evolucionar a **cirrosis o cáncer de hígado**. Los pacientes con hepatitis crónica necesitan un seguimiento regular para prevenir estas complicaciones a largo plazo.

Los objetivos de la asistencia

La atención a los pacientes con enfermedades crónicas tiene varios objetivos:

- **Aliviar los síntomas** y mejorar la calidad de vida;
- **Prevención de complicaciones** a largo plazo ;
- **Prolongación de los periodos de remisión**;
- **Educar a los pacientes** para ayudarles a tomar las riendas de su propia salud;
- **Adaptar los tratamientos** en función de la evolución de la enfermedad y de las necesidades del paciente.

Estos objetivos requieren un enfoque multidisciplinar, en el que participen gastroenterólogos, enfermeras, nutricionistas, psicólogos y otros especialistas en función de las necesidades individuales del paciente.

Tratamiento médico y ajuste terapéutico

El tratamiento de las enfermedades crónicas en gastroenterología suele basarse en el uso de fármacos destinados a **controlar la inflamación**, **prevenir las recaídas** y **minimizar las complicaciones**. En ambas enfermedades, los tratamientos deben adaptarse en función de la gravedad de los síntomas y de la respuesta del paciente.

Enfermedad de Crohn

El tratamiento de la enfermedad de Crohn tiene por objeto reducir la inflamación y mantener la remisión el mayor tiempo posible. Las principales clases de medicamentos utilizados son :

- **Antiinflamatorios** (aminosalicilatos) y **corticosteroides**, para tratar los brotes inflamatorios.
- **Inmunosupresores** y **bioterapias**, como los inhibidores del TNF (infliximab, adalimumab), que se utilizan para prevenir las recaídas modulando el sistema inmunitario.
- **Antibióticos**, para tratar infecciones o complicaciones como abscesos.

El seguimiento de los pacientes implica un control regular de los síntomas, así como de los efectos secundarios de los fármacos, en particular los inmunosupresores, que pueden aumentar el riesgo de infección. En caso de estenosis o fístulas, puede ser necesaria la cirugía.

Hepatitis crónica

El tratamiento de la hepatitis crónica depende de la causa subyacente de la enfermedad.

- Los antivirales son el tratamiento básico de las **hepatitis víricas** (B o C). Los antivirales directos para la hepatitis C han revolucionado el tratamiento, con altas tasas de curación. Para la hepatitis B, los antivirales como los análogos de nucleósidos pueden ayudar a controlar la infección, aunque no siempre curan la enfermedad.
- En los casos de **hepatitis alcohólica** o **autoinmune**, la interrupción del consumo de alcohol o el uso de corticosteroides e inmunosupresores pueden estabilizar la enfermedad y evitar la progresión a cirrosis.

El tratamiento de la hepatitis crónica también incluye el seguimiento de **las complicaciones hepáticas**, como la cirrosis, con pruebas periódicas de detección del **cáncer de hígado** (ecografías y análisis de alfa-fetoproteína) y el tratamiento de complicaciones como la ascitis o la insuficiencia hepática.

Control y vigilancia periódicos

El seguimiento médico regular es esencial para adaptar los tratamientos y controlar la evolución de las enfermedades crónicas. Esto incluye consultas médicas frecuentes, análisis biológicos y, a veces, pruebas de imagen.

1. **Seguimiento de los síntomas y ajuste del tratamiento**: en función de la respuesta al tratamiento, el médico puede ajustar la dosis de medicación, cambiar el tratamiento en caso de resistencia o efectos secundarios, o decidir intervenciones adicionales, incluida la cirugía en el caso de la enfermedad de Crohn.

2. **Control biológico**: los análisis de sangre se utilizan para controlar los parámetros hepáticos (enzimas hepáticas, carga viral en el caso de las hepatitis víricas), los marcadores inflamatorios (como la PCR en la enfermedad de Crohn) y para detectar signos de complicaciones, como anemia o insuficiencia hepática. Estas pruebas periódicas son esenciales para ajustar los tratamientos y prevenir complicaciones.

3. **Imagen y endoscopia**: En la enfermedad de Crohn se utilizan endoscopias y pruebas de imagen (resonancia magnética, ecografía) para vigilar el estado de la mucosa intestinal y detectar la formación de estenosis, fístulas o lesiones cancerosas. En el caso de la hepatitis crónica, se utilizan ecografías periódicas para vigilar la aparición de nódulos sospechosos que puedan indicar un cáncer de hígado.

La educación terapéutica y el papel activo del paciente

Uno de los aspectos fundamentales de la atención a los pacientes con enfermedades crónicas es la **educación terapéutica**. Es esencial que los pacientes comprendan su enfermedad, los objetivos de su tratamiento y la importancia del seguimiento a largo plazo. Esto les permite controlar mejor sus síntomas, cumplir el tratamiento y participar activamente en su cuidado.

1. **Facilitar información sobre los tratamientos**: Los pacientes deben comprender los beneficios de los tratamientos, pero también sus posibles efectos secundarios. Esto incluye una explicación clara de los riesgos y beneficios de los inmunosupresores o antivirales, y de las medidas que deben tomarse para evitar complicaciones.

2. **Adaptación del estilo de vida**: las enfermedades crónicas suelen implicar cambios en el estilo de vida. Los pacientes con enfermedad de Crohn pueden beneficiarse de consejos dietéticos adaptados para evitar los alimentos irritantes y prevenir las reagudizaciones. Para los pacientes con hepatitis crónica, **evitar el alcohol** y seguir una dieta equilibrada es esencial para proteger el hígado. También se recomienda dejar de fumar y controlar el peso para evitar complicaciones a largo plazo.

3. **Reconocer los signos** de **alarma**: es importante que los pacientes sepan reconocer los signos de una complicación o reagudización (dolor abdominal intenso, fiebre, ictericia, cansancio extremo) y que acudan rápidamente al médico en caso de duda.

Apoyo psicológico y social

Las enfermedades crónicas tienen un profundo impacto en la vida diaria de los pacientes, tanto física como psicológicamente. El apoyo psicológico es esencial para ayudar a los pacientes a hacer frente a los retos emocionales y sociales que supone gestionar una enfermedad crónica.

1. **Gestión del estrés y la ansiedad**: los brotes de la enfermedad de Crohn, por ejemplo, pueden ser impredecibles, y la incertidumbre sobre la evolución de la enfermedad puede generar estrés y ansiedad. El apoyo psicológico puede ayudar a los pacientes a desarrollar estrategias para gestionar mejor estas emociones.

2. **Apoyo social**: las asociaciones de pacientes, los grupos de apoyo o las plataformas de intercambio en línea pueden proporcionar **una ayuda inestimable** para compartir experiencias, obtener consejos y romper el aislamiento que a menudo sienten los pacientes con enfermedades crónicas.

- Ayudar a los pacientes a aceptar su enfermedad y el tratamiento a largo plazo.

Ayudar a los pacientes a aceptar su enfermedad y el tratamiento a largo plazo es un aspecto fundamental de la atención gastroenterológica, sobre todo para quienes padecen enfermedades crónicas como la enfermedad de Crohn, la hepatitis crónica y otros trastornos digestivos. Aceptar la enfermedad y gestionar el tratamiento a largo plazo no son procesos inmediatos; requieren tiempo, paciencia y el apoyo continuo de los cuidadores. Aceptar una enfermedad crónica significa comprender las limitaciones que impone, hacer frente a las incertidumbres sobre la evolución de la enfermedad y adaptarse a tratamientos que suelen ser pesados y restrictivos. El papel de los cuidadores es acompañar a los pacientes en este viaje para ayudarles a vivir mejor con su enfermedad.

Los retos de aceptar una enfermedad crónica

Cuando a un paciente se le diagnostica una enfermedad crónica, la noticia suele ser difícil de aceptar. A diferencia de una enfermedad aguda, que se resuelve en un espacio de tiempo relativamente corto, una enfermedad crónica requiere un tratamiento de por vida, con periodos de remisión y reagudizaciones a veces imprevisibles. Esto puede generar en los pacientes **sentimientos de frustración, ira, injusticia** e incluso **depresión**.

Los pacientes también tienen que hacer frente a **cambios en su estilo de vida**, ya sea en términos de dieta, actividad física o interacción social. Algunos pacientes pueden tener dificultades para integrar las restricciones impuestas por la enfermedad (como dietas estrictas o adaptaciones profesionales), mientras que otros pueden tener dificultades para cumplir los tratamientos médicos, que suelen ser pesados y restrictivos.

La aceptación de una enfermedad crónica pasa por varias fases:

- **Negación**: Al principio, muchos pacientes se niegan a aceptar la enfermedad o minimizan su impacto, con la esperanza de que desaparezca rápidamente.
- **Ira y frustración**: La constatación de que la enfermedad es duradera y afectará a su vida cotidiana puede provocar reacciones emocionales intensas.
- **Negociación**: Algunos pacientes intentan encontrar alternativas o soluciones para evitar las limitaciones de su tratamiento.
- **Depresión**: la perspectiva de tener que vivir con tratamientos prolongados, a veces sin cura posible, puede provocar sentimientos de desánimo.
- **Aceptación**: Con el tiempo, y con el apoyo adecuado, los pacientes acaban integrando la enfermedad en sus vidas, adaptando su estilo de vida y encontrando la mejor forma de controlarla.

El papel de los cuidadores como apoyo emocional

Una de las funciones esenciales de los cuidadores es **apoyar a los pacientes en este proceso de aceptación**, ayudándoles a comprender su enfermedad, animándoles a expresar sus miedos y frustraciones y ofreciéndoles las herramientas que necesitan para afrontar esta nueva realidad. La escucha, la empatía y la presencia de los profesionales sanitarios desempeñan un papel crucial para ayudar a los pacientes a superar el choque inicial del diagnóstico y adaptarse gradualmente al tratamiento a largo plazo.

Educación terapéutica

La educación terapéutica es un pilar fundamental para ayudar a los pacientes a aceptar su enfermedad e implicarse activamente en su tratamiento. Esta educación debe ser personalizada, teniendo en cuenta el nivel de comprensión del paciente, sus preocupaciones y su capacidad para adaptarse a las nuevas exigencias de la enfermedad.

1. **Explicar claramente la enfermedad y su evolución**: Un paciente bien informado tiene más probabilidades de aceptar su enfermedad. Los cuidadores deben explicar la naturaleza de la enfermedad, su posible evolución y la importancia del tratamiento de forma que resulte fácil de entender. Por ejemplo, en el caso de la enfermedad de Crohn, explicar los brotes inflamatorios, los desencadenantes y los objetivos del tratamiento puede ayudar a los pacientes a prepararse para los altibajos de la enfermedad.

2. **Descifrar los tratamientos**: Los pacientes deben comprender por qué se someten a determinados tratamientos, los pasos que implican y los beneficios esperados. En el caso de los tratamientos a largo plazo, como los inmunosupresores o los antivirales para la hepatitis crónica, es fundamental insistir en la importancia del **cumplimiento terapéutico**. Los efectos secundarios

deben discutirse abiertamente, al igual que los medios para controlarlos.

Escucha y apoyo psicológico

El apoyo psicológico es esencial para ayudar a los pacientes a superar las fases emocionalmente difíciles asociadas a la aceptación de su enfermedad. El apoyo puede ser prestado por un **psicólogo** o **psiquiatra**, o por profesionales sanitarios formados en gestión emocional. Estos profesionales pueden ayudar a los pacientes a identificar sus miedos, verbalizar sus frustraciones y desarrollar estrategias para afrontar la ansiedad o la depresión.

Los pacientes también pueden beneficiarse de la **presencia de grupos de apoyo** o redes de asociaciones. Compartir experiencias con otras personas en situaciones similares ayuda a romper el aislamiento que a menudo se siente ante la enfermedad y proporciona consejos prácticos sobre cómo gestionar el día a día de forma más eficaz.

Fomentar la autonomía

Una vez iniciada la fase de aceptación, es importante **animar a los pacientes a hacerse cargo de su propia salud**. Esto implica aprender técnicas para gestionar la enfermedad (como reconocer los signos de recaída y adaptar su dieta), así como cierto grado de autonomía en la gestión de su tratamiento.

Los pacientes deben participar en las decisiones sobre su tratamiento, con la ayuda de su médico, para que se sientan capacitados. Permitirles participar activamente en la gestión de su enfermedad, por ejemplo registrando sus síntomas o controlando determinados marcadores biológicos, les ayuda a comprender mejor su estado y a anticiparse a las complicaciones.

Ayudar a los pacientes a integrar su enfermedad en su vida cotidiana

Los pacientes con enfermedades crónicas deben aprender a vivir con la enfermedad, sin convertirla en el centro de sus vidas. Esto significa ayudar a los pacientes a **adaptar su vida cotidiana** sin sentir que su vida está totalmente controlada por la enfermedad.

Adaptar los hábitos de vida

Algunas enfermedades crónicas, como la enfermedad de Crohn o la hepatitis crónica, requieren ajustes en la dieta, el estilo de vida o el control del estrés. Los cuidadores, con la ayuda de **dietistas** y **nutricionistas**, pueden ayudar a los pacientes a modificar gradualmente sus hábitos, respetando sus preferencias y evitando cambios demasiado bruscos o restrictivos.

En el caso de la enfermedad de Crohn, pueden ser necesarios ajustes dietéticos durante los brotes (una dieta sin residuos, por ejemplo), pero durante los periodos de remisión debe fomentarse una dieta variada y equilibrada para mantener una buena calidad de vida. En el caso de la hepatitis crónica, es esencial evitar el alcohol y seguir los consejos dietéticos adecuados para proteger el hígado.

Mantener una vida social y profesional

La aceptación de la enfermedad no debe impedir a los pacientes llevar una **vida social activa** y mantener su actividad profesional en la medida de lo posible. Los cuidadores pueden aconsejar ajustes en el trabajo (como horarios flexibles o adaptaciones laborales) para que los pacientes sigan siendo productivos mientras gestionan su enfermedad. Animar a los pacientes a que sigan participando en actividades sociales y mantengan vínculos con quienes les rodean es esencial para su bienestar psicológico.

Superar el desánimo

Los pacientes con enfermedades crónicas suelen experimentar periodos de **desánimo**, sobre todo cuando la enfermedad empeora o se produce una recaída. Es importante que los cuidadores adopten una actitud cariñosa y alentadora en estos momentos difíciles, recordándoles que los periodos de remisión son posibles y que los tratamientos pueden ajustarse para mejorar la calidad de vida.

Adaptar los tratamientos

Es fundamental **reevaluar periódicamente** los tratamientos y ajustarlos si es necesario para satisfacer mejor las necesidades del paciente. Esto puede implicar cambiar el tratamiento, ajustar las dosis o introducir terapias complementarias para aliviar determinados síntomas (como el dolor o la fatiga).

Los cuidadores también deben escuchar a los pacientes sobre sus dificultades para cumplir el tratamiento. Si los efectos secundarios se toleran mal o si el tratamiento interfiere demasiado en la calidad de vida del paciente, pueden discutirse opciones alternativas.

2 La ética asistencial en gastroenterología: entre la benevolencia y el respeto a la autonomía

- Respetar la elección del paciente en cuidados paliativos y tratamientos invasivos

El respeto a la elección del paciente en cuidados paliativos y tratamientos invasivos es un principio fundamental en medicina, sobre todo cuando se trata del tratamiento de enfermedades crónicas o terminales. En cuidados paliativos, los pacientes se enfrentan a menudo a decisiones difíciles sobre intervenciones que podrían prolongar la vida o aliviar los síntomas, pero que a veces implican tratamientos pesados o invasivos. En estas situaciones, hay que tener muy en cuenta los valores, los deseos y la calidad de vida del paciente. El respeto de la autonomía y las preferencias del paciente es un pilar ético de la medicina moderna, y es esencial que los cuidadores apoyen a los pacientes en sus decisiones con amabilidad y sin presiones, garantizando al mismo tiempo que reciban una información clara y completa.

La relación cuidador-paciente: un diálogo respetuoso

En los cuidados paliativos, el papel de los cuidadores no es sólo aliviar el dolor y mejorar la calidad de vida, sino también **escuchar activamente** los deseos del paciente respecto a su atención. El diálogo entre el cuidador y el paciente está en el centro de este proceso, ya que permite comprender las prioridades del paciente e incorporarlas a las decisiones médicas.

El **respeto a la elección del paciente** se basa en una comunicación abierta y transparente. Es crucial que los pacientes estén claramente informados sobre su estado de salud, las opciones terapéuticas disponibles, los beneficios esperados y los riesgos potenciales. Esto incluye explicar las consecuencias de cada decisión, ya sea continuar con un tratamiento invasivo, rechazar una operación o favorecer los cuidados paliativos sin intensificar la terapia.

Informar sin imponer

Un aspecto esencial del respeto a las decisiones de los pacientes es asegurarse de que disponen de toda la **información** necesaria para tomar una decisión informada, evitando al mismo tiempo imponer una opción médica. Los cuidadores deben tener cuidado de no orientar la decisión de un paciente hacia un tratamiento por presiones familiares o consideraciones médicas sin tener en cuenta los deseos del paciente. En cuidados paliativos, algunos pacientes pueden desear tratamientos invasivos, como quimioterapia o cirugía paliativa, mientras que otros pueden preferir un enfoque basado únicamente en la comodidad, incluso si esto significa una esperanza de vida más corta.

Por tanto, los cuidadores deben :

- **Presentar las opciones de forma neutral**: explicar las ventajas e inconvenientes de cada enfoque sin imponer un punto de vista médico específico.
- **Respete el ritmo del paciente**: Conceda a los pacientes el tiempo que necesiten para reflexionar sobre sus decisiones, sin prisas. Algunos pacientes pueden necesitar varias entrevistas para formular sus deseos o adaptar su decisión.

La autonomía del paciente en el centro de la decisión

La autonomía es uno de los principios éticos fundamentales de la medicina. Implica que los pacientes tienen derecho a tomar decisiones sobre su propia salud, teniendo en cuenta sus valores personales, sus creencias y su percepción de la calidad de vida. Este principio es aún más importante en las situaciones de cuidados paliativos, en las que la supervivencia a toda costa no siempre es el objetivo primordial, sino que el confort y la dignidad del paciente pasan a ocupar un lugar central.

Rechazo del tratamiento

Rechazar el tratamiento es un derecho fundamental del paciente, aunque pueda resultar difícil de aceptar para los cuidadores o la familia. Algunos pacientes, ya sean terminales o sufran enfermedades crónicas avanzadas, pueden optar por no someterse a tratamientos invasivos o agresivos, prefiriendo dejar que la enfermedad siga su curso natural. Esta elección debe **respetarse**, siempre que se haga con conocimiento de causa y en conciencia.

En estas situaciones, es esencial que los cuidadores :

- **Respetar la decisión del paciente**: aunque rechazar el tratamiento pueda parecer contrario al objetivo médico de prolongar la vida, debe respetarse la decisión del paciente de dar prioridad a su calidad de vida y rechazar procedimientos invasivos.
- **Acompañar al paciente en esta elección**: Una vez que el paciente ha tomado su decisión, el papel de los cuidadores es poner en marcha medidas que garanticen el confort del paciente, avanzando hacia unos cuidados paliativos adaptados a sus deseos.

Aceptación de tratamientos invasivos

Por el contrario, algunos pacientes pueden desear probar **tratamientos invasivos** con la esperanza de prolongar su vida o mejorar sus síntomas, aunque las probabilidades de éxito sean bajas o los riesgos elevados. También en este caso es esencial respetar la elección del paciente. Los pacientes deben comprender los límites del tratamiento, sus riesgos y los efectos potenciales sobre su calidad de vida. Una vez informado, la decisión del paciente de aceptar o no estos tratamientos debe tenerse en cuenta con el mismo rigor y consideración.

El papel de los familiares y cuidadores para ayudar a las personas a tomar las decisiones adecuadas

En los cuidados paliativos, los seres queridos suelen desempeñar un papel importante en la toma de decisiones, sobre todo si el paciente está demasiado débil para expresarse. Sin embargo, es esencial que los deseos del paciente sigan siendo el centro de la toma de decisiones, y que sus seres queridos reciban **orientación** y **apoyo** para comprender y respetar sus elecciones.

Apoyo a la familia

En ocasiones, los familiares pueden verse tentados a insistir en tratamientos más agresivos o, por el contrario, a interrumpir determinadas intervenciones, basando sus decisiones en sus propias emociones o creencias. Los cuidadores deben :

- **Facilitar un diálogo sereno** entre el paciente y su familia, para que todos comprendan los verdaderos deseos del paciente.
- **Garantizar la prioridad de los deseos del paciente**, aunque a los familiares les resulte difícil aceptarlo.
- **Proporcionar apoyo emocional** a las familias, que pueden sentirse impotentes ante el sufrimiento de su paciente. Asegúreles que respetar las decisiones del paciente es la mejor manera de honrarle y garantizar su dignidad.

Anticipar y respetar las voluntades anticipadas

El uso de **voluntades anticipadas** es un paso importante que permite a los pacientes expresar claramente sus deseos sobre el final de su vida o los tratamientos que aceptan o rechazan. Estos documentos, redactados de antemano cuando el paciente aún es plenamente capaz, ayudan a evitar dilemas éticos en caso de deterioro de su estado de salud.

Los cuidadores deben :

- **Anime a los pacientes** a redactar sus voluntades anticipadas lo antes posible.
- **Respetar escrupulosamente estas directrices** si el paciente se vuelve incapaz de expresar sus deseos. Esto garantiza que se respeten las decisiones del paciente, incluso en ausencia de una decisión activa.

Promover un final de la vida digno y pacífico

En los cuidados paliativos, el respeto a la elección del paciente no se limita a la cuestión de los tratamientos invasivos. También abarca las preferencias relacionadas con el **final de la vida**, como el lugar de la muerte (en casa o en una institución), el tipo de cuidados recibidos o la forma de gestionar los síntomas (por ejemplo, el tratamiento del dolor con opiáceos).

Tratamiento del dolor y los síntomas

El tratamiento del dolor es un aspecto central de los cuidados paliativos, y cada paciente puede tener preferencias sobre el nivel de sedación que necesita. Algunos pueden elegir una sedación suave para permanecer conscientes y lúcidos el mayor tiempo posible, mientras que otros pueden preferir un tratamiento más agresivo del dolor, incluso si ello implica una sedación profunda. Una vez más, es fundamental que los cuidadores..:

- **Discutir** con el paciente **las opciones de tratamiento de los síntomas**.
- **Respetar los deseos del paciente** en términos de comodidad y lucidez.

Respeto de la dignidad

Respetar las decisiones de los pacientes al final de su vida también significa garantizar su **dignidad**. Esto significa proporcionarle cuidados adaptados a su comodidad (higiene, nutrición, apoyo psicológico) y garantizar que se le trata con respeto hasta el final. Los cuidadores también deben respetar los valores espirituales o culturales del paciente, incorporando sus preferencias religiosas o filosóficas a los cuidados.

- El dilema de la nutrición artificial: aspectos éticos y papel del cuidador

El **dilema de la nutrición artificial** es un tema frecuente en cuidados paliativos y gastroenterología, sobre todo cuando los pacientes se encuentran en situaciones en las que ya no pueden alimentarse por sí mismos. Este tipo de nutrición, ya sea **enteral** (por sonda gástrica) o **parenteral** (por infusión intravenosa), permite mantener los nutrientes esenciales para los pacientes que no pueden comer por vía oral. Sin embargo, la decisión de introducir o mantener la nutrición artificial plantea **cuestiones éticas** complejas, sobre todo cuando la calidad de vida del paciente se deteriora o cuando se trata de un enfermo terminal. En este contexto, **el papel del auxiliar de enfermería** es fundamental, tanto en la prestación de los cuidados técnicos asociados a la nutrición artificial como en el apoyo a los pacientes y sus familias a lo largo de esta delicada prueba.

Cuestiones éticas en torno a la nutrición artificial

Aunque la nutrición artificial es una solución técnica para alimentar a pacientes incapaces de alimentarse por sí mismos, plantea profundos **dilemas éticos**, sobre todo al final de la vida o en enfermedades crónicas graves. Estas cuestiones éticas giran en torno a la **idoneidad del tratamiento**, el **respeto de los deseos del paciente** y la **calidad de vida**. Las principales cuestiones éticas son las siguientes:

¿Prolongar la vida o prolongar el sufrimiento?

Uno de los principales dilemas es si la nutrición artificial ayuda a **prolongar la vida** o **a prolongar el sufrimiento**. En algunos casos, como en pacientes terminales, la nutrición artificial puede prolongar la supervivencia, pero sin mejorar la calidad de vida. Para los pacientes gravemente enfermos o al final de sus vidas, la nutrición artificial puede percibirse a veces como una **escalada terapéutica** que simplemente prolonga una situación de sufrimiento, en lugar de permitir un final pacífico de la vida. Por otro lado, en determinados casos de rehabilitación o recuperación

344

tras una enfermedad aguda, la nutrición artificial puede ser beneficiosa temporalmente, permitiendo una mejor recuperación.

Respetar la autonomía del paciente

El respeto de la autonomía del paciente es un principio fundamental de la ética médica. Los pacientes tienen derecho a decidir si desean o no recibir nutrición artificial. Si el paciente aún es capaz de expresarse, deben tenerse en cuenta sus deseos, ya sea para aceptar o rechazar la nutrición artificial. Si el paciente ya no es capaz de expresarse, las **voluntades anticipadas** o la decisión de la familia deben guiar el tratamiento.

Respetar la autonomía puede ser especialmente difícil cuando los deseos del paciente no están claramente expresados. En tales casos, la decisión de iniciar o interrumpir la nutrición artificial se basa en un **balance beneficio-riesgo**, teniendo en cuenta los supuestos deseos y valores del paciente. La cuestión de si la nutrición artificial es un **cuidado básico** esencial o **un tratamiento médico opcional** es un debate continuo en la comunidad médica, con respuestas que varían según las situaciones clínicas y las convicciones éticas.

Calidad de vida frente a cantidad de vida

La noción de **calidad de vida** es primordial en las decisiones relativas a la nutrición artificial. Mantener artificialmente un suministro de nutrientes puede prolongar la vida, pero también puede conducir a una **reducción de la calidad de vida**, sobre todo al crear dependencia de máquinas, riesgos de infección o molestias vinculadas a la presencia de dispositivos médicos como catéteres o infusiones. En cuidados paliativos, el objetivo suele ser dar prioridad a la comodidad y la dignidad frente a la prolongación de la vida a toda costa. Por lo tanto, es crucial evaluar si la nutrición artificial mejora realmente el estado del paciente o si simplemente prolonga una situación ya deteriorada.

El papel del auxiliar de enfermería en la introducción y manejo de la nutrición artificial

El auxiliar de enfermería desempeña un **papel esencial** en la gestión diaria de la nutrición artificial, tanto desde el punto de vista técnico como de las relaciones. A menudo son el **primer** punto de **contacto** con el paciente y su familia, supervisan los dispositivos y proporcionan un apoyo inestimable para la comodidad y el bienestar del paciente.

Gestión técnica de la nutrición artificial

A nivel técnico, el auxiliar de enfermería es responsable de varios aspectos de la gestión de la nutrición artificial, ya sea enteral o parenteral.

1. **Control de sondas y dispositivos**: En el caso de la **nutrición enteral**, el auxiliar asistencial es responsable de que la sonda nasogástrica o la gastrostomía estén colocadas correctamente, de que no se muevan y de que no haya complicaciones como irritación o infección en el punto de inserción. También deben informar de cualquier molestia o dolor expresado por el paciente en relación con la sonda. En el caso de **la nutrición parenteral**, supervisan las infusiones y las bombas de nutrición, asegurándose de que las soluciones nutritivas se administran al ritmo prescrito.

2. **Prevención de infecciones**: La nutrición artificial conlleva un alto riesgo de infección, sobre todo en el caso de dispositivos invasivos como catéteres de nutrición parenteral o gastrostomías. Los cuidadores deben estar atentos para garantizar **una manipulación estéril**, cuidar los puntos de inserción y observar los signos de infección, como enrojecimiento, secreción o fiebre.

3. **Vigilancia del estado general del paciente**: El auxiliar de enfermería debe vigilar **las reacciones** del **paciente** a la nutrición artificial, en particular observando los signos de malestar digestivo (náuseas, vómitos, diarrea), la tolerancia variable de la ingesta o los signos de desnutrición (pérdida continua de peso a pesar de la nutrición). Informando rápidamente de estas anomalías al equipo médico, ayudan a ajustar el plan de cuidados.

Apoyo moral y relacional

Los aspectos relacionales y psicológicos del trabajo del asistente asistencial son tan importantes como la gestión técnica. El auxiliar asistencial es a menudo el **punto de referencia diario** para pacientes y familiares. En este papel, debe mostrar una gran **empatía** y **escuchar activamente**, sobre todo cuando las decisiones sobre nutrición artificial tienen consecuencias trascendentales y son difíciles de aceptar.

1. **Apoyar al paciente**: El auxiliar de enfermería suele ser la persona más cercana al paciente en el día a día. Cuando se trata de explicar la nutrición artificial, tranquilizar a los pacientes sobre el procedimiento o simplemente escuchar sus miedos y frustraciones, el auxiliar de enfermería actúa como **mediador** entre el paciente y el resto del equipo médico. También pueden ser una presencia tranquilizadora para los pacientes que se sienten aislados o ansiosos por la creciente dependencia que puede suponer la nutrición artificial.

2. **Apoyo a los familiares**: Los familiares pueden estar especialmente preocupados por la introducción o la continuación de la nutrición artificial. Los auxiliares de enfermería pueden proporcionarles un apoyo inestimable

347

para ayudarles a comprender las opciones terapéuticas, explicarles cómo funcionan los dispositivos y responder a sus preguntas sobre cómo afecta la nutrición artificial al confort del paciente. El papel del auxiliar de enfermería es esencial para **crear un vínculo de confianza** y proporcionar una información clara y atenta.

Respetar la elección del paciente

En situaciones en las que el paciente es capaz de expresar sus deseos, el asistente sanitario desempeña un papel importante a la hora de garantizar que **se respeten las decisiones del paciente**. Debe velar por que se respeten los deseos del paciente en relación con la nutrición artificial y por que se preserve su dignidad. Si el paciente rechaza la nutrición artificial o expresa su deseo de interrumpirla, el asistente sanitario debe respetar esta decisión, al tiempo que se asegura de que el paciente se beneficia de un confort óptimo.

En los casos en que el paciente ya no pueda expresarse por sí mismo, el papel del cuidador es **facilitar la comunicación entre** el equipo asistencial y la familia, garantizando que se respeten las decisiones del paciente, expresadas a través de las voluntades anticipadas o los deseos de sus familiares.

- Confidencialidad y respeto de la intimidad del paciente

La confidencialidad y el respeto a la intimidad del paciente son principios fundamentales de la ética médica y la asistencia sanitaria. Garantizan que la información personal y médica del paciente sea estrictamente confidencial y sólo se comparta con los profesionales sanitarios directamente implicados en su atención, y sólo en la medida necesaria para proporcionarle una atención adecuada. Estos principios son esenciales para establecer y mantener una **relación de confianza** entre el paciente y los profesionales sanitarios, ya que garantizan a los pacientes que se protegerá su intimidad y que no se revelará información sensible sin su consentimiento.

En un entorno médico en el que a menudo se pide a los pacientes que compartan información íntima, a veces compleja y potencialmente difícil, respetar la confidencialidad no es sólo una obligación legal, sino también un imperativo moral. Esto se aplica tanto a los aspectos médicos como a los personales de la vida del paciente, ya sea su estado de salud, sus tratamientos, sus antecedentes familiares o su vida social.

El marco jurídico de la confidencialidad

La protección de la confidencialidad del paciente se rige por **normativas nacionales e internacionales**. En Francia, la **ley sobre los derechos de los pacientes** y el **Código de Salud Pública** imponen a los profesionales sanitarios **una confidencialidad médica absoluta**. Este marco jurídico se inscribe en una larga tradición que sitúa la **protección de la vida privada** en el centro de la ética médica. Además, el **Reglamento General de Protección de Datos (RGPD)**, que se aplica en toda la Unión Europea, establece un marco estricto para el uso de los datos personales, también en el sector sanitario.

Según estas leyes, sólo las personas directamente implicadas en la asistencia del paciente pueden tener acceso a sus datos médicos, y sólo en el contexto de dicha asistencia. Cualquier otra divulgación, sin el consentimiento explícito del paciente, está prohibida, salvo en casos excepcionales definidos por la ley (amenazas graves para la salud pública, emergencias que pongan en peligro la vida, etc.).

Respeto de la confidencialidad en la práctica diaria

Respetar la confidencialidad del paciente implica una serie de **prácticas cotidianas** aplicadas por todo el personal médico y paramédico, incluidos auxiliares de enfermería, enfermeros y médicos. Todos los profesionales sanitarios, sea cual sea su función, deben garantizar el respeto de la intimidad del paciente en todos los aspectos de la asistencia.

Acceso restringido a la información médica

Sólo las personas implicadas en la atención directa del paciente pueden acceder a su **historial médico** o a cualquier otra información confidencial. Los cuidadores deben evitar hablar del caso de un paciente en presencia de colegas o terceros que no estén directamente implicados en su atención. Además, los sistemas informáticos en los que se almacenan datos médicos deben estar protegidos por **contraseñas** y otras medidas de seguridad para garantizar que sólo las personas autorizadas puedan acceder a esta información.

Discreción en los debates

El personal médico debe **actuar con discreción** cuando hable de la salud de un paciente, sobre todo en zonas públicas del hospital o en lugares donde terceras personas puedan escuchar. Es fundamental no hablar de información delicada en los pasillos, ascensores u otras zonas comunes donde las conversaciones puedan ser escuchadas por terceros. Cualquier conversación sobre el estado de salud de un paciente debe tener lugar en un entorno confidencial, como un despacho cerrado, para proteger la intimidad del paciente.

Atención al paciente

La intimidad también debe garantizarse durante la atención directa al paciente. Cuando se llevan a cabo procedimientos o cuidados médicos, como exploraciones físicas o aseos, debe preservarse la intimidad del paciente en la medida de lo posible. Esto significa **cerrar la puerta**, **utilizar cortinas** en las habitaciones compartidas y **pedir el consentimiento del paciente** antes de realizar gestos íntimos. Los pacientes deben sentirse a gusto y tener la seguridad de que se respeta su dignidad en todo momento.

Compartir información con la familia

El respeto de la confidencialidad implica también un cuidado particular en la gestión de las relaciones con la familia del paciente. Aunque los familiares deseen ser informados sobre el estado de salud del paciente, esto sólo puede hacerse con **el consentimiento explícito del paciente**, a menos que éste sea incapaz de expresarse, en cuyo caso las decisiones las toman las personas legalmente designadas o de acuerdo con las voluntades anticipadas del paciente. Los pacientes tienen derecho a elegir qué información puede compartirse con sus familiares y a restringir el acceso a determinados detalles.

Retos específicos en el entorno hospitalario

En el contexto de un hospital o centro asistencial, pueden surgir una serie de retos en relación **con el respeto de la intimidad de los pacientes**, especialmente en los departamentos en los que la asistencia se presta de forma colectiva o en espacios compartidos. Estas situaciones exigen una vigilancia adicional por parte de los cuidadores para garantizar el mantenimiento de los principios de confidencialidad en un entorno a veces difícil de gestionar.

Habitaciones compartidas

En las **habitaciones compartidas**, donde se agrupan varios pacientes, la confidencialidad puede verse comprometida durante las conversaciones médicas o los cuidados. Por lo tanto, es esencial que los cuidadores :

- **Utilizar cortinas separadoras** para proteger la intimidad física de los pacientes durante los cuidados.
- Deben **mantener un tono** de **voz bajo** y evitar hablar de temas demasiado delicados en presencia de otros pacientes o visitantes. Si es necesario compartir información médica, es preferible ofrecer al paciente una entrevista en un lugar más confidencial.

351

Consultas y discusiones médicas

Es habitual que las discusiones médicas tengan lugar con varios cuidadores alrededor de la cama del paciente. Sin embargo, estas discusiones deben respetar la intimidad del paciente evitando exponer información sensible delante de otros pacientes o partes no implicadas. Las consultas también pueden ser complicadas, sobre todo cuando hay que hablar de temas delicados. En estas situaciones, es preferible trasladar la conversación a un lugar confidencial, lejos de oídos indiscretos.

El papel del auxiliar de enfermería en el mantenimiento de la confidencialidad

Los auxiliares sanitarios desempeñan a diario un papel fundamental a la hora de garantizar el respeto de la confidencialidad del paciente. Como profesional local, a menudo en primer contacto con el paciente, el auxiliar asistencial debe velar por que las prácticas respeten estrictamente los derechos del paciente a la confidencialidad y la intimidad.

Respeto de los datos y la información sensibles

Los asistentes sanitarios deben garantizar la estricta confidencialidad de toda la información recabada de los pacientes, ya sean datos médicos o detalles de su vida personal. Esta información sólo debe compartirse con los miembros del equipo médico que estén directamente implicados en la atención, y nunca con otros pacientes, visitantes o personal ajeno. Los auxiliares asistenciales también deben tener cuidado de no dejar documentos o archivos que contengan información sensible en lugares accesibles a otras personas.

Apoyo discreto y respetuoso

En su función de apoyo diario, los auxiliares asistenciales deben acompañar a menudo a los pacientes en situaciones íntimas, ya sea para su cuidado personal, aseo o administración de medicación. Deben velar por **mantener** la **intimidad del** paciente en **todo momento**, mediante gestos respetuosos, palabras tranquilizadoras y una actitud afectuosa. Además, deben tener cuidado de no hacer preguntas ni hablar de temas delicados delante de otras personas, a menos que el paciente haya dado su consentimiento para tratarlos abiertamente.

Confidencialidad en la gestión de casos

Cuando manejen historias clínicas o documentos que contengan información personal, los auxiliares asistenciales deben asegurarse de que estos documentos se guardan en lugares seguros y no son accesibles a terceros. El uso de soportes informáticos para registrar o consultar información debe cumplir los protocolos de seguridad vigentes, como el bloqueo de las pantallas cuando no se utilicen.

La importancia de la formación continua

Respetar la confidencialidad del paciente es una habilidad que requiere formación periódica y continua. Los auxiliares sanitarios, como todos los profesionales de la salud, deben recibir formación sobre **las mejores prácticas** en la gestión de la confidencialidad y la protección de los datos personales. Esta formación sirve para recordar los requisitos legales y éticos en materia de respeto de la intimidad y refuerza la vigilancia del personal ante situaciones potencialmente arriesgadas.

3 La relación de ayuda: un apoyo que va más allá de la asistencia técnica

* Crear una relación de confianza con el paciente

Crear una **relación de confianza con el paciente** es uno de los aspectos más fundamentales y esenciales de la asistencia sanitaria. Esta relación de confianza se basa en elementos como la escucha activa, la empatía, la transparencia, el respeto y la competencia profesional. Es la base sobre la que descansa cualquier interacción entre el cuidador y el paciente, y permite establecer un clima de seguridad en el que los pacientes se sienten cómodos compartiendo sus preocupaciones, siguiendo las recomendaciones médicas e implicándose activamente en su propio cuidado.

La confianza es crucial no sólo para mejorar la experiencia del paciente, sino también para garantizar un mejor **cumplimiento del tratamiento**, **un diagnóstico más preciso** y una **comunicación eficaz** entre el cuidador y el paciente. De hecho, un paciente que se siente escuchado y respetado es más propenso a cooperar, hacer preguntas y expresar preocupaciones que de otro modo podrían pasar desapercibidas.

La importancia de la escucha activa

La escucha activa es una de las primeras palancas para establecer una relación de confianza con el paciente. Cuando el cuidador se toma el tiempo de escuchar realmente lo que el paciente tiene que decir, sin interrupciones ni juicios, se crea un espacio en el que el paciente se siente escuchado y comprendido. La escucha activa implica no sólo prestar atención a lo que se dice, sino también observar **el lenguaje no verbal**: las expresiones faciales, el tono de voz y la postura del paciente pueden revelar emociones o preocupaciones profundas.

La escucha activa incluye :

- **Tomarse tiempo**: al dejar que los pacientes se expresen sin apresurarlos, los cuidadores demuestran que valoran sus palabras. Un paciente que se siente escuchado confiará más fácilmente en ti, lo que facilitará un diagnóstico más preciso y un tratamiento adecuado.
- **Reformular y formular preguntas**: Para demostrar que el cuidador ha entendido lo que dice el paciente, es útil reformular parte de lo que el paciente ha dicho y hacer preguntas abiertas que permitan profundizar en los puntos planteados. Esto demuestra que el cuidador está realmente interesado en las necesidades del paciente.
- **Estar presente**: Evitar distracciones, como mirar un expediente en medio de una conversación, ayuda a crear un clima de atención plena y demuestra al paciente que es el centro de atención.

Empatía: ponerse en el lugar del paciente

La empatía es un componente esencial de una relación de confianza. Permite al cuidador comprender lo que siente el paciente, tanto física como emocionalmente, sin tener necesariamente los mismos sentimientos. Mostrar empatía ayuda a crear una conexión humana profunda, que es esencial en la asistencia, especialmente en situaciones en las que el paciente puede sentirse vulnerable, estresado o ansioso.

Mostrar empatía:

- Reconocer **el sufrimiento o la preocupación**: con frases sencillas como "entiendo que esto debe de ser difícil para ti" o "es normal estar preocupado en una situación así", el cuidador valida las emociones del paciente, lo que puede tener un efecto tranquilizador.
- **Adaptar tu actitud**: La empatía también se expresa a través de gestos, como una mirada amable, una postura abierta o una actitud tranquilizadora. A veces, una simple

presencia silenciosa y reconfortante puede bastar para generar confianza.

- **Personalizar la conversación**: los pacientes aprecian que se les hable **de forma personalizada**, teniendo en cuenta sus experiencias, temores y expectativas. Hacer preguntas sobre su vida cotidiana, su entorno familiar o sus preocupaciones personales ayuda a crear una relación más auténtica.

Transparencia e información clara

La **transparencia** y **una información clara** son esenciales para generar confianza, sobre todo cuando están en juego decisiones médicas importantes. Los pacientes deben sentirse plenamente informados sobre su estado de salud, los tratamientos propuestos, sus posibles efectos secundarios y las alternativas disponibles.

Explicación de la asistencia y el tratamiento

Explicar los cuidados de **forma clara** y **adaptada** al **nivel de comprensión del** paciente es fundamental. Utilizar términos médicos complejos sin traducirlos puede crear una sensación de distancia e incomprensión. Por eso es esencial :

- **Simplificar el lenguaje**: utilizar términos accesibles y comprensibles ayuda a los pacientes a seguir y asimilar las explicaciones.
- **Aclarar las cuestiones**: el cuidador debe asegurarse de que el paciente comprende los beneficios, riesgos y alternativas de los tratamientos propuestos. Esto incluye un debate sincero sobre los posibles efectos secundarios o consecuencias de determinadas decisiones médicas.
- **Invitar a los pacientes a hacer preguntas**: Animar a los pacientes a hacer preguntas demuestra que sus opiniones se tienen en cuenta y que su participación es esencial. Los pacientes nunca deben sentirse marginados cuando se toman decisiones sobre su salud.

Respetar la autonomía y la capacidad de elección del paciente

El respeto de la autonomía del paciente es otra piedra angular de la relación de confianza. Los pacientes deben sentirse libres para tomar decisiones sobre su tratamiento, tras haber sido adecuadamente informados. Aunque los cuidadores puedan tener recomendaciones médicas específicas, la elección final corresponde al paciente. Por tanto, es importante :

- **Respetar las decisiones del paciente**: Tanto si acepta como si rechaza el tratamiento, el cuidador debe respetar la decisión del paciente, aunque difiera de las recomendaciones médicas. Respetar las decisiones del paciente ayuda a generar confianza.
- **Implicar** a **los pacientes en el proceso de toma de decisiones**: Los pacientes deben **participar en su propia asistencia**. Los cuidadores deben implicarlos activamente en los debates y la toma de decisiones, teniendo en cuenta sus valores, prioridades y deseos personales.

La competencia profesional como garantía de confianza

Aunque el aspecto humano es primordial, la **competencia profesional** de los cuidadores sigue siendo un factor clave para establecer una relación de confianza. Los pacientes deben tener la seguridad de que los cuidados que reciben son de alta calidad y se basan en las mejores prácticas médicas disponibles. Para lograrlo, es esencial que :

- La **atención se ajusta rigurosamente a los protocolos**: el cumplimiento de **las normas médicas** y los **protocolos asistenciales** tranquiliza a los pacientes sobre la calidad y seguridad de la atención prestada.
- **Los cuidadores demuestran ser competentes y estar al día**: La formación periódica, estar al día de los últimos avances médicos y ser capaz de responder con precisión a

las preguntas de los pacientes contribuyen a aumentar la confianza en la capacidad del cuidador para tomar las decisiones correctas.

Tiempo y continuidad de la asistencia

La continuidad asistencial es también un factor importante para establecer y mantener una relación de confianza. Los pacientes se sienten más seguros cuando son atendidos por un equipo asistencial estable que es capaz de comprender su historial médico, anticiparse a sus necesidades y responder de forma coherente a sus preocupaciones.

El **tiempo que se** dedica a los pacientes, aunque a veces limitado en un hospital o en un entorno clínico, también es crucial. Cuando el cuidador se toma el tiempo necesario para explicar, escuchar e interactuar con el paciente, demuestra que éste es el centro de atención. Esta atención, aunque sea en forma de pequeños gestos, refuerza la relación de confianza.

- Escuchar activamente las inquietudes y preocupaciones de los pacientes

Escuchar activamente **las ansiedades** y **preocupaciones de los pacientes** es un elemento central de la relación cuidador-paciente. Cuando los pacientes se enfrentan a una enfermedad, a tratamientos complejos o a un futuro incierto, pueden sentir emociones profundas como ansiedad, miedo o angustia. Ante estos sentimientos, la escucha activa se convierte en una habilidad esencial para los cuidadores, ya que ayuda a **tranquilizar a** los pacientes, **reducir su estrés** y proporcionarles **apoyo emocional**, al tiempo que refuerza la calidad de la relación terapéutica.

La escucha activa implica no sólo oír lo que dice el paciente, sino **implicarse plenamente** en la conversación ofreciéndole una atención sincera y mostrándole que se le comprende y se le apoya. Es una práctica que requiere **empatía**, **paciencia** y **disponibilidad mental**.

Los fundamentos de la escucha activa

La escucha activa se caracteriza por una presencia atenta, la validación de las emociones expresadas y una interacción constructiva. El objetivo no es sólo recoger información médica, sino también **tener en cuenta** la **experiencia emocional** del paciente. En los momentos de ansiedad, los pacientes no sólo buscan respuestas clínicas, sino sobre todo un espacio para **compartir sus temores** y **sentir que no están solos**.

1. Crear un entorno propicio al debate

Para ofrecer una escucha activa, en primer lugar es esencial **crear un entorno** en el que el paciente se sienta cómodo hablando de sus ansiedades. Esto significa garantizar que la entrevista se desarrolle en un entorno tranquilo y sin interrupciones, en el que los pacientes puedan expresarse libremente sin sentirse juzgados o presionados.

- **Garantizar un espacio íntimo y seguro**: Cerrar la puerta, mantener alejadas las distracciones y evitar las interrupciones contribuyen a crear un ambiente propicio para la confianza.
- **Adopte una postura abierta**: Vuélvase hacia el paciente, mírele a los ojos y demuéstrele con su postura y lenguaje corporal que está totalmente disponible para él.

2. Validar las emociones del paciente

Uno de los principales componentes de la escucha activa es la **validación de las emociones** del paciente. Cuando el paciente expresa ansiedad, es crucial que el cuidador reconozca sus sentimientos y muestre comprensión. En lugar de minimizar sus temores o buscar inmediatamente soluciones, es importante **darle espacio** para que exprese cómo se siente.

- **Reconocer la legitimidad de las preocupaciones**: Decir cosas como "Entiendo que esto pueda ser muy

359

preocupante para usted" o "Es normal sentirse ansioso en esta situación" ayuda a mostrar al paciente que sus emociones son legítimas y que usted se las toma en serio.

- **No interrumpir**: Dejar que el paciente hable a su ritmo, sin interrumpirle, demuestra que usted está disponible para escuchar, sin intentar precipitar la conversación ni imponer soluciones inmediatas.

3. Reformular y aclarar

Para demostrar que has entendido lo que dice el paciente, es útil **reformular** lo que ha dicho o hacer preguntas aclaratorias. Esto ayuda a profundizar en la conversación y demuestra al paciente que se ha tenido en cuenta lo que dice.

- **Reformule para validar la comprensión**: Por ejemplo, si un paciente expresa sus temores sobre un tratamiento, puede reformularlo diciendo: "Si he entendido bien, le preocupa empezar este tratamiento porque teme los efectos secundarios. ¿Es correcto?"
- **Haga preguntas abiertas**: Para animar a los pacientes a desarrollar sus pensamientos, preguntas abiertas como "¿Puede decirme más sobre lo que le preocupa?" o "¿Qué es lo que más le preocupa de esta situación?" ayudan a localizar el origen de la ansiedad.

Mostrar empatía y compasión

La empatía es un componente esencial de la escucha activa. Nos permite ponernos en el lugar del paciente y comprender lo que siente, sin tener necesariamente que experimentarlo nosotros mismos. Al ofrecer una escucha empática, el cuidador no se limita a escuchar los hechos, sino también las emociones que hay detrás de las palabras.

1. Adoptar una actitud empática

La empatía se expresa con palabras, pero también con el tono de voz y el lenguaje corporal. Una actitud empática permite a los pacientes sentirse comprendidos y apoyados, lo que puede reducir enormemente su ansiedad.

*   **Utilice un tono de voz tranquilizador**: El tono de voz desempeña un papel crucial. Un tono suave y tranquilizador puede calmar la ansiedad del paciente.
*   **Expresar compasión**: Decir cosas como "estoy aquí por ti" o "comprendo que es una situación difícil" refuerza la idea de que el paciente no está solo al enfrentarse a sus miedos.

2. Respetar el silencio

A veces los pacientes pueden necesitar **momentos de silencio** para reflexionar o ordenar sus pensamientos antes de seguir hablando de sus preocupaciones. El silencio puede ser una forma muy poderosa de escucha activa, ya que da a los pacientes tiempo para expresarse a su propio ritmo. Es importante no llenar estos silencios con palabras, sino respetarlos.

Ayudar a los pacientes a identificar sus miedos

La escucha activa no sólo recopila información, sino que también **ayuda a los pacientes a comprender mejor** sus propias ansiedades. A veces los pacientes pueden tener preocupaciones difusas o difíciles de verbalizar. Haciendo preguntas abiertas y escuchando atentamente, el cuidador puede ayudar al paciente a aclarar el origen de sus ansiedades.

*   **Identificar las fuentes de ansiedad**: por ejemplo, un paciente puede decir que tiene "ansiedad por ser hospitalizado", pero mediante la escucha activa puede revelar que su verdadero miedo está relacionado con el

aislamiento, el dolor o la pérdida de control. Una vez identificado este miedo, el cuidador puede dar respuestas concretas y tranquilizadoras.

- **Ayudar a los pacientes a expresar sus emociones con palabras**: a algunos pacientes puede resultarles difícil verbalizar sus emociones. Reformulando y formulando preguntas concretas, el cuidador puede ayudarles a expresar sus sentimientos con claridad, lo que ya puede suponer cierto alivio.

Ofrecer respuestas adecuadas y tranquilizadoras

Una vez identificadas las preocupaciones y ansiedades del paciente, es importante ofrecer **respuestas adecuadas**, procurando no minimizar sus temores. Dar información clara y tranquilizadora, sin prometer resultados inciertos, puede ayudar a reducir la ansiedad.

1. Proporcionar información clara

En muchos casos, **una información incompleta o malinterpretada** es la causa de la ansiedad de los pacientes. Tras escuchar sus preocupaciones, el cuidador puede dar explicaciones precisas y adaptadas al nivel de comprensión del paciente. Por ejemplo, si un paciente está preocupado por una operación, es útil explicarle cada etapa del proceso, los riesgos y los beneficios, de forma clara y honesta.

2. No ofrezca seguros falsos

Aunque el papel del cuidador es disipar las preocupaciones, es esencial mantener la **autenticidad** y no dar falsas garantías. Decir a un paciente que "todo irá bien" sin estar seguro puede crear expectativas poco realistas. Es más tranquilizador decir: "Haremos todo lo posible para que esté bien atendido" o

"Comprendo su preocupación, pero estaremos ahí para apoyarle en todo momento".

Seguimiento y apoyo a largo plazo

La escucha activa no se limita a un único momento de la atención al paciente. Para establecer una auténtica **relación de confianza** y ayudar a los pacientes a gestionar sus ansiedades de forma sostenible, es importante **mantener esta escucha** a lo largo de todo el proceso asistencial.

- **Permanecer disponible**: los pacientes necesitan saber que pueden expresar sus ansiedades en cualquier momento y que su cuidador está dispuesto a escucharles. Esto puede adoptar la forma de seguimientos periódicos o de conversaciones más informales, en las que se anima a los pacientes a hablar libremente de sus preocupaciones.
- **Adaptar la escucha a lo largo del tiempo**: Las preocupaciones de un paciente pueden cambiar con el tiempo. Es importante reevaluar sus ansiedades con regularidad para proporcionarle un apoyo emocional continuo y adecuado.

Capítulo 11

Rehabilitación y reinserción de pacientes tras la hospitalización

1 Preparar el alta hospitalaria: un papel clave para los auxiliares asistenciales

- Organización de los cuidados a domicilio: coordinación con los servicios externos (enfermería a domicilio, fisioterapia).

La **organización de la asistencia a domicilio** es una cuestión clave para los pacientes que precisan cuidados médicos continuados, pero desean permanecer en su entorno familiar. Suele ser el caso de pacientes en remisión tras una hospitalización, enfermos crónicos o enfermos terminales. El objetivo de la atención domiciliaria es garantizar la continuidad de los cuidados y, al mismo tiempo, permitir que los pacientes se beneficien de un entorno más íntimo y relajante. Para que estos cuidados sean óptimos, es esencial **una coordinación eficaz** con los **servicios externos**, como la enfermería a domicilio, la fisioterapia y otros profesionales sanitarios. Esta organización debe ser rigurosa, fluida y adaptada a las necesidades específicas de cada paciente.

Evaluar las necesidades del paciente

El primer paso para organizar la asistencia a domicilio es **realizar una evaluación completa de las necesidades del paciente**. Esta evaluación debe realizarse antes de que el paciente reciba el alta hospitalaria, o en consulta con el equipo médico si el paciente ya está en casa. Se trata de evaluar :

- Necesidades médicas específicas, como administración de medicamentos, cuidados postoperatorios o seguimiento de una patología crónica;
- Necesidades de **cuidados de enfermería**, por ejemplo, para vendajes, control de catéteres, gestión de infusiones o nutrición artificial;
- Necesidades de **rehabilitación**, como fisioterapia o terapia ocupacional, para mantener o recuperar la movilidad y la independencia;

- La necesidad de **ayudas técnicas**, como dispositivos médicos (sillas de ruedas, camas de cuidados, etc.) que faciliten la vida diaria del paciente;
- Aspectos **psicosociales**, como el apoyo psicológico y moral que necesitan los pacientes y sus familias.

Esta evaluación permite elaborar un **plan de cuidados personalizado**, centrado en las necesidades y preferencias del paciente. Una vez realizada esta evaluación, es esencial establecer una coordinación fluida entre las distintas partes externas implicadas.

Coordinación con los cuidados de enfermería a domicilio

Los enfermeros de atención domiciliaria suelen ser los primeros profesionales externos que intervienen en la asistencia a domicilio, sobre todo en lo que respecta a los cuidados técnicos o la monitorización. Su papel es crucial en la gestión de la asistencia sanitaria diaria, y su coordinación con el médico de cabecera o el hospital debe ser impecable.

Transmisión de información médica

Uno de los primeros aspectos de la coordinación es la **transmisión de información médica** entre el hospital (o el médico de cabecera) y el equipo de atención domiciliaria. Esto incluye:

- **Prescripciones y órdenes médicas** específicas, con instrucciones claras sobre los tratamientos que deben administrarse;
- Un **registro del tratamiento hospitalario** o un resumen del tratamiento actual;
- Instrucciones detalladas sobre los productos sanitarios que deben controlarse o manipularse (sondas, catéteres, vendajes complejos, etc.).

Esta información debe **actualizarse periódicamente** y comunicarse con claridad para evitar errores en el tratamiento. Las enfermeras de atención domiciliaria deben poder consultar a los médicos en caso de duda o si es necesario ajustar el tratamiento.

Organización de los cuidados de enfermería

La asistencia a domicilio debe organizarse según un **calendario preciso**, con intervenciones adaptadas a las necesidades del paciente. Esto puede incluir:

- **Visitas periódicas** para inyecciones, gestión de infusiones o cuidados técnicos;
- **Visitas más frecuentes** en fases críticas, por ejemplo tras una intervención quirúrgica o cuando una patología crónica se descompensa;
- **Visitas de control** para asegurarse de que el estado de salud del paciente evoluciona bien y ajustar los cuidados si es necesario.

La enfermera de atención domiciliaria también desempeña un papel clave en **el seguimiento clínico**, detectando los primeros signos de complicaciones (infecciones, deterioro del estado general) y alertando al equipo médico en caso necesario.

Coordinación con fisioterapia y rehabilitación

En muchos casos, la atención domiciliaria incluye **sesiones de fisioterapia** o **terapia ocupacional** para ayudar al paciente a recuperar o mantener cierto grado de movilidad e independencia. La coordinación con estos profesionales es crucial para garantizar una rehabilitación eficaz.

Transmisión de los objetivos de rehabilitación

El médico tratante o el médico rehabilitador deben elaborar un **plan de rehabilitación detallado**, especificando los objetivos que deben alcanzarse, los ejercicios recomendados y los puntos que deben controlarse. Estos objetivos deben transmitirse a los **fisioterapeutas a domicilio**, que adaptarán su intervención en función de la evolución del paciente.

La **comunicación periódica** entre el fisioterapeuta y el equipo médico es esencial para ajustar el tratamiento. Por ejemplo, si un paciente se recupera más rápido de lo esperado o si surgen complicaciones, habrá que ajustar el plan de rehabilitación en consecuencia.

Organización de sesiones de rehabilitación

Las sesiones de fisioterapia deben planificarse con regularidad, teniendo en cuenta **la disponibilidad y las** capacidades físicas **del paciente**. Las sesiones pueden intensificarse tras la hospitalización o durante los periodos de rehabilitación activa, y luego reducirse a visitas de mantenimiento una vez alcanzado el objetivo de recuperación.

Coordinación con otros servicios externos

Además de los cuidados de enfermería y la fisioterapia, pueden movilizarse otros servicios para proporcionar una atención integral a domicilio. Estos servicios pueden incluir :

- **Asistentes** para ayudar en el aseo, la alimentación y la movilidad diaria;
- **Servicios de nutrición** para pacientes que reciben nutrición enteral o parenteral;
- **Psicólogos** para apoyo emocional, sobre todo para pacientes en cuidados paliativos o que se enfrentan a enfermedades crónicas discapacitantes;
- **Terapeutas ocupacionales** para adaptar el entorno doméstico a las capacidades funcionales del paciente (instalación de barandillas, adaptación del mobiliario).

Estos profesionales trabajan en coordinación con la enfermera de atención domiciliaria y el médico para adaptar los cuidados cotidianos.

Gestión de ayudas técnicas y logísticas

La organización de la asistencia domiciliaria también incluye la **gestión logística de los dispositivos** y **suministros médicos necesarios** para la asistencia. Esto puede incluir:

- La instalación de una **cama médica**, sillas de ruedas, andadores u otros dispositivos de ayuda a la movilidad;
- Entrega periódica de **material médico**, como apósitos, catéteres e infusiones;
- La instalación de sistemas de **monitorización a distancia** para pacientes que requieren un control continuo de los parámetros vitales.

El cuidador encargado de la organización debe asegurarse de que los equipos se entregan a tiempo y de que los dispositivos se instalan correctamente para evitar cualquier interrupción de los cuidados.

El papel de la familia y los cuidadores

La familia y los **cuidadores** desempeñan un papel esencial en la organización de la asistencia a domicilio. Es necesario incluirlos en el proceso de coordinación, ya que a menudo serán el primer punto de contacto para los profesionales sanitarios y las personas que se ocuparán del bienestar diario del paciente.

Formación para cuidadores

Para facilitar los cuidados a domicilio, **los cuidadores familiares** deben recibir formación en determinadas tareas, como :

- El uso de dispositivos médicos sencillos (catéteres, bombas de nutrición);
- Vigilancia de los signos de alerta que deben comunicarse a los cuidadores;
- Participación en los cuidados de higiene o ayuda en las tareas cotidianas.

Es importante que los cuidadores familiares se sientan **acompañados** y **apoyados**, ya que la carga de los cuidados puede ser pesada. Los cuidadores a domicilio también deben procurar no sobrecargar a las familias y ofrecerles **soluciones de respiro** si es necesario.

Seguimiento y ajuste del plan de cuidados

La atención domiciliaria debe **evaluarse periódicamente** para ajustar el plan de cuidados en función de los cambios en el estado de salud del paciente. Esto requiere una comunicación fluida entre :

- El médico tratante ;
- Enfermeros a domicilio ;
- Fisioterapeutas y otros profesionales sanitarios.

Esta evaluación se utiliza para decidir si el paciente necesita **más cuidados**, si puede pasar a una vigilancia menos intensiva o si son necesarias intervenciones de urgencia en caso de complicaciones.

- El papel del auxiliar de enfermería en la educación del paciente sobre la continuación de los cuidados en casa (manejo del estoma, sonda gástrica).

El papel del auxiliar de enfermería en la educación del paciente sobre los cuidados que debe continuar en su domicilio es fundamental para garantizar la continuidad de los cuidados y promover la autonomía del paciente, especialmente en situaciones complejas como el manejo de **estomas** o **sondas gástricas**. El auxiliar de enfermería es a menudo el primer punto de contacto del paciente cuando se trata de cuidados diarios y técnicos. Como tales, desempeñan un papel clave no sólo en la atención inicial prestada en el hospital, sino también en el apoyo y la educación de los pacientes para que puedan gestionar eficazmente sus dispositivos médicos una vez que regresan a casa.

Esta formación es esencial para garantizar que los pacientes puedan **continuar sus cuidados con seguridad**, minimizar el riesgo de complicaciones y mejorar su calidad de vida. Al ofrecer consejos claros y prácticos adaptados al nivel de comprensión del paciente, el asistente sanitario contribuye directamente a capacitar al paciente y a reducir las rehospitalizaciones.

La importancia de la educación del paciente

La educación del paciente en el manejo de los cuidados domiciliarios, como estomas o sondas gástricas, tiene varios objetivos clave:

- **Reforzar** la **autonomía de** los pacientes permitiéndoles responsabilizarse de parte de sus cuidados cotidianos.
- **Reducir las complicaciones** asociadas a una mala manipulación o mantenimiento de los productos sanitarios.
- **Aliviar las preocupaciones** de los pacientes y sus familias sobre la gestión de cuidados técnicos complejos.
- **Mejorar la calidad de vida** de los pacientes dándoles las herramientas que necesitan para vivir con su dispositivo más serenamente.

Con su enfoque práctico y su contacto directo con los pacientes, los auxiliares de enfermería están en una posición ideal para cumplir estos objetivos.

Educación sobre la gestión de ostomías

La gestión de **las ostomías**, ya sean colostomías, ileostomías o urostomías, suele ser una fuente de estrés y ansiedad para los pacientes. Estos dispositivos, aunque salvan vidas, requieren una importante adaptación en la vida diaria, tanto física como psicológica.

Aprender a manejar el estoma

El asistente sanitario debe enseñar al paciente los aspectos básicos del **cuidado y manejo del estoma**. Esto incluye gestos técnicos específicos, pero también consejos prácticos sobre cómo integrar estos cuidados en la vida diaria.

1. **Cambio de la bolsa**: El paciente debe aprender a cambiar la bolsa de ostomía de forma independiente. El asistente sanitario muestra cómo retirar la bolsa antigua, limpiar correctamente la piel alrededor del estoma, aplicar un protector cutáneo si es necesario y recolocar una nueva bolsa de forma segura.

2. **Prevención de la irritación cutánea**: La piel alrededor del estoma es sensible y propensa a irritarse. El asistente sanitario explica cómo **prevenir el enrojecimiento** y la infección, asegurándose de que la zona esté siempre limpia y seca, y comprobando que la bolsa se ajusta correctamente para evitar fugas. También puede recomendar productos adecuados para el cuidado de la piel.

3. Gestión de **fugas** y **olores**: El asistente sanitario también debe tranquilizar al paciente sobre la gestión de **fugas** y **olores**. Esto puede incluir consejos sobre la elección de bolsas adecuadas, el uso de filtros antiolor y consejos sobre cómo evitar accidentes, por ejemplo, no llenando demasiado la bolsa o vaciándola con regularidad.

Fomentar la autonomía

El cuidador debe, con el tiempo, animar al paciente a asumir la responsabilidad de gestionar su estoma de forma independiente. Esto implica :

- **Permita gradualmente que el paciente manipule** el estoma **por sí mismo** bajo supervisión, hasta que se sienta lo suficientemente seguro como para gestionar el cuidado sin ayuda.

- **Tranquilizar y animar** al paciente sobre sus capacidades, ya que el manejo de un estoma puede generar temores iniciales. El asistente sanitario desempeña un papel fundamental a la hora de proporcionar apoyo moral y disipar cualquier duda.

Responder a las preguntas de los pacientes

El paciente o su familia pueden tener muchas preguntas sobre el estoma, como qué tipo de alimentos comer, cómo manejarlo al desplazarse o qué precauciones tomar al practicar deporte. El auxiliar de enfermería debe dar respuestas claras y prácticas, teniendo en cuenta las necesidades específicas de cada paciente.

Educación sobre el manejo de la sonda gástrica

Las sondas gástricas, ya sean nasogástricas o de gastrostomía (PEG), también requieren un manejo riguroso en casa. Estos dispositivos se utilizan para la alimentación enteral y, en algunos casos, para evacuar las secreciones gástricas. El auxiliar de enfermería tiene un papel esencial en la enseñanza de los **procedimientos técnicos** y las **precauciones** que deben tomarse para evitar complicaciones.

Mantenimiento de los sensores

El cuidador debe enseñar al paciente (o a su familia) a **cuidar** correctamente **de la sonda** para evitar obstrucciones o infecciones.

1. **Enjuague de la sonda**: Después de cada uso, la sonda gástrica debe **enjuagarse** para evitar que se acumulen residuos de alimentos y obstruyan la sonda. El asistente sanitario le mostrará cómo utilizar agua estéril para enjuagar la sonda y asegurarse de que sigue siendo funcional.

2. **Control del lugar de inserción**: en el caso de una gastrostomía (PEG), el lugar donde se inserta la sonda en el estómago puede ser propenso a infecciones o irritaciones. El auxiliar de enfermería te enseñará a **limpiar la zona** todos los días con las soluciones adecuadas y a detectar signos de infección, como enrojecimiento, dolor o secreción.

Administración de nutrientes

El asistente sanitario también debe explicar cómo **administrar los nutrientes** a través de la sonda. Esta etapa incluye varias subtareas específicas que requieren una formación clara y adecuada.

1. **Preparación de la nutrición**: Los pacientes o sus allegados deben aprender a preparar **soluciones nutritivas** o utilizar bolsas listas para usar, asegurándose de que estén a la temperatura adecuada y contengan los elementos prescritos por el médico.

2. **Uso de bomba o gravedad**: Algunos pacientes utilizan una **bomba de nutrición** para administrar los nutrientes de forma continua, mientras que otros pueden utilizar **la administración por gravedad**. El asistente sanitario enseña a colocar la bomba, ajustar el caudal y comprobar que la nutrición se administra correctamente. También debe enseñar a vigilar los signos de **mala tolerancia** (náuseas, vómitos, diarrea).

Prevención y tratamiento de las complicaciones

Las sondas gástricas pueden provocar **complicaciones** como infecciones, obstrucciones o desplazamiento de la sonda. Los asistentes sanitarios forman a los pacientes y sus familiares para que **identifiquen las señales de alarma**:

- **Dolor abdominal** o secreción sospechosa alrededor del sitio de la gastrostomía;
- **Dificultad para administrar la nutrición**, señal de que la sonda puede estar obstruida;
- **Irritación o enrojecimiento** alrededor de la nariz o de la zona donde se aplica la PEG;
- **Desplazamiento o extracción accidental de la sonda**, que requiere una intervención rápida.

Ayudar a los pacientes en la transición a casa

El apoyo al paciente no se limita a los procedimientos técnicos. También incluye apoyo **psicológico y práctico** para ayudarles a afrontar los aspectos emocionales y logísticos del manejo de estos dispositivos médicos.

Tranquilizar y crear confianza

Los pacientes pueden sentirse ansiosos por manejar su estoma o catéter en casa por sí mismos. Los cuidadores desempeñan un papel clave a la hora de **asegurar a los pacientes** que son capaces de gestionar estos cuidados. Al animarles y responder a sus preguntas, refuerzan **la confianza del paciente** en sí mismo y en sus habilidades.

Implicar a familiares y amigos

En algunos casos, la gestión de los cuidados en el domicilio puede recaer en parte en los familiares del paciente. Por lo tanto, el cuidador debe asegurarse de que estos familiares también estén formados en los procedimientos técnicos y de que se sientan cómodos ayudando al paciente con estos cuidados. Es esencial ofrecer **una formación clara** a los cuidadores para que sepan cómo reaccionar en caso de problema.

Supervisión y reevaluación periódicas

La educación no termina cuando el paciente abandona el hospital. El cuidador debe asegurarse de que el paciente reciba **un seguimiento periódico** para comprobar que los cuidados en casa van bien y responder a cualquier pregunta que pueda surgir con el tiempo. Esto puede implicar **visitas a domicilio** o consultas a distancia para ajustar los cuidados a medida que evoluciona la situación.

2 Rehabilitación funcional tras cirugía o tratamiento importante

*   Apoyo a los pacientes en su recuperación postoperatoria (movilización precoz, ejercicios respiratorios)

Apoyar a los pacientes en su **recuperación postoperatoria** es un paso crucial para optimizar la convalecencia, prevenir complicaciones y permitirles recuperar la independencia lo antes posible. Después de una intervención quirúrgica, ya sea menor o mayor, el cuerpo pasa por una fase de rehabilitación que requiere un cuidadoso apoyo por parte del personal de enfermería. El auxiliar de enfermería desempeña un papel fundamental en este proceso, sobre todo fomentando la **movilización precoz** y supervisando **los ejercicios respiratorios**. Estas acciones, aunque a menudo se perciben como simples medidas postoperatorias, tienen un profundo impacto en la recuperación y la prevención de complicaciones como las infecciones pulmonares o la trombosis venosa.

377

Movilización precoz: un factor clave para evitar complicaciones

La movilización precoz es uno de los aspectos más importantes de la recuperación postoperatoria. Animar al paciente a levantarse y moverse lo antes posible tras la operación ayuda a limitar las complicaciones asociadas a la inmovilidad, como **la trombosis venosa profunda (TVP)**, las **infecciones respiratorias**, las **escaras** y la pérdida muscular.

Objetivos de la movilización temprana

La movilización temprana tiene muchas ventajas:

1. **Prevención de complicaciones tromboembólicas**: al mover los músculos, aunque sea ligeramente, se activa el flujo sanguíneo, lo que reduce el riesgo de formación de coágulos en las venas profundas. La trombosis, si no se previene, puede provocar embolias pulmonares graves.

2. **Mantenimiento de la función muscular**: la inmovilidad prolongada provoca una rápida pérdida de masa muscular, lo que dificulta la rehabilitación a largo plazo. La movilización precoz ayuda a mantener la fuerza muscular y evitar la atrofia.

3. **Mejora de la circulación**: Moverse activa la circulación sanguínea y linfática, lo que ayuda a prevenir edemas, favorece la cicatrización y acelera la recuperación general.

4. **Prevención de las úlceras** por **presión**: los pacientes inmovilizados corren el riesgo de desarrollar úlceras por presión. Al fomentar el movimiento regular, por leve que sea, se reduce el riesgo de presión prolongada en determinadas zonas del cuerpo.

El papel del asistente en la movilización

El auxiliar de enfermería está en primera línea para animar y ayudar al paciente en sus primeros movimientos. Se trata de un proceso gradual que debe llevarse a cabo con cuidado, teniendo en cuenta el dolor postoperatorio, las restricciones quirúrgicas y el estado general del paciente.

1. **Levantarse de la cama lo antes posible**: De acuerdo con las recomendaciones médicas, el asistente sanitario animará al paciente a sentarse en el borde de la cama durante las primeras horas tras la operación, previa aprobación del cirujano o del equipo médico. Esto ayudará a restablecer el equilibrio y favorecerá una recuperación muscular gradual.

2. **Ayuda para caminar**: Cuando los pacientes pueden levantarse de la cama, el auxiliar de enfermería les ayuda físicamente acompañándoles a dar sus primeros pasos, ya sea en su habitación o en el pasillo del hospital. Este enfoque gradual permite a los pacientes recuperar gradualmente la confianza en sus capacidades físicas, evitando al mismo tiempo que permanezcan demasiado tiempo postrados en cama.

3. **Vigilancia y estímulo**: Es esencial que el cuidador vigile **las reacciones** del **paciente**, como mareos, signos de fatiga intensa o dolores inusuales. Mientras escucha atentamente, debe animar al paciente a superar sus límites con suavidad, sin forzarle.

4. **Colocación correcta**: El auxiliar de cuidados se asegura de que el paciente esté sentado o semisentado cuando está en la cama, y cambia de posición con regularidad para evitar puntos de presión que puedan provocar úlceras por presión.

Ejercicios respiratorios: prevención de las complicaciones pulmonares

Los ejercicios respiratorios son otro pilar de la recuperación postoperatoria, sobre todo después de una cirugía abdominal o torácica o cuando se ha utilizado anestesia general. La inmovilidad postoperatoria, el dolor y la sedación pueden afectar a la capacidad respiratoria y provocar complicaciones pulmonares como **atelectasia** o **neumonía**. Animar al paciente a realizar ejercicios respiratorios ayuda a mejorar la ventilación pulmonar y a mantener un buen nivel de oxigenación.

Los objetivos de los ejercicios respiratorios

1. **Reapertura de los alvéolos pulmonares**: tras una anestesia general, algunas zonas de los pulmones pueden cerrarse parcialmente, reduciendo la capacidad respiratoria. Los ejercicios respiratorios ayudan a reabrir los alvéolos, mejorando la oxigenación y reduciendo el riesgo de atelectasia.

2. **Prevención de infecciones pulmonares**: al estimular la respiración profunda, los ejercicios ayudan a eliminar las secreciones de las vías respiratorias, evitando que se estanquen y reduciendo el riesgo de infecciones como la neumonía.

3. **Reducción del dolor**: La respiración profunda y controlada también puede ayudar a controlar el dolor postoperatorio al permitir que el paciente se relaje y evite la dolorosa respiración superficial.

El papel del cuidador en los ejercicios respiratorios

El auxiliar de enfermería juega un papel fundamental apoyando los ejercicios respiratorios, explicando al paciente cómo hacerlos correctamente y motivándole para que los practique con regularidad.

1. **Fomentar la respiración profunda**: Tan pronto como el paciente esté despierto después de la operación, el asistente sanitario le animará a **respirar profundamente** inflando el abdomen y luego exhalando lentamente. Este sencillo ejercicio puede repetirse varias veces cada hora.

2. **Uso de un espirómetro de incentivo**: Si se prescribe un espirómetro **de incentivo**, el asistente sanitario muestra al paciente cómo utilizarlo correctamente. Este aparato ayuda a visualizar la amplitud de las respiraciones y anima al paciente a respirar profundamente para mantener una buena función pulmonar. El cuidador se asegura de que el paciente lo utilice con regularidad y en las condiciones adecuadas.

3. **Tos controlada**: El auxiliar de enfermería también enseña al paciente a practicar la **tos controlada** para expulsar las secreciones bronquiales. Se trata de respirar profundamente, aguantar la respiración durante unos segundos y, a continuación, expulsar suavemente el aire tosiendo. Este ejercicio puede ser especialmente útil después de una operación abdominal o torácica, y el auxiliar sanitario se asegura de que el paciente apoye la zona operada con las manos o una almohada para evitar que le duela al toser.

Controlar el dolor y fomentar la actividad

El dolor es un factor que puede limitar la movilización y los ejercicios respiratorios. Por lo tanto, es esencial que el cuidador esté atento al **tratamiento del dolor** del paciente, para que éste pueda moverse y respirar sin molestias indebidas.

Control y evaluación del dolor

El auxiliar de enfermería evalúa periódicamente la intensidad del dolor del paciente mediante escalas específicas (escala numérica, escala analógica visual) y se asegura de que los **analgésicos prescritos** se administran de forma óptima antes de los momentos clave de movilización o de ejercicios respiratorios.

Alentador a pesar del dolor

Es importante subrayar que, aunque el dolor postoperatorio sea inevitable en algunos casos, no debe impedir al paciente realizar **actividades esenciales** para su recuperación. El cuidador, respetando las limitaciones del paciente, debe explicarle que moverse y respirar profundamente, incluso en presencia de un dolor moderado, es fundamental para evitar complicaciones más graves.

Supervisión y reevaluación periódicas

Por último, el auxiliar de enfermería es responsable de **supervisar periódicamente la evolución del paciente**. Debe supervisar el progreso de los ejercicios de movilización y respiración, y ajustar su enfoque en función de las necesidades y el estado del paciente. Esto implica :

- Observe los progresos realizados en términos de movilidad y respiración;
- Informar al equipo médico de cualquier complicación o dificultad encontrada (por ejemplo, signos de descompensación respiratoria o dolor que impida el ejercicio);
- Seguir motivando al paciente, incluso después de los primeros días críticos, para que se mantengan los esfuerzos.

- La importancia de la nutrición en el proceso de rehabilitación

La nutrición desempeña un papel fundamental en el **proceso de rehabilitación** tras una enfermedad, una intervención quirúrgica o un traumatismo. Una dieta adecuada no sólo favorece la curación, sino que también contribuye a la recuperación muscular, refuerza el sistema inmunitario y mejora la calidad de vida del paciente. En el contexto de la rehabilitación, ya sea en la fase postoperatoria o en el tratamiento a largo plazo de una enfermedad crónica, la nutrición es mucho más que un simple apoyo energético: se convierte en una palanca terapéutica esencial.

El papel de la nutrición en la cicatrización y recuperación de heridas

Tras una intervención quirúrgica o una lesión, el organismo necesita un aporte nutricional óptimo para garantizar **una cicatrización eficaz** y la **reparación del tejido** dañado. La cicatrización es un proceso complejo que moviliza importantes recursos y, sin un aporte suficiente de **nutrientes**, este proceso puede ralentizarse, aumentando el riesgo de complicaciones.

Proteínas: elementos esenciales para la reparación de los tejidos

Las proteínas desempeñan un papel fundamental en la **reconstrucción de los tejidos** y la **síntesis de las enzimas** necesarias para la cicatrización. Proporcionan los aminoácidos esenciales para la producción de colágeno, la proteína clave en la formación del tejido cicatricial. En los pacientes sometidos a rehabilitación, una ingesta insuficiente de proteínas puede comprometer la cicatrización de las heridas, prolongar la hospitalización y aumentar el riesgo de infección.

Por ello, los pacientes operados o lesionados deben seguir una dieta rica en **proteínas de alta calidad**, como carne magra, pescado, huevos y productos lácteos. En algunos casos, pueden recomendarse suplementos nutricionales ricos en proteínas, sobre todo para pacientes ancianos o desnutridos, que suelen tener mayores necesidades proteicas.

Micronutrientes y cicatrización de heridas

Además de las proteínas, también son esenciales para la cicatrización **micronutrientes** específicos:

- **El zinc** interviene en la regeneración celular y la cicatrización de heridas.
- **La vitamina C** es crucial para la síntesis de colágeno y tiene propiedades antioxidantes que ayudan a proteger los tejidos en reparación.
- **El hierro** contribuye a la oxigenación de los tejidos favoreciendo la producción de glóbulos rojos, esenciales para transportar oxígeno a las zonas dañadas.

La falta de estos nutrientes puede provocar una mala cicatrización, infecciones y retrasos en la rehabilitación.

Nutrición y mantenimiento de la masa muscular

Uno de los principales objetivos de la rehabilitación, sobre todo tras una larga hospitalización o inmovilización, es evitar la **pérdida de masa muscular** y **recuperar la fuerza**. **La sarcopenia**, o pérdida de masa muscular, es frecuente en pacientes encamados o debilitados por una enfermedad. Sin una dieta adecuada, esta pérdida muscular puede comprometer la rehabilitación física, dificultando la recuperación y retrasando la vuelta a la independencia.

Proteínas y rehabilitación muscular

Las proteínas son, una vez más, un pilar fundamental en el apoyo a la rehabilitación muscular. La ingesta de aminoácidos esenciales, en particular de **leucina**, es especialmente importante para estimular la síntesis proteica y favorecer la reconstrucción muscular. En la fase postoperatoria o tras una inmovilización prolongada, un aporte proteico adecuado contribuye a limitar la degradación muscular y a acelerar la recuperación.

La importancia de las calorías

Además de las proteínas, una ingesta calórica suficiente es esencial para proporcionar la energía necesaria para la rehabilitación muscular. Los pacientes que no consumen suficientes calorías para satisfacer sus necesidades metabólicas corren un mayor riesgo de pérdida y debilidad muscular. Esto puede prolongar su tiempo de recuperación y dificultar la rehabilitación física. Por lo tanto, **los hidratos de carbono complejos** y las **grasas saludables** deben formar parte integrante de la dieta para garantizar un aporte energético equilibrado.

Reforzar el sistema inmunitario

Una nutrición adecuada también es esencial para reforzar el **sistema inmunitario**, que suele debilitarse tras una intervención quirúrgica o una enfermedad. Un sistema inmunitario sano facilita la lucha contra las infecciones y reduce el riesgo de complicaciones, como las adquiridas en el hospital o las postoperatorias.

El papel de los nutrientes en la inmunidad

Ciertas vitaminas y minerales desempeñan un papel directo en el funcionamiento del sistema inmunitario. Por ejemplo :

- **La vitamina A** contribuye a mantener la integridad de las mucosas y la piel, las barreras físicas contra las infecciones.
- **La vitamina D** interviene en la regulación de la respuesta inmunitaria, y una deficiencia puede hacer que los pacientes sean más vulnerables a las infecciones.
- **El zinc** y el **selenio** contribuyen al buen funcionamiento de las células inmunitarias, en particular de los linfocitos,

que desempeñan un papel clave en la defensa contra las infecciones.

Manteniendo una ingesta óptima de estos micronutrientes, los pacientes pueden beneficiarse de una mejor protección inmunitaria durante la rehabilitación.

Prevención de complicaciones nutricionales

Los pacientes de rehabilitación suelen correr el riesgo de **sufrir complicaciones nutricionales**, como la desnutrición, debido a la disminución del apetito, el dolor postoperatorio o la fatiga. **La desnutrición** no sólo puede ralentizar la recuperación, sino también empeorar el estado general de salud del paciente, aumentando el riesgo de complicaciones postoperatorias y reingresos hospitalarios.

Cribado y control nutricional

Es fundamental que los profesionales sanitarios, incluidos los **auxiliares de enfermería**, estén atentos a los signos de desnutrición en los pacientes en rehabilitación. La pérdida de peso involuntaria, la disminución del apetito o las dificultades para comer deben notificarse con prontitud para que pueda ajustarse la ingesta nutricional. **Los suplementos nutricionales** orales, en forma de bebidas enriquecidas con proteínas y calorías, pueden ser necesarios para compensar las deficiencias y prevenir la desnutrición.

Adaptar las dietas a las necesidades específicas

En algunos casos, los pacientes en rehabilitación pueden requerir dietas específicas en función de su patología o cirugía. Por ejemplo:

- Tras la **cirugía digestiva**, puede ser necesario adaptar la textura de los alimentos o limitar ciertos tipos de comida para evitar la irritación del aparato digestivo.

- Los pacientes con **enfermedad renal** pueden necesitar una dieta baja en proteínas, sodio o potasio.
- Los pacientes diabéticos deben vigilar su ingesta de hidratos de carbono para mantener un control glucémico óptimo.

En estas situaciones, el cuidador desempeña un papel importante a la hora de garantizar el cumplimiento de la dieta prescrita y de ayudar a educar al paciente sobre los ajustes dietéticos necesarios.

Apoyo psicológico relacionado con la nutrición

No hay que subestimar el impacto psicológico de la nutrición en la rehabilitación. Para muchos pacientes, la comida no es sólo una fuente de energía, sino también de consuelo y placer. Tras una enfermedad o una intervención quirúrgica, a algunos pacientes puede resultarles difícil restablecer una relación positiva con la comida, sobre todo por las restricciones dietéticas o el miedo a comer determinados alimentos.

El auxiliar de enfermería, en colaboración con **los dietistas**, puede desempeñar un papel clave a la hora de animar al paciente a adoptar un enfoque positivo de la nutrición, explicándole la importancia de la ingesta de alimentos para la recuperación y encontrando soluciones para hacer las comidas más agradables y adaptadas a los gustos del paciente.

3 Reinserción social y profesional de los pacientes de gastroenterología

- Ayudar a los pacientes a reanudar su vida cotidiana y profesional

Ayudar a los pacientes a reincorporarse a su vida cotidiana y profesional es una fase crucial del proceso de curación y rehabilitación. Tras una enfermedad, hospitalización o intervención quirúrgica, volver a la normalidad puede ser un reto complejo. No se trata sólo de la recuperación física: la reintegración en la vida cotidiana y laboral requiere también una adaptación psicológica, social y, a menudo, práctica. Los cuidadores, sobre todo los auxiliares de enfermería, desempeñan un papel clave en este proceso. Ayudan a los pacientes a recuperar gradualmente su independencia, al tiempo que les apoyan en cada etapa de su vuelta a la vida activa.

La importancia de la rehabilitación progresiva

La rehabilitación progresiva es un principio fundamental para facilitar una reincorporación satisfactoria a las actividades cotidianas y profesionales. Es esencial tener en cuenta el estado físico y psicológico del paciente y sus posibles limitaciones funcionales, para que pueda recuperar gradualmente su ritmo de vida normal, sin riesgo de recaídas ni sobrecargas.

Reanudación de las actividades físicas y cotidianas

Tras un largo periodo de reposo o convalecencia, a los pacientes puede resultarles difícil reanudar sus actividades domésticas, como las tareas del hogar, viajar o gestionar la vida familiar. La **pérdida de movilidad**, la **fatiga** postoperatoria o las secuelas de la enfermedad pueden limitar la capacidad del paciente para reintegrarse en la vida cotidiana.

El papel de los cuidadores es guiar a los pacientes hacia una **reanudación gradual de la actividad física** en función de sus capacidades y de las recomendaciones médicas. Esto incluye :

- **Planifique actividades adaptadas**: Anime al paciente a reanudar actividades cotidianas sencillas, como levantarse con regularidad, caminar o realizar tareas domésticas ligeras. Estas actividades no solo favorecen la recuperación física, sino también la sensación de independencia y confianza en uno mismo.

- **Apoyar la gestión de la fatiga**: los cuidadores deben ayudar a los pacientes a equilibrar el esfuerzo y el descanso. Una fatiga excesiva puede ser desalentadora y contraproducente, mientras que una actividad insuficiente puede ralentizar la recuperación.
- **Adaptar el hogar si es necesario**: en algunos casos, puede ser necesario hacer **ajustes** en el entorno vital del paciente, como instalar barras de sujeción u organizar el espacio para minimizar el esfuerzo físico y garantizar la seguridad.

Preparación psicológica para la vuelta al trabajo

Psicológicamente, **la** vuelta a la vida normal puede ser fuente **de estrés**, **ansiedad** y **falta de** confianza en uno mismo, sobre todo si la enfermedad o la operación fueron traumáticas o se acompañaron de limitaciones importantes. Muchos pacientes expresan temores sobre su capacidad para retomar su estilo de vida anterior o sus responsabilidades profesionales, sobre todo si han estado ausentes durante mucho tiempo.

Los cuidadores desempeñan un papel crucial en la prestación de **apoyo emocional** a los pacientes:

- **Animar y tranquilizar**: Los cuidadores deben escuchar las preocupaciones del paciente y ofrecerle ánimos con regularidad. También pueden asegurarle que el proceso de rehabilitación lleva tiempo y que es normal encontrar obstáculos en el camino.
- **Apoyo a la gestión del estrés**: algunos pacientes pueden sentirse muy ansiosos al reanudar sus actividades. El cuidador puede ayudar sugiriendo ejercicios de relajación o derivando al paciente a **un psicólogo** si es necesario.

Retorno gradual a la vida laboral

Volver al trabajo tras un largo periodo de enfermedad o convalecencia puede suponer un reto aún mayor. **La**

reintegración en el mundo laboral requiere una preparación tanto física como psicológica, así como la coordinación con los empresarios y los servicios de salud laboral para que la transición se produzca en las mejores condiciones posibles.

Adaptar la vuelta al trabajo

En muchos casos, se recomienda **una reincorporación gradual** al trabajo. Es importante preparar esta reincorporación teniendo en cuenta la capacidad del paciente para asumir sus antiguas responsabilidades sin correr el riesgo de comprometer su salud.

1. **Tiempo parcial terapéutico**: Para los pacientes que no pueden reincorporarse inmediatamente al trabajo a tiempo completo, suele establecerse un régimen **de tiempo parcial terapéutico**. Esto permite a los pacientes reincorporarse al trabajo lentamente, con un horario reducido, mientras siguen beneficiándose de la supervisión médica.

2. **Ajustes en el lugar de trabajo**: según la naturaleza del trabajo del paciente, **pueden** ser necesarios **ajustes** específicos, como reducir las tareas físicas, aligerar las responsabilidades o modificar el entorno laboral. Los cuidadores, en colaboración con los ergónomos y el médico del trabajo, pueden ayudar a identificar estas necesidades y preparar los ajustes necesarios.

3. **Comunicación con el empleador**: Los cuidadores pueden aconsejar a los pacientes que entablen **una comunicación abierta** con su empleador para definir las condiciones de su reincorporación al trabajo. Esta comunicación es esencial para evitar la presión de un regreso precipitado y establecer un plan realista para reanudar el trabajo.

Aumentar la confianza y la motivación

La vuelta al trabajo puede suscitar **dudas** en los pacientes, que a menudo se preguntan si serán capaces de recuperar su ritmo habitual, asumir sus responsabilidades o seguir rindiendo bien. La labor del cuidador es **reforzar** la confianza del paciente en sí mismo:

- **Valorar los progresos realizados**: es importante recordar a los pacientes los pasos que ya han dado con éxito, para mostrarles que la reintegración gradual en la vida laboral es un paso lógico en su proceso de rehabilitación.
- **Fijar objetivos alcanzables**: Ayudar a los pacientes a fijar **objetivos realistas** para su reincorporación al trabajo ayuda a evitar el agotamiento y la decepción, y a mantener una sensación de progreso continuo.

Gestión de la fatiga y las limitaciones físicas

Tras una enfermedad o una intervención quirúrgica, **la fatiga** puede persistir durante mucho tiempo, limitando la capacidad del paciente para trabajar a pleno rendimiento. Es crucial que los pacientes aprendan a gestionar esta fatiga, tomándose tiempo para descansar y adaptando su ritmo de trabajo.

Los cuidadores pueden :

- **Enseñar a gestionar el tiempo y la energía**: saber planificar las tareas en función de los niveles de energía ayuda a los pacientes a seguir siendo productivos sin agotarse. Esto incluye hacer descansos regulares y ajustar los horarios si es necesario.
- **Prevenir el exceso de trabajo**: los pacientes deben ser conscientes de los signos de exceso de trabajo, como la fatiga persistente, el dolor o la disminución de la concentración, y no dudar en ajustar su horario de trabajo o pedir ayuda si es necesario.

391

Seguimiento y ajustes médicos

La vuelta a la vida cotidiana y al trabajo no debe precipitarse. El **seguimiento médico regular** es esencial para ajustar el plan de reinserción en función de los cambios en la salud del paciente. El médico tratante, en colaboración con el equipo asistencial, debe evaluar los progresos del paciente y decidir si es necesario realizar algún ajuste.

Seguimiento postoperatorio o postenfermedad

Dependiendo de la naturaleza de la patología o la operación, los pacientes pueden necesitar **consultas periódicas** para supervisar su recuperación, sobre todo en el caso de una enfermedad crónica o una intervención quirúrgica importante. Estas consultas permiten evaluar el estado general del paciente, adaptar los tratamientos o cuidados y garantizar la reanudación de las actividades sin complicaciones.

Reevaluación de la capacidad funcional

También pueden ser necesarias revisiones periódicas para **reevaluar las capacidades físicas del** paciente y ajustar las recomendaciones. Puede tratarse de pruebas de movilidad, pruebas de fuerza muscular o reconocimientos médicos generales, para evaluar si el paciente puede aumentar gradualmente su nivel de actividad.

Acompañamiento de familiares y apoyo psicológico

Las **personas cercanas al paciente** desempeñan un papel importante en su reincorporación a la vida cotidiana y laboral. A menudo son el principal apoyo psicológico y práctico del paciente, pero también pueden verse afectados por la enfermedad o la convalecencia. Los cuidadores deben asegurarse de que sus seres queridos estén incluidos en el proceso de rehabilitación.

Apoyo emocional e información

Los familiares pueden necesitar **asesoramiento** y **apoyo** para comprender las necesidades del paciente y ayudarle de forma adecuada. Su participación es inestimable para promover la reintegración, pero también necesitan estar informados sobre las limitaciones del paciente y las formas de apoyarle sin sobreprotegerle ni sobrecargarle.

Prevenir el agotamiento del cuidador

El apoyo a los familiares también es esencial para evitar que se agoten. Hay que animarles a cuidar de sí mismos, al tiempo que se les ofrece ayuda para reintegrar al paciente en la vida cotidiana. Los cuidadores también pueden remitir a los familiares a **recursos de apoyo** o servicios de ayuda a domicilio para aligerar su carga.

- Consejos para gestionar la alimentación y las actividades tras la hospitalización

Tras la hospitalización, la gestión de la alimentación y las actividades desempeña un papel crucial en la recuperación del paciente y su reintegración en la vida cotidiana. Los cuidados no terminan al salir del hospital: es entonces cuando comienza un delicado periodo durante el cual la alimentación y las actividades deben **adaptarse gradualmente para** garantizar una recuperación óptima, prevenir complicaciones y restablecer la energía necesaria para reanudar las actividades normales. Tanto si la hospitalización se debe a una enfermedad aguda, a una intervención quirúrgica o a la reagudización de una enfermedad crónica, los pacientes necesitan **consejos adaptados** que les ayuden a gestionar esta transición sin problemas. He aquí algunas recomendaciones para guiar a los pacientes en la gestión de su dieta y sus actividades tras la hospitalización.

Adaptar la dieta para favorecer la recuperación

La nutrición posthospitalaria es esencial para favorecer la **cicatrización**, promover la **curación de heridas** y restaurar la energía del paciente. Tras la hospitalización, el organismo puede estar debilitado y necesita un aporte nutricional adecuado para reconstruirse. Por tanto, la dieta debe ser equilibrada, rica en nutrientes esenciales y adaptada a la capacidad digestiva del paciente, que puede estar alterada.

Fomentar una dieta rica en nutrientes

La prioridad es aportar los **nutrientes** necesarios para la recuperación:

- **Proteínas**: Esenciales para la reparación de los tejidos y la recuperación muscular. Deben preferirse las fuentes de proteínas magras, como huevos, pescado, aves, tofu y legumbres. Si el paciente tiene mayores necesidades (por ejemplo, después de una intervención quirúrgica), puede considerarse la administración de **suplementos nutricionales** ricos en proteínas.
- **Vitaminas y minerales**: una dieta variada debe aportar micronutrientes como **la vitamina C**, esencial para la cicatrización, **el zinc** para el sistema inmunitario y el **hierro** para combatir la anemia. Deben consumirse regularmente frutas y verduras frescas, así como alimentos ricos en hierro como las espinacas y la carne roja magra.
- **Hidratación**: Una buena **hidratación** es fundamental, sobre todo después de la hospitalización. El agua, las infusiones y los caldos son lo mejor para evitar la deshidratación, que puede producirse rápidamente tras una enfermedad o intervención quirúrgica.

Adaptar la alimentación a las necesidades específicas

Algunos pacientes pueden tener necesidades dietéticas específicas, dependiendo de la naturaleza de su estancia en el hospital o de su estado de salud:

- **Dieta ligera** tras cirugía abdominal: Para los pacientes sometidos a cirugía digestiva, se recomienda una **dieta fácil de digerir**, como sopas, compotas o purés, antes de reintroducir gradualmente alimentos más sólidos. Esto ayuda a proteger el sistema digestivo al tiempo que garantiza una ingesta nutricional adecuada.
- **Dividir las comidas**: Tras la hospitalización, el apetito puede disminuir o la capacidad digestiva verse afectada. Por ello, es aconsejable **dividir las comidas en** varias raciones pequeñas a lo largo del día, para evitar la sensación de pesadez y garantizar un aporte continuo de energía.
- **Evite los alimentos irritantes**: En algunos casos, los alimentos pueden resultar irritantes o difíciles de digerir tras la hospitalización, sobre todo para los pacientes que sufren enfermedades digestivas. Es aconsejable evitar los alimentos grasos, picantes o ácidos, así como las bebidas gaseosas, para prevenir las molestias digestivas.

Controlar la recuperación de peso o la desnutrición

Tras la hospitalización, algunos pacientes pueden haber perdido peso involuntariamente o mostrar signos de **desnutrición**. Es importante vigilar los cambios en el peso y el estado nutricional del paciente, sobre todo en el caso de los ancianos o las personas con mayores necesidades energéticas. Si la dieta por sí sola no es suficiente para satisfacer las necesidades nutricionales, pueden introducirse **complementos alimenticios**, siempre en consulta con un dietista o profesional sanitario.

Reanudar la actividad física gradualmente

Tras la hospitalización, la **actividad física** debe **reanudarse** de forma gradual y adaptada al estado de salud del paciente. La inmovilidad prolongada durante la hospitalización puede provocar **pérdida muscular**, movilidad reducida y fatiga general. Por lo tanto, es fundamental reanudar la actividad física lentamente, respetando las capacidades del organismo y teniendo en cuenta las recomendaciones médicas.

Movilización precoz y actividades suaves

Nada más salir del hospital, hay que animar a los pacientes a ponerse en movimiento, pero sin prisas. **Actividades suaves** como caminar son una forma excelente de recuperar gradualmente la movilidad y prevenir complicaciones asociadas a la inmovilidad, como la trombosis venosa o las escaras.

- **Caminar**: Se recomienda empezar con **paseos cortos** varias veces al día, aumentando gradualmente la duración y la distancia en función de la tolerancia del paciente. Caminar ayuda a estimular la circulación sanguínea, fortalece los músculos y mejora la respiración.
- **Ejercicios respiratorios**: tras una intervención quirúrgica, sobre todo abdominal o torácica, los ejercicios respiratorios son esenciales para **prevenir complicaciones pulmonares**. Debe animarse a los pacientes a respirar hondo con regularidad y a utilizar un espirómetro de incentivo si se prescribe.
- **Evite los esfuerzos bruscos**: es importante recordar a los pacientes que eviten los esfuerzos físicos bruscos o intensos, sobre todo después de una intervención quirúrgica. Levantar objetos pesados, correr o reanudar actividades deportivas demasiado pronto puede provocar complicaciones o una reaparición de los síntomas.

Planificar un aumento gradual de la actividad

La vuelta a la actividad física normal, incluido el deporte, debe ser un proceso gradual. Dependiendo del estado de salud del paciente y del tipo de operación o enfermedad, el plan de reanudación de la actividad física se ajustará en consecuencia.

- **Fortalecer gradualmente los músculos**: Tras un largo periodo en el hospital o en reposo, los músculos pueden debilitarse. Se recomiendan ejercicios **suaves de fortalecimiento muscular**, como estiramientos, ejercicios de envoltura o el uso de bandas elásticas de resistencia ligera.
- **Programar ejercicios de reeducación**: Para algunos pacientes, la **reeducación funcional** bajo la supervisión de un fisioterapeuta puede ser necesaria para recuperar la movilidad y la fuerza después de una intervención quirúrgica o un traumatismo. Estos ejercicios selectivos y progresivos ayudan a prevenir la rigidez articular y a restablecer las capacidades físicas del paciente.

Controlar la fatiga y escuchar al cuerpo

Uno de los aspectos más delicados del periodo posthospitalario es la **gestión de la fatiga**. La fatiga puede persistir mucho tiempo después de una enfermedad o intervención quirúrgica, y es esencial que los pacientes aprendan a reconocer sus limitaciones y adapten sus actividades en consecuencia.

Planificar periodos de descanso regulares

La fatiga postoperatoria o postenfermedad es normal, pero debe tratarse con cuidado. Se aconseja a los pacientes que alternen **periodos de actividad** y **descanso** para evitar el agotamiento físico. Hay que animar a los pacientes a que escuchen a su cuerpo y descansen en cuanto se sientan muy cansados.

Evitar volver al ritmo normal demasiado rápido

Es tentador para algunos pacientes querer **volver rápidamente a sus actividades** habituales, o incluso a su trabajo, después de la hospitalización. Sin embargo, esta prisa puede ser contraproducente y provocar recaídas o una ralentización del proceso de curación. Hay que animar a los pacientes a respetar el ritmo de recuperación que dicte su cuerpo, evitando **el exceso de celo**.

Seguir las recomendaciones médicas

Cada paciente es único, y la reanudación de las actividades debe basarse en las **recomendaciones específicas** del médico. En algunos casos, es necesario realizar revisiones periódicas para evaluar la evolución de la recuperación y ajustar las actividades en función de los resultados.

Apoyo psicológico y social tras la hospitalización

El periodo posterior a la hospitalización también puede ser **psicológicamente** difícil. Los sentimientos de vulnerabilidad, ansiedad por reanudar las actividades o miedo a las complicaciones son habituales entre los pacientes, sobre todo tras una larga convalecencia.

Escucha y apoyo moral

Los cuidadores, así como la familia y los amigos, desempeñan un papel clave en la prestación de **apoyo psicológico** a los pacientes tras la hospitalización. Es esencial escucharles con atención, tranquilizarles sobre su capacidad para recuperarse y recordarles que la rehabilitación es un proceso que lleva tiempo.

Fomentar la socialización

Reanudar **actividades sociales ligeras** es tan importante como reanudar la actividad física. El contacto con amigos y familiares, o la participación en actividades sociales suaves, ayudan a **reducir el estrés** y a mantener un estado de ánimo positivo, esencial para la recuperación.

Capítulo 12

El cuidado de los pacientes al final de la vida en gastroenterología

1 El papel de los cuidados paliativos en gastroenterología

- Cuando la enfermedad digestiva se convierte en incurable: el papel de los cuidados paliativos

Cuando **una enfermedad digestiva se convierte en incurable**, la atención se desplaza de la curación a la **comodidad** del paciente, el **alivio de los síntomas** y la **calidad de vida**. Aquí es donde entran en juego **los cuidados paliativos**, un enfoque esencial para apoyar a los pacientes con enfermedades digestivas avanzadas, como el cáncer terminal de hígado, páncreas o colon, o enfermedades crónicas como la cirrosis descompensada o la enfermedad de Crohn grave refractaria al tratamiento.

Los cuidados paliativos no pretenden curar, sino ofrecer una atención holística que tenga en cuenta las dimensiones **física**, **psicológica**, **social** y **espiritual** del sufrimiento. Representan una auténtica continuidad asistencial, destinada a preservar la dignidad de los pacientes y apoyarles a ellos y a sus familias frente a los complejos retos de una enfermedad incurable. El papel de los cuidadores, en particular de los auxiliares de enfermería, en este contexto es esencial para **apoyar a** los pacientes de una manera atenta y adecuada, respondiendo a sus necesidades específicas en esta etapa de su vida.

Alivio de los síntomas físicos

Los **síntomas físicos** de una enfermedad digestiva avanzada pueden ser extremadamente angustiosos. En este contexto, el control de los síntomas es una prioridad absoluta para garantizar la comodidad del paciente. Los cuidados paliativos se centran en identificar y tratar los síntomas **molestos** o **dolorosos**, teniendo en cuenta al mismo tiempo la progresión de la enfermedad.

Tratamiento del dolor

El dolor suele ser un síntoma importante en las enfermedades digestivas incurables, sobre todo en los cánceres digestivos (páncreas, hígado, estómago). Por tanto, el control del dolor es una prioridad. Los cuidados paliativos utilizan diversos **analgésicos**, desde antiinflamatorios no esteroideos hasta opiáceos para el dolor más intenso.

Los cuidadores deben prestar mucha atención a la **naturaleza del dolor**, su intensidad y la respuesta al tratamiento. La administración regular de analgésicos, con ajustes a medida que el dolor progresa, es necesaria para evitar que el dolor se vuelva incontrolable.

Control de los síntomas digestivos

Además del dolor, los **síntomas digestivos** son frecuentes y requieren una atención especial. Los pacientes con enfermedades digestivas incurables suelen padecer :

- **Náuseas y vómitos**: Estos síntomas pueden estar causados por la obstrucción intestinal, los tratamientos o la progresión de la enfermedad. Los cuidados paliativos incluyen el uso de antieméticos (medicamentos contra las náuseas) y tratamientos adecuados para aliviar estos síntomas.
- **Estreñimiento** o **diarrea**: los cuidadores desempeñan un papel crucial en el control y la gestión de los trastornos del tránsito, que pueden afectar considerablemente a la comodidad del paciente.
- **Ascitis** (acumulación de líquido en el abdomen): Es frecuente en la enfermedad hepática terminal y puede causar molestias importantes. A menudo es necesario un drenaje abdominal (paracentesis) para aliviar la presión y mejorar la respiración del paciente.
- **Obstrucciones intestinales**: En algunos casos, la cirugía puede estar contraindicada, en cuyo caso es esencial manejar estos síntomas con tratamientos paliativos específicos, como agentes antisecretores o tubos de descompresión.

Nutrición e hidratación

En las fases avanzadas de la enfermedad, **la nutrición** puede convertirse en un reto. Los pacientes suelen perder el apetito o son incapaces de tolerar una dieta normal. Los cuidados paliativos se esfuerzan por **reducir el estrés asociado a la alimentación**, priorizando el confort sobre la necesidad de forzar la ingesta de alimentos.

- **Nutrición oral adaptada**: La nutrición debe adaptarse a las preferencias del paciente, con comidas ligeras frecuentes o texturas modificadas si es necesario.
- **Nutrición artificial**: En algunos casos, puede considerarse la **nutrición enteral** (por sonda nasogástrica o gastrostomía) o **parenteral** (por vía intravenosa). Sin embargo, es esencial discutir con el paciente y su familia la conveniencia de continuar con este tipo de nutrición, especialmente cuando la calidad de vida se convierte en una prioridad.
- **Hidratación**: Mantener una hidratación adecuada también es una cuestión importante, pero la hidratación artificial puede limitarse en algunos casos para evitar una sobrecarga de líquidos incómoda para el paciente.

Apoyo psicológico y emocional

La dimensión **psicológica** y **emocional** de los cuidados paliativos es esencial, porque ante una enfermedad incurable, los pacientes se enfrentan a sentimientos complejos como **la ansiedad**, el **miedo**, la **tristeza** e incluso **la depresión**. El apoyo emocional es parte integrante del enfoque paliativo.

Escucha activa y empatía

Como profesional más cercano al paciente, el auxiliar de enfermería suele ser la persona que más tiempo pasa con él. Por tanto, debe estar atento a las **preocupaciones** y **temores** del

404

paciente, al tiempo que es capaz de proporcionarle apoyo emocional constante.

- **Crear un espacio para hablar**: Es esencial que los pacientes puedan expresar libremente sus sentimientos, temores y preguntas sobre el futuro. La escucha activa, sin juicios ni prisas, ayuda a los pacientes a sentirse **comprendidos** y **apoyados** durante esta difícil fase.
- **Controlar la ansiedad y la depresión**: los cuidadores pueden detectar signos de malestar emocional y, si es necesario, buscar la ayuda de un **psicólogo** o **psiquiatra** para que les proporcione un apoyo más específico, incluidas terapias o medicación adecuadas.

Apoyo espiritual y social

En los cuidados paliativos, **las necesidades espirituales** o las reflexiones sobre el sentido de la vida y la muerte adquieren a menudo una importancia creciente. Para algunos pacientes, **la espiritualidad** o las **creencias religiosas** son recursos importantes para afrontar el final de la vida.

- **Apoyo espiritual**: Si el paciente lo desea, un **asesor espiritual** (sacerdote, capellán, imán, rabino, etc.) puede participar en los cuidados del paciente. Este apoyo puede ser una forma de encontrar la paz y prepararse con calma para el final de la vida.
- **Mantener los vínculos sociales**: También es esencial apoyar los vínculos sociales del paciente, facilitando las visitas de familiares y amigos. La **red social** es un factor clave para mejorar la calidad de vida al final de la vida, y las personas cercanas al paciente pueden desempeñar un papel de apoyo crucial, aunque ellas mismas necesiten apoyo.

Apoyo a familias y cuidadores

En los cuidados paliativos, el apoyo implica no sólo al paciente, sino también a su **familia** y **cuidadores**. Desempeñan un papel crucial en el cuidado del paciente, pero también pueden verse afectados emocional y físicamente por la carga de los cuidados y la anticipación de la muerte.

Ayudar a los seres queridos a aceptar su enfermedad

Los cuidadores deben ayudar a la familia a comprender la progresión de la enfermedad y a **aceptar la realidad** del final de la vida. Para ello hay que hablar abiertamente de los objetivos de los cuidados paliativos, en particular de limitar los tratamientos curativos y dar prioridad al confort.

- **Preparar a la familia**: Es importante preparar a los allegados para lo que está a punto de suceder, tanto desde el punto de vista médico como psicológico. Ayudarles a anticipar las distintas etapas del proceso del final de la vida puede aliviar a menudo algunas de sus ansiedades y ayudarles a aceptar el viaje del paciente.
- **Apoyo temprano en el duelo**: para las familias, el duelo suele empezar antes de la muerte. Los cuidadores deben apoyarles en este **periodo de duelo anticipado**, respondiendo a sus preguntas, ofreciéndoles un espacio para expresar sus emociones y tranquilizándoles sobre los cuidados que recibe su ser querido.

Ayuda a domicilio

Si el paciente es atendido en casa, los cuidados paliativos incluyen apoyo logístico y técnico a los familiares. Los cuidadores pueden formar a la familia en determinados aspectos de **los cuidados** (aseo, administración de medicación), al tiempo que les liberan de parte de la carga.

- **Apoyo a los cuidadores**: Es importante que los cuidadores familiares dispongan de **periodos de respiro**, con la posibilidad de recibir apoyo externo (asistentes de cuidados, enfermeras a domicilio, etc.) para evitar el agotamiento.

Respeto de la dignidad y los deseos del paciente

El respeto de **los deseos** y la **dignidad del paciente** es un componente central de los cuidados paliativos. Todo paciente debe poder expresar sus opciones respecto al final de la vida, y estas opciones deben ser respetadas por el equipo sanitario.

Voluntades anticipadas y opciones al final de la vida

En muchos casos, los pacientes expresan su **voluntad anticipada** sobre decisiones importantes, como limitar los tratamientos invasivos (ventilación mecánica, reanimación, etc.) o rechazar determinadas intervenciones. Estas voluntades deben respetarse cuidadosamente, aunque a veces resulten difíciles de aceptar para la familia o los cuidadores.

- **Respeto a la persona**: Todas las acciones deben llevarse a cabo **respetando la dignidad** del paciente. Esto incluye la forma en que se prestan los cuidados, el respeto a la intimidad del paciente y la escucha de sus preferencias, incluso en los gestos más sencillos de la vida cotidiana.

- El papel del cuidador en el tratamiento del dolor y el confort al final de la vida

El **papel del cuidador en la gestión del dolor y el confort al final de la vida** es fundamental para garantizar una atención de calidad a los pacientes terminales. Al final de la vida, el objetivo de los cuidados ya no es curar la enfermedad, sino proporcionar **apoyo asistencial**, aliviar el dolor y proporcionar **confort físico y emocional**. El auxiliar de enfermería, por su proximidad diaria al paciente, desempeña un papel esencial en este proceso. Actúan

407

como enlace entre el paciente, sus familiares y el equipo de cuidados, garantizando que cada acción y cada forma de cuidado respete la dignidad del paciente, al tiempo que alivia su sufrimiento.

Comprender el dolor al final de la vida

El dolor es un síntoma frecuente en los pacientes al final de la vida, sobre todo los que padecen enfermedades graves como cáncer o enfermedades crónicas progresivas. El dolor puede ser **físico**, **psicológico** o **emocional**. Comprender las distintas formas de dolor y saber cómo responder a ellas es crucial para mejorar la calidad de vida de los pacientes durante esta fase.

Tipos de dolor

1. **Dolor físico**: puede ser consecuencia de la propia enfermedad (cáncer, insuficiencia orgánica) o de los tratamientos recibidos. El dolor puede ser agudo, crónico o fluctuante, y requiere una evaluación periódica para ajustar los tratamientos.

2. **Dolor emocional y psicológico**: El sufrimiento psicológico, vinculado al miedo a la muerte, la ansiedad por la separación o la pérdida de control, puede intensificar el dolor físico. La atención holística debe incluir la atención a estos aspectos no físicos del sufrimiento.

3. **Dolor espiritual**: Algunos pacientes pueden expresar un sufrimiento vinculado a cuestiones existenciales o espirituales. Aunque esta dimensión rebasa el marco estrictamente médico, debe tenerse en cuenta en el proceso asistencial.

Evaluación del dolor

La primera función del cuidador en el tratamiento del dolor es ser capaz de **reconocer** y **evaluar** el dolor del paciente, aunque éste no lo exprese directamente. En muchos casos, los pacientes, especialmente al final de la vida, pueden minimizar o no verbalizar su dolor, ya sea por resignación o por miedo a aumentar la carga de sus seres queridos.

- **Uso de escalas de dolor**: los cuidadores deben utilizar **escalas de evaluación del dolor**, como la escala numérica (de 0 a 10), o escalas conductuales para los pacientes incapaces de comunicarse verbalmente, para medir la intensidad del dolor. Esta evaluación permite adaptar en consecuencia los tratamientos analgésicos.
- **Observación de signos no verbales**: al final de la vida, algunos pacientes pueden estar demasiado débiles para expresar su dolor. Los cuidadores deben estar atentos a **los signos no verbales**, como muecas, gemidos, agitación o tensión muscular. Estas señales pueden indicar que el dolor no se está controlando adecuadamente.

Alivio del dolor: la participación del auxiliar de enfermería

El tratamiento del dolor suele basarse en un enfoque farmacológico, pero el papel del asistente sanitario va más allá de la simple administración de medicamentos. Participa en la gestión global del **confort** del paciente, garantizando el seguimiento del tratamiento, ajustando los cuidados de confort y proporcionando apoyo psicológico.

Administración de tratamientos analgésicos

Aunque la administración de los tratamientos medicinales suele ser responsabilidad de los enfermeros, el auxiliar de enfermería tiene un papel central en la organización y el control de su eficacia:

- **Seguimiento de los tratamientos**: El asistente debe asegurarse de que los tratamientos analgésicos prescritos (analgésicos de nivel 1 a 3, opiáceos, etc.) se administran con regularidad y de acuerdo con las recomendaciones. También debe vigilar cualquier efecto secundario, como el estreñimiento relacionado con los opioides, e informar al equipo asistencial.
- **Ajustar las dosis en función del dolor**: Si el dolor persiste a pesar del tratamiento, el cuidador debe informar a la enfermera o al médico para que se pueda reevaluar el plan de cuidados. Puede ser necesario ajustar las dosis o introducir nuevos medicamentos para mejorar el control del dolor.

Técnicas de alivio no farmacológicas

Además de la medicación, los cuidadores pueden utilizar **técnicas no farmacológicas** para aliviar el dolor y mejorar el confort del paciente. En ocasiones, estos métodos pueden ser igual de eficaces, sobre todo como complemento de los tratamientos farmacológicos.

- **Colocación y movilización**: **cambiar** regularmente de **posición** al paciente puede reducir el dolor asociado a la inmovilidad o a las úlceras por presión. Los cuidadores deben asegurarse de que el paciente esté cómodamente colocado, utilizando cojines de apoyo y procurando no mantenerlo en una misma posición durante demasiado tiempo.
- **Masajes y tacto calmante**: Un **masaje suave**, sin presionar las zonas doloridas, puede aliviar y relajar. El

tacto calmante ayuda a tranquilizar al paciente, a crear un vínculo estrecho y a reconfortarle. Estos gestos sencillos pero empáticos suelen ser muy apreciados.

- **Aplicar calor o frío**: La aplicación de **compresas calientes** o **bolsas de hielo** puede aliviar algunos dolores musculoesqueléticos o inflamatorios. Estas técnicas deben utilizarse con precaución, dependiendo del estado del paciente.

Mantener el confort general

El **confort físico** es un aspecto esencial de los cuidados al final de la vida, y el cuidador desempeña un papel clave en la adaptación de los cuidados para mejorar la calidad de vida del paciente.

- **Higiene y cuidados corporales**: El asistente debe velar por la **limpieza** y el **bienestar** del paciente, llevando a cabo cuidados de higiene diarios adaptados al estado de fragilidad del paciente. El aseo respetuoso, suave y no invasivo, así como la aplicación de cremas hidratantes para evitar irritaciones, forman parte de los cuidados que contribuyen al confort general.
- **Alimentación e hidratación adecuadas**: Al final de la vida, el apetito del paciente suele disminuir. El auxiliar de enfermería puede sugerir alimentos ligeros o **suplementos nutricionales**, respetando los deseos del paciente. La hidratación debe garantizarse de forma adecuada, a veces en forma de pequeñas cantidades de agua o infusiones, o utilizando un cuidado bucal para evitar la sequedad de boca.
- Vigilancia **de las úlceras** por **presión**: como el **riesgo de úlceras por presión** es alto en los pacientes encamados, los auxiliares de cuidados deben cambiar periódicamente la posición del paciente, utilizar colchones o cojines antiescaras y vigilar las zonas de riesgo para prevenir las úlceras por presión.

Apoyo emocional y presencia afectuosa

Al final de la vida, **el apoyo emocional** es tan importante como el alivio físico. A través de su contacto diario con el paciente, los cuidadores se convierten a menudo en un punto de referencia, un rostro familiar que ofrece un oído atento, consuelo y **una presencia afectuosa**. Este papel de apoyo moral es crucial para ayudar al paciente a afrontar los temores asociados al final de la vida y a encontrar un cierto grado de tranquilidad.

Escuchar sin juzgar

El auxiliar de enfermería debe estar atento a las **preocupaciones** y **emociones** del paciente, ya sean miedo a la muerte, preocupación por sus seres queridos o remordimientos no expresados. Estar presente, sin tratar necesariamente de dar respuestas, sino **escuchando** de **forma activa** y empática, es a menudo una fuente de alivio para el paciente.

- **Proporcionar un espacio de expresión**: Es importante crear un clima de confianza en el que los pacientes se sientan libres para expresar sus emociones. El cuidador no debe minimizar sus preocupaciones, sino reconocerlas, escucharlas y, si es necesario, sugerir la intervención de un psicólogo o un consejero espiritual.

Promover un final de la vida en paz

Los auxiliares asistenciales también ayudan a organizar los momentos de la vida que los pacientes aún desean compartir con sus seres queridos. Esto puede incluir la **preparación de las visitas**, la organización de un espacio más íntimo para favorecer los intercambios con la familia, o simplemente asegurarse de que el paciente esté **cómodamente sentado** durante los momentos importantes con sus seres queridos.

Ayudar a los familiares a controlar el dolor

El dolor al final de la vida afecta no sólo al paciente, sino también a la familia, que puede ser testigo del sufrimiento de su ser querido. Los auxiliares sanitarios desempeñan un papel crucial de apoyo a las familias, explicándoles el proceso asistencial, tranquilizándolas sobre el control del dolor y respondiendo a sus preguntas sobre el final de la vida.

Informar a los familiares

A veces, los familiares pueden **sentirse angustiados** por el dolor de su ser querido. Al explicarles los cuidados paliativos y las medidas adoptadas para aliviar el dolor, el asistente sanitario puede ayudar a disipar sus temores. Es esencial recordar que todo se hace para **garantizar la comodidad del** paciente.

Apoyo a las familias en la fase final

El papel del cuidador es también **apoyar a los familiares** mientras viven los últimos momentos con el paciente. Esto puede incluir gestos sencillos como ofrecer descansos, proporcionar una presencia discreta pero tranquilizadora y apoyarles en su propio proceso de aceptación y duelo.

2 Apoyo humano y psicológico al final de la vida

*   Escuchar y respetar las últimas voluntades de los pacientes Escuchar y respetar **las últimas voluntades de los pacientes** es un aspecto fundamental de los cuidados al final de la vida. No sólo es un acto de respeto y dignidad, sino que también ayuda a aliviar el sufrimiento emocional y psicológico de los pacientes, al tiempo que garantiza que puedan vivir sus últimos momentos de acuerdo con sus deseos. Al final de la vida, los pacientes se enfrentan a menudo a profundas preguntas sobre sus prioridades,

413

sus valores y cómo desean ser atendidos. En esta delicada etapa, la escucha atenta por parte de los cuidadores y el respeto de sus decisiones son cruciales para garantizar que el final de la vida se ajuste a sus deseos.

La importancia de escuchar sus últimas voluntades

Escuchar las últimas voluntades de un paciente ayuda a respetar sus deseos más íntimos respecto al final de su vida. Ya se trate de decisiones sobre el tratamiento médico, preferencias sobre el lugar de la muerte o disposiciones espirituales o familiares, respetar estos deseos ayuda a preservar **la dignidad** de los pacientes en sus últimos momentos y les ofrece una forma de control sobre un proceso que a menudo está marcado por la impotencia.

Satisfacer la necesidad de control

Al final de la vida, muchos pacientes expresan la **necesidad de controlar** su situación. Esta sensación de poder seguir tomando decisiones por sí mismos, en un contexto en el que la enfermedad está reduciendo su autonomía, suele ser tranquilizadora. Los cuidadores desempeñan un papel fundamental a la hora de permitir que los pacientes expresen sus deseos y de garantizar que éstos se respeten en la medida de lo posible.

Ofrecer un lugar donde escuchar con simpatía

Los pacientes al final de la vida pueden tener peticiones específicas que van más allá del marco médico: deseos relativos a la presencia de determinados familiares, ritos religiosos o espirituales, deseos relativos a su entorno inmediato (luz, música, silencio) o la gestión de sus bienes tras su muerte. Para algunos, se trata de decisiones sobre los **tratamientos médicos** que desean continuar o interrumpir, como detener procedimientos invasivos, limitar la hidratación y nutrición artificiales o solicitar sedación terminal para aliviar el dolor o la ansiedad.

Respeto de las decisiones médicas y las voluntades anticipadas

Los pacientes pueden tener **voluntades anticipadas** por escrito, en las que expresan sus deseos en cuanto al tratamiento médico en caso de que ya no puedan expresarse. Las voluntades anticipadas permiten anticipar situaciones críticas y garantizar que las decisiones tomadas por el equipo sanitario respeten los deseos del paciente.

Voluntades anticipadas y tercero de confianza

Las voluntades anticipadas son un documento oficial en el que los pacientes pueden especificar si desean o no someterse a determinados tratamientos médicos. Esto puede incluir opciones como negarse a someterse a un tratamiento prolongado, detener la reanimación o desear cuidados paliativos para aliviar el dolor sin prolongar la vida artificialmente. Además, los pacientes pueden designar a una **persona de apoyo de confianza** que garantice el respeto de estas decisiones en caso de que sean incapaces de expresarse.

Informar y asesorar a los pacientes y sus familias

El papel de los cuidadores también consiste en **guiar a** los pacientes y sus familias a través de estas complejas decisiones. Es importante explicar claramente las implicaciones de cada elección, los beneficios y las limitaciones de los tratamientos previstos, respetando al mismo tiempo las prioridades del paciente. Esta transparencia ayuda a evitar malentendidos y a garantizar que las decisiones tomadas correspondan a los verdaderos deseos del paciente.

Respeto de las creencias y valores personales

El final de la vida es un momento en el que los **valores** y **creencias** personales pasan a ser fundamentales para los pacientes. Ya se trate de creencias religiosas, filosóficas o espirituales, estas dimensiones deben respetarse en la atención al paciente. Los cuidadores deben **tener una mentalidad abierta** y ser siempre **comprensivos** para respetar los ritos, las prácticas o las necesidades específicas que se derivan de estas creencias.

Rituales religiosos y prácticas espirituales

Algunos pacientes desean recibir **ritos religiosos** específicos antes de su muerte, como la presencia de un sacerdote para la extremaunción, o de un imán, rabino u otro acompañante espiritual en función de su fe. Es esencial respetar estas peticiones y permitir que el paciente esté en paz con sus creencias. Del mismo modo, otros pacientes pueden pedir que se respeten prácticas espirituales no religiosas, como momentos de silencio o meditación.

Escuchar sin juzgar

Los cuidadores nunca deben **juzgar** las creencias de los pacientes, aunque difieran de sus propios valores. Tener una mentalidad abierta y no juzgar son cualidades esenciales para proporcionar una atención respetuosa y tranquilizadora. Los pacientes deben sentirse **libres para expresar** sus últimos deseos sin miedo a la desaprobación o la incomprensión.

Tener en cuenta los deseos relativos al lugar donde tendrá lugar el final de la vida

El lugar donde un paciente desea poner fin a su vida es una decisión importante. Algunos pacientes prefieren **permanecer en el hospital**, donde se sienten seguros en presencia de profesionales sanitarios. Otros desean volver **a casa**, para estar en

416

un entorno familiar rodeados de sus seres queridos, o a unidades especializadas como unidades de cuidados paliativos u hospicios.

Organización de la asistencia a domicilio

Si un paciente expresa su deseo de morir en casa, los cuidadores deben tomar las medidas necesarias para organizar **los cuidados adecuados en el domicilio**. Esto implica coordinar los cuidados en el domicilio, garantizar la presencia regular de enfermeras o auxiliares de cuidados y proporcionar el equipo necesario para mantener la comodidad del paciente. El auxiliar de enfermería desempeña un papel central en esta organización, garantizando que se preserven la comodidad y la dignidad del paciente.

Apoyar a la familia en este proceso

Cuando un paciente elige morir en casa, es esencial apoyar también a la familia, que puede estar preocupada o intranquila por la carga emocional y práctica que conlleva. Los cuidadores pueden tranquilizarles formándoles en procedimientos sencillos, ofreciéndoles apoyo periódico y recordándoles que pueden pedir ayuda en cualquier momento.

Respetar los deseos no médicos

Además de las decisiones médicas, los pacientes pueden tener deseos sobre **aspectos personales** de su muerte. Estos pueden incluir detalles como la música que desean escuchar, las personas a las que desean ver o disposiciones más prácticas relativas a sus asuntos personales o al funeral.

Crear una atmósfera relajante

El asistente asistencial puede ayudar a respetar estos deseos creando un entorno adaptado a los deseos del paciente. Esto puede incluir ajustar la iluminación, añadir música suave o proporcionar objetos personales o fotos que reconforten al paciente. Respetar estos pequeños detalles puede suponer una gran diferencia a la hora de ayudar al paciente a sentirse sereno en sus últimos momentos.

Respetar las decisiones funerarias

Los pacientes también pueden expresar sus deseos con respecto a su **funeral** o a la gestión de su cuerpo tras la muerte (entierro, incineración, ceremonia religiosa o laica, donación del cuerpo a la ciencia, etc.). Aunque a veces estas decisiones escapen al ámbito de actuación del equipo sanitario, es importante que se tengan en cuenta y que se informe a los familiares para que se respeten los últimos deseos del fallecido.

- Apoyo a las familias en estos momentos difíciles

Apoyar a **las familias** al final de la vida de un ser querido es un aspecto esencial de los cuidados paliativos. Para las familias, este periodo suele estar marcado por un gran sufrimiento emocional, ansiedad y una sensación de impotencia. Se enfrentan a la realidad de la pérdida inminente de un ser querido, y esta etapa puede ser desestabilizadora, incluso para quienes se han preparado para ella. Apoyar a las familias no consiste sólo en ofrecerles información médica, sino también en rodearlas de **amabilidad**, escucharlas y ofrecerles **un apoyo emocional** continuo. El papel de los cuidadores, y de los auxiliares de enfermería en particular, es fundamental para aliviar el sufrimiento de las familias, responder a sus necesidades y permitirles superar este periodo con mayor serenidad.

La importancia de estar presente y escuchar

Para las familias, tener a un cuidador presente y que les escuche puede tener un efecto profundamente tranquilizador. A menudo se sienten perdidos o abrumados por los acontecimientos y no saben cómo reaccionar ante el deterioro de su ser querido. El **simple hecho de estar allí**, ofrecer un oído comprensivo y responder a sus preguntas puede reducir sus sentimientos de impotencia.

Crear un espacio para hablar

Las familias necesitan un **espacio seguro** donde puedan expresar libremente sus preocupaciones y temores, así como su tristeza y enfado. Los cuidadores deben crear un clima de confianza, garantizando que los familiares se sientan comprendidos y respetados en sus emociones.

- **Fomentar la expresión de sentimientos**: Es importante recordar a los familiares que es normal sentir emociones intensas y variadas en estos momentos difíciles. El cuidador puede recordarles que no hay una forma "correcta" de vivir estos momentos y que sus emociones, ya sean de tristeza, enfado o alivio, son legítimas.

Tranquilidad sobre la atención al paciente

Una de las principales preocupaciones de las familias suele ser si su ser querido sufre o recibe los cuidados adecuados. Los cuidadores desempeñan un papel esencial a la hora de **informar** y **tranquilizar a** los familiares sobre la calidad de los cuidados prestados. Explicando los cuidados dispensados, los tratamientos administrados para aliviar el dolor y las medidas adoptadas para garantizar la comodidad del paciente, los cuidadores pueden ayudar a aliviar la ansiedad de las familias.

- **Explicar los cuidados con claridad**: es esencial dar explicaciones sencillas y claras sobre el tratamiento y los cuidados, evitando la jerga médica. Esto ayuda a los familiares a entender lo que ocurre y a sentirse más implicados en los cuidados.
- **Transmitir un mensaje tranquilizador**: Incluso en los momentos en que el paciente parece inconsciente o muy débil, es importante recordar a los familiares que se está haciendo todo lo posible para garantizar la comodidad y la dignidad de su ser querido, y que los cuidados están dirigidos a aliviar el dolor y la ansiedad.

Ayudar a las familias a tomar decisiones difíciles

Al final de la vida, las familias se enfrentan a veces a **decisiones difíciles**, como continuar o interrumpir un tratamiento curativo, recurrir a la sedación o tomar medidas relacionadas con la nutrición y la hidratación artificiales. Estas decisiones pueden ser fuente de **culpa** y **ansiedad** para los seres queridos, que temen tomar decisiones equivocadas por su ser querido.

Informar las decisiones médicas

Los cuidadores, y en particular los auxiliares asistenciales, deben desempeñar un papel **mediador** para ayudar a la familia a comprender lo que está en juego en estas decisiones. Deben velar por que las familias dispongan de toda la información necesaria para tomar decisiones con conocimiento de causa, de acuerdo con los deseos del paciente.

- **Aclarar los objetivos de los cuidados**: Es fundamental que los familiares comprendan que el objetivo de los cuidados paliativos ya no es curar, sino **aliviar el sufrimiento** y **preservar** la **dignidad del** paciente. Las decisiones deben tomarse en este marco, teniendo siempre cuidado de respetar los deseos del paciente, expresados en vida o a través de las voluntades anticipadas.
- **Apoyar sin influir**: El papel de los cuidadores no es **dictar** decisiones a la familia, sino proporcionarles información y apoyo en su reflexión. Es esencial que los familiares se sientan apoyados en sus decisiones, sin presiones externas.

Ofrecer apoyo emocional y psicológico

El final de la vida suele ser un momento de **duelo anticipado** para los seres queridos, que ven cómo su ser querido se va deteriorando gradualmente. Este proceso puede ser extremadamente doloroso, y las familias pueden necesitar apoyo psicológico para afrontarlo.

Reconocer el dolor de los seres queridos

El cuidador debe reconocer el **sufrimiento de las familias** y ofrecerles el apoyo emocional adecuado. Esto puede implicar simplemente **estar presente**, escuchar sus miedos y su tristeza y ofrecer palabras de consuelo.

- **Aliviar el sentimiento de culpa**: las familias pueden sentir un fuerte sentimiento de culpa ante la idea de no hacer lo suficiente o no estar suficientemente presentes. El papel del cuidador es asegurarles que ya están haciendo mucho por su ser querido con su presencia y su amor.
- **Fomentar el autocuidado**: En estos momentos difíciles, los seres queridos a veces tienden a olvidarse de sí mismos, descuidando su propio bienestar en favor de su ser querido. Es importante animarles a cuidar de sí mismos, recordándoles que solo pueden apoyar a su ser querido si ellos mismos gozan de buena salud física y emocional.

Ofrecer ayuda psicológica profesional

En algunos casos, los familiares pueden necesitar **un apoyo psicológico más especializado**. El auxiliar de enfermería, en colaboración con el equipo asistencial, puede derivar a las familias a un **psicólogo** o **asesor espiritual que** les ayude a superar este periodo con más calma. Estos profesionales pueden ofrecer herramientas para gestionar la ansiedad, la tristeza o la ira, y ayudar a las familias a prepararse para el duelo.

Facilitar la despedida

Los últimos momentos de la vida suelen estar marcados por **una** gran **emoción**. Las familias necesitan poder **despedirse** de su ser querido en un ambiente tranquilo y respetuoso, de acuerdo con los deseos del paciente. El auxiliar de enfermería puede facilitar estos momentos asegurándose de que las familias reciban apoyo, de que el paciente se encuentre en condiciones óptimas de confort y de que los intercambios se produzcan en una **intimidad respetuosa**.

Preparar a las familias para los últimos momentos

Es importante apoyar a las familias durante las **etapas finales de la vida de un paciente**. Esto incluye explicarles los signos del final inminente, anticipar con ellos lo que va a ocurrir y prepararlos para esta separación.

- **Informar sin prisas**: Los cuidadores deben encontrar las palabras adecuadas para explicar a los familiares lo que está ocurriendo, respetando su fragilidad emocional. Las familias necesitan saber qué esperar, pero sin dejarse abrumar por el estrés o la ansiedad.

Respetar la intimidad de las despedidas

Durante los últimos momentos, las familias a menudo necesitan **recuperar la intimidad** con su ser querido. Los cuidadores pueden garantizar que estos momentos tengan lugar en un entorno tranquilo, limitando las intervenciones médicas a lo estrictamente necesario y ofreciendo a las familias la oportunidad de pasar tiempo con su ser querido en un **ambiente de calma y respeto**.

Apoyo tras el fallecimiento: hacer el duelo contigo

El papel del cuidador no termina con la muerte del paciente. Los **primeros momentos tras la muerte** pueden ser especialmente difíciles para las familias, y es importante estar ahí para apoyarles durante este tiempo de transición.

Una presencia reconfortante después de la muerte

Tras la muerte, los familiares pueden sentirse abrumados por la emoción. El cuidador debe apoyarles ofreciéndoles un **momento de respiro**, tranquilizándoles y ayudándoles con los aspectos prácticos (llamar a la funeraria, etc.).

Derivación a la ayuda en caso de duelo

El **duelo** es un proceso largo y complejo, y algunas familias necesitarán tiempo para asimilar la pérdida de su ser querido. El cuidador, en colaboración con el equipo de enfermería, puede remitir a las familias a **grupos de apoyo o a terapeutas especializados** en asesoramiento sobre el duelo, para ofrecerles un espacio en el que expresar su sufrimiento y encontrar apoyo.

Conclusión:

La profesión de celador de gastroenterología: una vocación

- Un resumen de las competencias necesarias y las realidades de la vida cotidiana

Este **resumen de las competencias requeridas** y de la **realidad cotidiana** de un auxiliar de enfermería pone de manifiesto la diversidad y la complejidad de esta profesión, en particular en gastroenterología o cuidados paliativos. Los auxiliares de cuidados deben combinar competencias técnicas, interpersonales y humanas para ofrecer un apoyo de calidad a los pacientes, al tiempo que colaboran estrechamente con el equipo de enfermería. Esta profesión, aunque a veces mal entendida, está en el corazón de la atención al paciente, ya que se encuentra en la intersección de los cuidados básicos, el confort y el apoyo psicológico. Comprender las competencias requeridas y las realidades cotidianas es esencial para comprender el alcance de la contribución del auxiliar de enfermería al bienestar del paciente.

Competencias técnicas: prestar asistencia básica de alta calidad

Los cuidados técnicos y prácticos constituyen el núcleo de la función del auxiliar de enfermería. En el día a día, proporcionan cuidados básicos para garantizar **la comodidad**, la **limpieza** y la **seguridad** del paciente, al tiempo que se ocupan de prevenir las complicaciones derivadas de la inmovilidad o el tratamiento.

Gestión de la higiene y los cuidados personales

Una de las principales responsabilidades del auxiliar de enfermería es proporcionar cuidados de **higiene** y **aseo** al paciente. Estas tareas diarias son esenciales para prevenir infecciones, garantizar la comodidad del paciente y mantener su dignidad. Ya se trate del aseo en la cama, del cambio de ropa o de la higiene bucal, el auxiliar de enfermería debe ser amable, respetuoso y atento, para que el paciente no experimente estos cuidados como una limitación.

Prevención de las complicaciones relacionadas con la inmovilidad

Los pacientes encamados o gravemente enfermos, sobre todo en gastroenterología o cuidados paliativos, suelen estar expuestos al riesgo de **complicaciones** como **escaras** o infecciones respiratorias. Los auxiliares sanitarios deben garantizar que :

- **Movilice al paciente con regularidad** para evitar puntos de presión y favorecer la circulación sanguínea.
- Utilice dispositivos preventivos como **colchones antiescaras** o cojines de apoyo.
- Asegúrese de que el paciente está bien colocado, sobre todo después de una intervención quirúrgica o en caso de dolor abdominal, para evitar molestias adicionales.

Control de los signos clínicos

Aunque los auxiliares de cuidados no son responsables de hacer diagnósticos médicos, desempeñan un papel crucial en el **seguimiento clínico diario de** los pacientes. Deben ser capaces de detectar signos de deterioro de la salud, como dolor abdominal, vómitos, fiebre o signos de deshidratación. Estas observaciones se transmiten a la enfermera o al médico, que decidirán qué medidas tomar.

Habilidades interpersonales: una dimensión humana esencial

Las habilidades interpersonales son el núcleo de la profesión de auxiliar de enfermería. A menudo son el primer punto de contacto con los pacientes, ya que pasan mucho tiempo a su lado. La relación de ayuda, basada en la **escucha**, la **empatía y el respeto**, es por tanto un componente esencial de los cuidados que prestan.

427

Escucha activa y comunicación

La **escucha activa** es una de las principales habilidades interpersonales que se exigen a los asistentes sanitarios. Los pacientes hospitalizados, sobre todo los que padecen enfermedades crónicas o terminales, pueden sentir miedo, ansiedad o soledad. Los auxiliares sanitarios deben ser capaces de escuchar sus preocupaciones, ofrecerles un foro comprensivo y responder a sus preguntas de forma tranquilizadora.

La comunicación no se limita a los intercambios con los pacientes; también se extiende a la colaboración con los **equipos asistenciales**. El asistente suele ser quien transmite información esencial sobre la evolución del paciente, que puede influir en las decisiones médicas. Por tanto, una buena comunicación con médicos, enfermeras y otros cuidadores es esencial para garantizar una asistencia fluida y coherente.

Apoyo psicológico y empatía

Los cuidadores también desempeñan un papel crucial a la hora de proporcionar **apoyo emocional** a los pacientes, sobre todo a los que atraviesan momentos de gran vulnerabilidad, como los pacientes en cuidados paliativos o los que padecen enfermedades digestivas incurables. **La empatía** es una cualidad esencial para comprender las necesidades emocionales de los pacientes y ayudarles a sentirse escuchados y apoyados. Al final de la vida, esta presencia reconfortante permite a los pacientes encontrar un cierto grado de alivio, incluso cuando las palabras les fallan.

Capacidad de organización: eficacia y adaptación

El día a día de un auxiliar de cuidados está marcado por un **ritmo intenso**. Tienen que hacer malabarismos con un gran número de pacientes, una gran variedad de tareas asistenciales y situaciones a menudo imprevistas. Por eso necesitan **ser** muy **organizados** y **adaptables** para prestar cuidados de calidad en poco tiempo.

Gestión de prioridades

Cada día, el auxiliar de enfermería tiene que evaluar y **establecer prioridades**. Los pacientes en situación crítica requieren una atención más urgente, pero esto no significa descuidar los cuidados de confort a otros pacientes. Gestionar las prioridades requiere la capacidad de evaluar las situaciones con rapidez y tomar las decisiones adecuadas.

Adaptarse a lo inesperado

En el entorno hospitalario, los imprevistos son frecuentes. Ya se trate de una complicación repentina, un cambio de tratamiento o una urgencia médica, los auxiliares de cuidados deben saber **gestionar su estrés** y **adaptarse** rápidamente a las nuevas situaciones. Esta capacidad de reacción es esencial si quieren satisfacer las necesidades cambiantes de los pacientes.

La realidad del día a día: un trabajo de dedicación y resistencia

Ser auxiliar de cuidados significa enfrentarse a realidades que a menudo son duras, tanto física como psicológicamente. Las jornadas son largas, el trabajo a veces duro y el contacto con el sufrimiento, la enfermedad y la muerte puede ser difícil de soportar. A pesar de ello, es una profesión que también aporta mucha **satisfacción** y **significado**, porque se basa en los valores del **cuidado de los demás**, la **dedicación** y la **solidaridad humana**.

Fatiga física y emocional

Los asistentes sanitarios se enfrentan a menudo a la **fatiga física**, sobre todo debido a los horarios de trabajo cambiantes y a tareas repetitivas como la movilización de pacientes o los cuidados corporales. Gestionar estos esfuerzos requiere una buena condición física y **técnicas para prevenir trastornos**

musculoesqueléticos, como adoptar las posturas adecuadas durante los cuidados.

La fatiga emocional también es una realidad cotidiana, sobre todo en departamentos en los que el sufrimiento del paciente es omnipresente, como los cuidados paliativos. Ver a los pacientes sufrir o morir puede ser psicológicamente agotador, y los cuidadores deben aprender a encontrar un equilibrio entre la **cercanía emocional** y la **distancia profesional** para preservar su propia salud mental.

La importancia del reconocimiento y del trabajo en equipo

A pesar de estos retos, los auxiliares de cuidados obtienen una gran satisfacción de su trabajo, en gran parte por el impacto positivo que pueden tener en la **calidad de vida de los pacientes**. Ser reconocido y apreciado por los pacientes y sus familias es una fuente de **motivación** y **orgullo**. Trabajar en **equipo** es también una parte gratificante del día a día. Trabajar con enfermeras, médicos y otros profesionales sanitarios crea un **entorno de apoyo mutuo**, en el que todos pueden confiar en los demás para ofrecer la mejor atención posible.

- Ánimo para perseverar y dedicarse a esta especialidad

Convertirse en auxiliar de enfermería, sobre todo en gastroenterología o en departamentos tan exigentes como el de cuidados paliativos, es una elección que requiere **valor**, **determinación** y una profunda vocación por cuidar a los demás. Es un camino que a menudo se percibe como duro, y a veces incomprendido en toda su magnitud, pero que a cambio ofrece una **riqueza humana** inconmensurable. Aunque esta especialidad pueda parecer difícil o incluso intimidante al principio, también es fuente de **orgullo** y **satisfacción** para quienes la eligen y se dedican a ella. Perseverar en esta especialidad, a pesar de los retos, es un enfoque que merece ser fomentado, porque abre las puertas a una carrera en la que cada gesto tiene un **impacto directo y precioso** en la vida de los pacientes.

La importancia de una contribución esencial

En la asistencia sanitaria, todos los miembros del equipo asistencial desempeñan un papel crucial, pero el asistente sanitario suele ser el más cercano al paciente. Constituyen un vínculo fundamental entre el paciente y el resto del equipo médico, ya que son los que observan, se ocupan de las necesidades más inmediatas y pueden ofrecer **apoyo continuo**. En gastroenterología, por ejemplo, donde las patologías pueden ser incapacitantes y gravosas, el auxiliar de enfermería es una presencia de **consuelo** y **estabilidad**, y a veces la última línea de defensa contra el dolor físico y psicológico.

Dedicarse a esta especialidad significa aceptar desempeñar un papel decisivo en el **bienestar diario** del paciente. Aunque algunas tareas puedan parecer repetitivas, como el aseo o el cambio de posición, son fundamentales para preservar la **dignidad** y **el confort** de las personas atendidas. Los pacientes, que a menudo se enfrentan a enfermedades complejas o a tratamientos difíciles, dependen de la vigilancia y los atentos cuidados de sus cuidadores para mantener cierta calidad de vida. En los cuidados paliativos, donde la asistencia al final de la vida es una preocupación central, el asistente de cuidados permite a los pacientes vivir sus últimos momentos con **dignidad** y **serenidad**, lejos de sufrimientos innecesarios.

Superar los retos para crecer

Es innegable que esta especialidad presenta retos, ya sean físicos, emocionales u organizativos. La fatiga asociada a los horarios de trabajo cambiantes, la gestión de pacientes en situaciones críticas y la exposición constante al sufrimiento son realidades a las que todo asistente sanitario tiene que enfrentarse. Pero estos retos son también **oportunidades de crecimiento**.

- **Crecer ante la responsabilidad**: cada situación difícil ayuda a desarrollar habilidades esenciales, desde la gestión del estrés y la toma rápida de decisiones hasta la adaptabilidad en situaciones inesperadas. A través de estas experiencias, los auxiliares de cuidados perfeccionan su capacidad para trabajar bajo presión sin dejar de prestar atención a las necesidades de los pacientes. Esta responsabilidad, aunque a veces abruma, es fuente de gran **orgullo profesional**.

- **Ganar en humanidad**: Trabajar en contacto con pacientes vulnerables y familias enfrentadas a la enfermedad o al final de la vida **te** permite desarrollar una **profunda empatía** y **comprensión hacia los demás**. Estar cerca de las realidades humanas más profundas -el sufrimiento, el miedo, la muerte- da una perspectiva única de la vida y del sentido de la profesión. Los cuidadores aprenden a escuchar más allá de las palabras, a ofrecer una presencia tranquilizadora incluso en los momentos más oscuros, y a comprender que a veces simplemente estar ahí es el mayor consuelo.

Impacto en la vida de los demás: un poderoso motivador

Cada día, los auxiliares sanitarios tienen la oportunidad de **influir positivamente** en la vida de los pacientes, ya sea aliviando el dolor, proporcionando consuelo o simplemente ofreciendo una sonrisa y un oído comprensivo. Este impacto directo en el bienestar de los pacientes es una fuente de **motivación diaria**. Cada gesto, por pequeño que sea, puede marcar la diferencia para un paciente que se siente vulnerable o solo.

El agradecimiento de los pacientes y sus familias, a menudo conmovidos por la humanidad y la amabilidad del asistente, es una prueba tangible de la importancia de este trabajo. A menudo se dice que los pacientes recuerdan más las pequeñas caricias y gestos de atención que los actos médicos técnicos. Este poder de mejorar la calidad de vida, incluso en circunstancias difíciles, es una **poderosa fuerza motriz** para continuar y perseverar en este camino.

Formación y desarrollo en una especialidad en constante evolución

La gastroenterología y los cuidados paliativos son campos **en constante evolución**, en los que las nuevas tecnologías, los avances médicos y los nuevos enfoques asistenciales modifican regularmente las prácticas. Dedicarse a esta especialidad significa también optar por seguir **aprendiendo**, formándose y enriqueciéndose a lo largo de su carrera. Cada nueva habilidad que adquieren refuerza su capacidad para ofrecer una atención adecuada, comprender nuevas técnicas y mantenerse lo más cerca posible de las necesidades de los pacientes.

Los cursos de formación específica, ya sea en tratamiento del dolor, técnicas de cuidados digestivos o apoyo al final de la vida, ayudan a desarrollar unos **conocimientos** inestimables que convierten al auxiliar de enfermería en un miembro clave del equipo asistencial. Gracias a la formación continua, los auxiliares de enfermería pueden mejorar sus conocimientos y convertirse en un elemento esencial de la mejora continua de los cuidados.

Una profesión con sentido: elegir apoyar a las personas

Una de las principales razones por las que es fundamental perseverar y dedicarse a esta especialidad es que se trata de una profesión que da **un profundo sentido** a la vida laboral. Dedicar el tiempo y la energía a **cuidar de los demás**, aliviar su sufrimiento y acompañarles en momentos de gran vulnerabilidad, es un trabajo significativo que aporta no sólo satisfacción profesional sino también **riqueza personal**.

A diferencia de otras profesiones, en las que el impacto de su trabajo puede parecer abstracto o remoto, los auxiliares asistenciales ven cada día los resultados tangibles de su compromiso. Esta **dimensión humana** de la profesión es insustituible. Al elegir dedicarse plenamente a esta especialidad, está eligiendo tener un impacto directo y positivo en la vida de los demás, lo cual es gratificante e inspirador.

- La importancia de cuidar y respetar al paciente

El **cuidado** y el **respeto** del paciente son dos principios fundamentales de la relación entre el cuidador y el paciente, especialmente en el sector sanitario. Estos valores no se limitan a simples actitudes o formas de cortesía: están en el centro mismo de la calidad de la atención prestada, influyendo tanto en el bienestar físico y psicológico del paciente como en la eficacia global de los cuidados dispensados. Para los auxiliares sanitarios en particular, la amabilidad y el respeto son pilares esenciales de su trabajo diario, ya que ayudan a construir una relación de confianza con los pacientes, humanizan la asistencia y contribuyen a la **dignidad** de los pacientes en momentos de vulnerabilidad. Adoptar este enfoque significa no sólo satisfacer las necesidades médicas de los pacientes, sino también **honrar su humanidad**.

Cuidado: atención continua al bienestar del paciente

La **benevolencia** en los cuidados no se limita a gestos corteses; representa una actitud global que consiste en situar al paciente en el centro de todas las preocupaciones, anticiparse a sus necesidades y velar por su comodidad. Como asistente de cuidados, esta benevolencia se traduce en multitud de pequeños gestos que, en conjunto, mejoran considerablemente la calidad de vida del paciente.

Atención suave y paciente

En un contexto en el que el sufrimiento, el dolor y la ansiedad son a menudo omnipresentes, es esencial que cada gesto esté marcado por la **dulzura** y la **paciencia**. Los pacientes, sobre todo los que padecen enfermedades crónicas o reciben cuidados paliativos, pueden ser muy **frágiles**, tanto física como psicológicamente. Cada acto de cuidado, ya sea un baño, un cambio de posición o una simple toma de tensión, debe realizarse con la amabilidad que tranquiliza y calma.

- **Adaptar el ritmo**: Es importante adaptarse al ritmo del paciente, evitando precipitarse o realizar las cosas mecánicamente. Por ejemplo, cuando el paciente siente dolor, el asistente debe ajustar sus acciones para limitar las molestias, procurando comunicarse con el paciente en cada fase de la atención.
- **Anticiparse a las necesidades**: ser atento también significa saber **anticiparse a** las necesidades del paciente, a veces incluso antes de que las exprese. Esto puede implicar gestos sencillos como ajustarle la almohada, comprobar la temperatura de la habitación u ofrecerle agua sin que tenga que pedirla.

Ofrecer una presencia reconfortante

Cuidar también implica una **presencia tranquilizadora**, una disponibilidad emocional que permita al paciente sentirse apoyado, incluso en los momentos más difíciles. A veces, basta con estar ahí, escuchar y mostrar empatía para que los pacientes sientan que no están solos en su lucha.

- **Escucha activa**: Los pacientes a menudo necesitan expresar sus miedos, su dolor o sus preguntas. Escuchar atentamente, sin interrumpir ni juzgar, es un signo de amabilidad que ayuda a reducir su sensación de aislamiento.
- **Proporcionar apoyo moral**: los pacientes, especialmente cuando se enfrentan a una enfermedad grave, pueden sentirse indefensos ante la incertidumbre. Mostrando **comprensión** y **apoyo**, el asistente sanitario puede ayudarles a encontrar consuelo. A veces basta con decir "estoy aquí para lo que necesites" para aliviar la carga del paciente.

Respeto: preservar la dignidad del paciente

El respeto por el paciente se demuestra a través de todas las interacciones, gestos y cuidados que se le prestan. Respetar a los pacientes significa reconocer y **honrar su dignidad**, incluso en momentos en que puedan sentirse mermados por la enfermedad o la vejez. Este respeto es esencial para mantener una relación de confianza y garantizar que los pacientes se sientan valorados y tenidos en cuenta.

Respetar la intimidad y la autonomía

Los cuidados, ya sean técnicos o relacionales, deben **respetar** siempre la **intimidad del** paciente. Incluso cuando tenemos que intervenir en aspectos muy personales de la vida del paciente, como el baño, el cambio de ropa o el control de sondas, es vital proteger su intimidad. Esto implica gestos sencillos como cerrar la puerta de la habitación, utilizar biombos o cubrir determinadas partes del cuerpo durante los cuidados.

- **Explicar cada procedimiento**: Otro aspecto del respeto es **explicar** claramente cada procedimiento o tratamiento al paciente, para que entienda lo que ocurre y no se sienta desposeído de su propio cuerpo. Respetar la autonomía de los pacientes también significa pedirles su consentimiento antes de realizar cualquier acción, incluso para procedimientos rutinarios.
- **Respetar las decisiones de los pacientes**: Siempre que sea posible, es esencial dejar que los pacientes **decidan** qué cuidados desean o no recibir. Por ejemplo, un paciente al final de la vida puede optar por limitar los tratamientos invasivos o rechazar determinados cuidados. Respetar estas decisiones, aunque vayan en contra del enfoque tradicional de la asistencia, es una señal de respeto a los deseos y la dignidad del paciente.

Valorar al individuo más allá de la enfermedad

Es fácil, sobre todo en un hospital o en un centro de cuidados de larga duración, ver a los pacientes únicamente en términos de su enfermedad o estado de salud. Sin embargo, respetar a los pacientes también significa verlos como **individuos únicos** con sus propias historias, emociones y valores. La enfermedad no define al paciente en su totalidad, y es importante recordar siempre que detrás de cada diagnóstico hay una persona que merece ser **considerada** y **valorada**.

- **Personalizar la atención**: cada paciente es diferente, y es crucial no caer en un enfoque único de la atención. Personalizar los cuidados, teniendo en cuenta las preferencias, hábitos y necesidades individuales, es una forma de respeto. Por ejemplo, asegurarse de que las comidas corresponden a los gustos o restricciones del paciente, o adaptar los cuidados a su estilo de vida.
- **Respetar creencias y valores**: Respetar también significa reconocer **las creencias**, **valores** y **preferencias** de los pacientes, ya sean religiosas, culturales o personales. Esto significa no imponer una visión única de los cuidados, sino incorporar los deseos del paciente al tratamiento.

Los beneficios de la amabilidad y el respeto para pacientes y cuidadores

Ser amable y respetuoso con los pacientes no sólo es bueno para ellos, sino que también repercute positivamente en todo el equipo asistencial y en la calidad general de la atención.

Mejorar el bienestar del paciente

Cuando los pacientes se sienten respetados y bien atendidos, se sienten más cómodos expresando sus necesidades, su dolor o sus preocupaciones. Este clima de **confianza mutua** favorece una mejor comunicación entre cuidador y paciente, lo que puede dar lugar a una atención más eficaz y adecuada.

- **Reducción del estrés y la ansiedad**: los pacientes que se sienten bien atendidos, escuchados y comprendidos suelen estar menos ansiosos, lo que mejora su bienestar general. Saber que se tendrán en cuenta sus necesidades y que se respetarán sus deseos permite a los pacientes sentirse más seguros, incluso en situaciones difíciles.

Enriquecimiento personal del cuidador

El cuidado y el respeto son **valores enriquecedores** para el propio cuidador. Al adoptar un enfoque centrado en el ser humano, los cuidadores desarrollan valiosas **competencias emocionales** y **relacionales** que van más allá de lo técnico. Esto da un mayor **sentido** a su trabajo diario y proporciona una verdadera satisfacción profesional al saber que cada gesto tiene un impacto positivo.

Un entorno de trabajo tranquilo

El respeto y la benevolencia también contribuyen a crear **un clima de tranquilidad** en los equipos asistenciales. Cuando todo el personal comparte y aplica estos valores, mejoran las relaciones entre compañeros y con los pacientes. Esto favorece una mayor **cohesión del equipo**, reduce las tensiones y mejora la calidad de vida en el trabajo.

Apéndices

- Glosario de términos médicos en gastroenterología

A continuación se presenta un **glosario de términos médicos de gastroenterología**, que abarca conceptos clave, patologías, procedimientos y síntomas frecuentes en esta especialidad.

A

- **Abdomen**: Parte del cuerpo situada entre el tórax y la pelvis, que contiene numerosos órganos del aparato digestivo (estómago, intestinos, hígado, etc.).
- **Adherencias**: bandas de tejido cicatricial que se forman entre los órganos abdominales, a menudo tras una intervención quirúrgica o una inflamación, y que pueden causar dolor u obstrucción.
- **Anastomosis**: conexión quirúrgica entre dos segmentos de órganos huecos, a menudo utilizada tras la resección de una parte del intestino.
- **Anorexia**: Pérdida o reducción del apetito, a menudo asociada a trastornos digestivos o a tratamientos fuertes (como la quimioterapia).
- **Ascitis**: acumulación de líquido en la cavidad abdominal, a menudo causada por cirrosis o insuficiencia cardiaca.

B

- **Distensión** abdominal: Sensación de hinchazón abdominal, a menudo debida a la acumulación de gases en los intestinos.
- Biopsia: extracción de una muestra de tejido para su examen microscópico, a menudo utilizada para diagnosticar enfermedades como el cáncer o enfermedades inflamatorias.
- **Bilirrubina**: pigmento amarillo resultante de la descomposición de la hemoglobina, excretado por el hígado. Un aumento de la bilirrubina en la sangre puede provocar ictericia.

439

- **Síndrome de Boerhaave**: Ruptura espontánea del esófago, a menudo provocada por vómitos violentos.

C

- **Cirrosis**: Enfermedad hepática crónica caracterizada por una fibrosis excesiva (cicatrización) del tejido hepático, que conduce a una pérdida progresiva de la función hepática.
- **Colangitis**: Inflamación de los conductos biliares, a menudo debida a una obstrucción causada por cálculos o una infección.
- **Colecistectomía**: extirpación quirúrgica de la vesícula biliar, generalmente en caso de cálculos biliares sintomáticos.
- **Colitis**: Inflamación del colon, a menudo presente en enfermedades como la rectocolitis hemorrágica.
- **Colonoscopia**: examen visual del revestimiento interno del colon mediante un endoscopio, para diagnosticar enfermedades como pólipos, divertículos o cáncer de colon.
- **Enfermedad de Crohn**: enfermedad intestinal inflamatoria crónica que puede afectar a cualquier parte del tubo digestivo, provocando dolor abdominal, diarrea y pérdida de peso.

D

- **Divertículo**: Pequeña bolsa que se forma en la pared del intestino, a menudo en el colon. La inflamación de un divertículo se denomina diverticulitis.
- **Dispepsia**: Término general para describir un conjunto de síntomas digestivos como dolor abdominal, náuseas e hinchazón, a menudo después de las comidas.
- **Disfagia**: dificultad para tragar, síntoma frecuente de enfermedad esofágica.

E

- **Endoscopia**: técnica para examinar visualmente el interior de órganos huecos (como el estómago o el esófago) mediante un tubo flexible provisto de una cámara.
- **Enteritis**: Inflamación del intestino delgado, a menudo causada por infección, enfermedad autoinmune o radiación.
- **Eructos**: Expulsión de gases por la boca, lo que se conoce comúnmente como "eructar".
- **Evisceración**: Protrusión de órganos internos a través de una abertura en la pared abdominal, generalmente como consecuencia de una lesión o intervención quirúrgica.

F

- **Fibrosis hepática**: Acumulación de tejido cicatricial en el hígado tras daños repetidos, que puede evolucionar a cirrosis.
- **Fístula**: Paso anormal entre dos órganos huecos o entre un órgano y la superficie del cuerpo, a menudo como consecuencia de una infección o una intervención quirúrgica.

G

- **Gastrectomía**: extirpación parcial o total del estómago, generalmente en caso de cáncer gástrico.
- **Gastroenteritis**: Inflamación del estómago y los intestinos, a menudo debida a una infección vírica o bacteriana, que provoca diarrea, vómitos y dolor abdominal.
- **Gastroscopia**: examen visual del estómago mediante un endoscopio, a menudo realizado para diagnosticar úlceras, gastritis o cáncer gástrico.
- **Glutenopatía**: Intolerancia al gluten, también conocida como enfermedad celíaca, que provoca la inflamación del intestino delgado en personas sensibles al gluten.

H

- **Hematemesis**: vómitos de sangre, a menudo debidos a una hemorragia digestiva alta (esófago, estómago, duodeno).
- **Hemorroides**: venas dilatadas en el recto o el ano, a menudo responsables de dolor y sangrado.
- **Hepatitis**: Inflamación del hígado, que puede ser de origen vírico, alcohólico o autoinmune.
- **Hernia**: Protrusión de un órgano o parte de un órgano a través de una pared muscular o tisular, a menudo en el abdomen.

I

- **Ictericia**: coloración amarillenta de la piel y las mucosas debida a una acumulación de bilirrubina en la sangre, a menudo relacionada con enfermedades del hígado o las vías biliares.
- **Íleo** : Detención del peristaltismo intestinal, a menudo asociada a una obstrucción intestinal o a una parálisis del intestino tras una intervención quirúrgica abdominal.
- **Inflamación**: respuesta inmunitaria del organismo a una agresión, caracterizada por enrojecimiento, calor, hinchazón y dolor, que suele observarse en la enfermedad inflamatoria intestinal.

L

- **Cálculos biliares**: piedras en la vesícula o los conductos biliares, a menudo responsables de cólicos biliares o colecistitis.
- **Pruebas de la función hepática** : Conjunto de análisis de sangre utilizados para evaluar la función hepática, como los niveles de enzimas hepáticas (ALAT, ASAT) o bilirrubina.

M

- **Melena**: Heces negras y alquitranadas, signo de hemorragia digestiva alta.

- **Metaplasia**: Transformación de un tipo de tejido en otro tipo de tejido anormal, a menudo observada en lesiones precancerosas como el esófago de Barrett.

N

- **Náuseas**: Sensación de malestar o necesidad de vomitar, frecuente en enfermedades digestivas.
- **Necrosis**: Muerte de células o tejidos, a menudo debida a la falta de riego sanguíneo o a una infección.

O

- **Obstrucción intestinal**: Obstrucción del intestino que impide el paso normal del contenido digestivo, causada por adherencias, tumores o hernias.
- **Esofagitis**: Inflamación del revestimiento del esófago, a menudo causada por la enfermedad por reflujo gastroesofágico.

P

- **Pancreatitis**: Inflamación del páncreas, que puede ser aguda o crónica, a menudo relacionada con cálculos biliares o alcoholismo.
- **Perforación digestiva**: Ruptura de un órgano hueco del tubo digestivo que requiere intervención quirúrgica urgente.
- **Pólipo**: masa anormal de tejido que se desarrolla en la pared interna de un órgano, como el colon, a menudo benigna pero a veces precancerosa.
- **Proctología**: Rama de la medicina especializada en el diagnóstico y tratamiento de las enfermedades del ano y el recto.

R

- **Enfermedad por reflujo gastroesofágico (ERGE)**: reflujo de líquido gástrico ácido hacia el esófago, que provoca ardor y dolor retroesternal.

- **Resección**: extirpación quirúrgica de parte de un órgano, a menudo realizada por cáncer o enfermedades inflamatorias.

S

- **Esclerosis hepática**: Otro término para la cirrosis, una fase avanzada de la fibrosis hepática.
- **Sigmoiditis**: Inflamación de la parte sigmoidea del colon, a menudo asociada a divertículos.
- **Estenosis**: estrechamiento de un conducto u órgano, como en el caso de la estenosis intestinal debida a la enfermedad de Crohn.

T

- **Trasplante de hígado**: sustitución del hígado enfermo por un hígado sano procedente de un donante, el tratamiento por excelencia de las enfermedades hepáticas terminales.
- **Tumor**: masa anormal de células, que puede ser benigna o maligna, frecuentemente observada en los cánceres digestivos.

U

- **Colitis ulcerosa (rectocolitis hemorrágica)** : Enfermedad inflamatoria crónica del colon caracterizada por úlceras en la mucosa del colon, que provocan diarrea sanguinolenta y dolor abdominal.

V

- **Varices esofágicas**: Dilataciones de las venas del esófago, a menudo causadas por hipertensión portal, que pueden provocar hemorragias graves.
- **Vólvulo**: Torsión de una parte del intestino que provoca una obstrucción intestinal aguda que requiere intervención quirúrgica.

Z

- **Síndrome de Zollinger-Ellison**: Enfermedad rara caracterizada por una secreción excesiva de gastrina, que provoca úlceras gástricas refractarias.

Este glosario recoge los principales términos utilizados en **gastroenterología**, proporcionando una base sólida para comprender las enfermedades, los tratamientos y los síntomas de esta especialidad.

- Fichas prácticas sobre ostomía y nutrición enteral

Aquí tienes algunas **fichas prácticas** sobre los **cuidados de la ostomía** y la **nutrición enteral**. Estas fichas están diseñadas para proporcionar información práctica y detallada a los cuidadores, permitiéndoles comprender y dominar estos aspectos específicos de los cuidados.

1. Guía práctica: Manejo de la ostomía

Definición de estoma

Un **estoma** es una abertura quirúrgica creada para desviar el contenido intestinal o urinario fuera del cuerpo. Las ostomías pueden ser temporales o permanentes, dependiendo de la patología subyacente. Los principales estomas son :

- **Colostomía**: extirpación del colon a través de la piel para desviar las heces.
- **Ileostomía**: corte del íleon (intestino delgado) a través de la piel para desviar las heces.
- **Urostomía**: Abducción de las vías urinarias a través de la piel para desviar la orina.

Objetivos de la asistencia

- Garantizar una buena higiene del estoma.
- Prevenir complicaciones (infecciones, irritaciones cutáneas).
- Garantizar la comodidad y la dignidad del paciente.

- Garantizar la autonomía del paciente en el manejo de su estoma, si es posible.

Material necesario

- Bolsa de ostomía adaptada al tipo de estoma (colostomía, ileostomía, urostomía).
- Protectores de la piel y juntas de estanqueidad.
- Compresas estériles.
- Agua tibia y jabón suave para limpiar la piel alrededor del estoma.
- Guantes no estériles.
- Tijeras para ajustar el corte del bolsillo.
- Cinta adhesiva para la fijación en caso necesario.

Etapas de la asistencia

1. **Preparar el equipo**: Tenga listo todo el instrumental necesario antes de empezar. Asegúrese de que el paciente está cómodo e informado sobre el tratamiento.

2. **Retirada de la antigua bolsa** :
   - Retire suavemente la bolsa, sujetando la piel con una mano para evitar tirar del estoma.
   - Inspeccione la piel que rodea el estoma en busca de enrojecimiento, irritación o signos de infección.
   - Limpie la zona con agua tibia y jabón suave. Evite los productos agresivos.

3. **Limpieza del estoma** :
   - Utiliza una compresa empapada en agua para limpiar suavemente alrededor del estoma. Seque suavemente con una compresa limpia.
   - Comprueba el color del estoma. Un estoma sano debe ser rosa o rojo, sin sangrado excesivo.

446

4. **Preparación de la nueva bolsa** :

- ○ Corta la nueva bolsa para adaptarla al tamaño y la forma del estoma. Asegúrate de que la abertura sea lo suficientemente grande como para rodear el estoma sin dejar demasiada piel al descubierto.
- ○ Aplica un protector cutáneo alrededor del estoma para evitar irritaciones.

5. **Colocación de la nueva bolsa** :

- ○ Aplique la nueva bolsa, presionando firmemente alrededor del estoma para garantizar un buen sellado.
- ○ Compruebe que la bolsa es segura y cómoda para el paciente.

6. **Educación del paciente** :

- ○ Si es posible, enseña al paciente a cambiar su bolsa de ostomía y a vigilar cualquier complicación.
- ○ Explicar la importancia de una buena higiene y de la vigilancia de la piel.

Complicaciones a tener en cuenta

- **Irritaciones cutáneas**: Signos de enrojecimiento, picor o dolor alrededor del estoma. Prevenga esta situación utilizando protectores cutáneos.
- **Hernia paraestomal**: hinchazón alrededor del estoma, que requiere evaluación médica.
- **Necrosis del estoma**: Aparición de un color negro o violáceo, signo de mala vascularización.
- **Fugas de la** bolsa: Signos de mal ajuste de la bolsa o de corte incorrecto, que requieren una revisión de la talla o de la técnica de ajuste.

2. Información práctica: Nutrición enteral

Definición de nutrición enteral

La nutrición enteral consiste en administrar nutrientes directamente en el tubo digestivo a través de una sonda (nasogástrica, gastrostomía o yeyunostomía) cuando el paciente no puede comer por vía oral pero el tubo digestivo sigue funcionando.

Objetivos del tratamiento

- Garantizar una ingesta nutricional adecuada para mantener la salud y evitar la malnutrición.
- Garantizar una manipulación segura e higiénica de las sondas y los nutrientes.
- Prevenir las complicaciones asociadas a la nutrición enteral (oclusión de la sonda, infección, regurgitación).

Material necesario

- Sonda nasogástrica, gastrostomía o yeyunostomía.
- Bomba de nutrición enteral o jeringa para alimentación por gravedad.
- Bolsitas o bolsas de solución nutritiva.
- Agua estéril para el aclarado.
- Comprime y sujeta el material.
- Guantes no estériles.

Etapas de la asistencia

1. **Preparación del equipo** :

   ○ Lávate las manos y ponte guantes.
   ○ Prepare la solución nutritiva prescrita (compruebe la fecha de caducidad y la temperatura ambiente de la solución).

448

- Instale el equipo (bomba o jeringa) y asegúrese de que la sonda está correctamente colocada y sujeta.

2. **Comprobación de la sonda** :

- Asegúrate de que la sonda está colocada y funciona correctamente. Si la sonda es nasogástrica, compruebe su posición mediante succión o radiografía antes de cada uso.
- En caso de gastrostomía o yeyunostomía, comprueba si la piel que rodea la sonda presenta signos de infección o irritación.

3. **Administración de la nutrición** :

- Administración **por gravedad**: Utilice una jeringa para administrar lentamente la solución en el catéter.
- Administración **por bomba**: Conecte la bolsa de nutrición a la bomba, ajuste el caudal y asegúrese de que la solución fluye a la velocidad prescrita.
- La duración y el caudal deben respetarse para evitar complicaciones digestivas (vómitos, distensión abdominal).

4. **Enjuague de la sonda** :

- Lave el catéter con agua estéril antes y después de cada administración para evitar obstrucciones.
- Utilice una jeringa con 20-30 ml de agua estéril para limpiar la sonda.

5. **Seguimiento durante la nutrición** :

- Vigilar el estado del paciente durante y después de la administración (náuseas, dolor abdominal, regurgitación, etc.).

- Compruebe periódicamente que tolera los alimentos (sin hinchazón, diarrea ni estreñimiento).
- Presta atención a los signos de deshidratación y asegúrate de beber suficiente agua.

Complicaciones a tener en cuenta

- **Obstrucción del catéter**: Ocurre si el catéter no se enjuaga correctamente después de cada uso. Si se sospecha una obstrucción, intente enjuagarla con agua tibia o estéril.
- **Regurgitación y paludismo**: Vigilar los signos de tos, asfixia o cianosis durante la administración. En caso de falsa vía, interrumpir inmediatamente la alimentación y avisar al equipo médico.
- **Infección en la zona de la** sonda: En caso de gastrostomía o yeyunostomía, vigile la zona alrededor de la sonda para detectar signos de infección (enrojecimiento, calor, secreción).

Consejos para cuidadores

- **Educación del paciente y la familia**: Si el paciente está en casa, asegúrese de que la familia entiende cómo administrar la nutrición, limpiar la sonda y reconocer las complicaciones.
- **Higiene estricta**: Garantice siempre una higiene rigurosa al manipular el catéter y las soluciones nutritivas para evitar infecciones.

El manejo de los **estomas** y la **nutrición enteral** requiere una vigilancia constante, una buena técnica y la capacidad de anticipar y gestionar las complicaciones. La implicación de los cuidadores en la educación de los pacientes también es crucial para garantizar su autonomía y comodidad en estas situaciones.

- Referencias de lectura y recursos para auxiliares de cuidados

He aquí una selección de **referencias de lectura** y **recursos útiles** para los auxiliares de cuidados, que abarcan diversos aspectos de la profesión, desde los cuidados básicos hasta las competencias específicas, incluido el apoyo en cuidados paliativos y la comunicación con los pacientes. Estos recursos pueden utilizarse para ampliar conocimientos, mejorar la práctica y comprender mejor determinadas situaciones clínicas.

Libros para auxiliares sanitarios

1. **" Guía práctica para auxiliares de cuidados**
   Autor : *Corinne Foucher*
   Descripción : Esta guía es una referencia para los auxiliares de cuidados. Abarca todos los aspectos prácticos del trabajo, desde los cuidados básicos hasta la comunicación con los pacientes y la gestión de situaciones de emergencia. Está diseñada para ser accesible, con explicaciones claras y muchos consejos para la práctica diaria.

2. **"Cuidados hospitalarios básicos**
   Autor: *Laurence Leautier*
   Descripción: Este libro ofrece una presentación completa de los cuidados básicos en el entorno hospitalario, dirigida a los auxiliares de cuidados. Detalla los procedimientos técnicos esenciales, como el aseo, los cuidados higiénicos, los cambios de posición y los cuidados de urgencia, al tiempo que aborda aspectos humanos como la escucha y la comunicación.

3. **"La relación cuidador-paciente: cuestiones, perspectivas y prácticas".**
   Autor : *Brigitte Sandrin-Berthon*
   Descripción: Este libro hace hincapié en la importancia de la relación humana entre el cuidador y el paciente. Explora las diferentes dimensiones de esta relación (comunicación,

empatía, gestión emocional) y proporciona herramientas prácticas para mejorar la calidad de los cuidados.

4. **" Manual de cuidados paliativos para auxiliares de cuidados**
Autor : *Elisabeth Kübler-Ross*
Descripción : Un manual esencial para los asistentes de cuidados paliativos, con explicaciones sobre cómo apoyar a los pacientes al final de la vida, el tratamiento del dolor, el apoyo psicológico y la atención a las familias. Destaca la importancia del cuidado y el respeto en este delicado momento.

5. **" Técnicas de cuidados a domicilio para auxiliares de cuidados**
Autor : *Christian Leroy*
Descripción: Este libro se dirige específicamente a los auxiliares de cuidados a domicilio. Ofrece métodos y consejos para organizar los cuidados en el hogar, atender a pacientes crónicos o dependientes y ayudar a las familias en la gestión diaria.

Artículos especializados y reseñas

1. **"Soins aides-soignantes" (Revista mensual)**
Descripción: Esta revista está dirigida específicamente a los auxiliares de cuidados y cada mes incluye artículos sobre cambios en la práctica, las últimas recomendaciones, estudios de casos y opiniones de auxiliares de cuidados sobre el terreno.

2. **"La revue francophone de gériatrie et gérontologie".**
Descripción : Un excelente recurso para los asistentes que trabajan con personas mayores. La revista trata temas como el cuidado de las personas al final de su vida, la prevención de caídas, los cuidados específicos para patologías relacionadas con la edad y el tratamiento de las úlceras por presión.

452

3. **" Le Journal des Soins Infirmiers**

   Descripción : Aunque esta revista se dirige principalmente a los enfermeros, también es un excelente recurso para los auxiliares de enfermería, sobre todo en lo que se refiere a protocolos de cuidados, innovaciones tecnológicas y recomendaciones para la seguridad del paciente.

Sitios web y recursos en línea

1. **ANFH (Asociación Nacional para la Formación Continua del Personal Hospitalario)**

   Página web

   Descripción: Este sitio ofrece una amplia gama de **cursos de formación continua** para auxiliares de enfermería, sobre todo en áreas específicas como la gestión de pacientes geriátricos, los cuidados paliativos y la prevención de infecciones nosocomiales.

2. **Enfermeras.com**

   Página web

   Descripción: Este sitio ofrece una amplia gama de recursos para cuidadores, incluidos artículos sobre práctica clínica, vídeos explicativos de procedimientos técnicos, foros de debate para intercambiar experiencias e información sobre las últimas innovaciones en el campo de los cuidados.

3. **HAS (Autoridad Nacional Francesa de la Salud)**

   Página web:

   Descripción: La HAS proporciona guías y recomendaciones para los profesionales sanitarios, incluidos los auxiliares de cuidados. Incluye protocolos de cuidados, recomendaciones sobre la gestión de pacientes crónicos e información sobre buenas prácticas en cuidados paliativos.

4. **Guía asistencial (Fédération Hospitalière de France)**

   Página web

Descripción: La página web de la Fédération Hospitalière de France ofrece una **guía dedicada a los auxiliares** de enfermería, con información práctica sobre el trabajo del auxiliar, fichas técnicas y consejos para integrarse en un equipo hospitalario.

5. **Fondation de France - Fondo para cuidados paliativos**
    Página web:
    Descripción: La Fondation de France ofrece recursos para apoyar a los cuidadores en cuidados paliativos, con guías prácticas y documentos educativos sobre el apoyo a los pacientes al final de la vida.

Formación y certificación

1. **Espace Compétences (Región Sur) - Formación de auxiliar de enfermería**
    Página web
    Descripción : Ofrece **formación continua** para auxiliares de enfermería, con módulos sobre temas como el cuidado de pacientes con enfermedades crónicas, la gestión del dolor y la gestión del estrés en el trabajo.

2. **Pôle emploi - Formación de auxiliares de cuidados**
    Página web
    Descripción: La página web de Pôle emploi ofrece una lista de formaciones especializadas para auxiliares de cuidados, sobre todo en atención domiciliaria, ayuda a personas mayores o al final de la vida y nuevas técnicas de cuidados.

Aplicaciones móviles útiles

1. **iStoma**
    Descripción: Aplicación dedicada a los cuidadores de pacientes con ostomías. Incluye fichas técnicas, vídeos explicativos sobre la colocación y el mantenimiento de las

ostomías y consejos prácticos para mejorar la calidad de vida de los pacientes.

2. **Nutrición+**

   Descripción: Esta aplicación proporciona recursos sobre **nutrición clínica** y **enteral**, con cálculos automáticos de las necesidades nutricionales y guías para adaptar la dieta de los pacientes a su estado de salud.

3. **Hospicios electrónicos**

   Descripción: Aplicación móvil que ofrece consejos y recomendaciones para el manejo de pacientes en cuidados paliativos, así como acceso a artículos, vídeos y opiniones de expertos en la materia.

Estos recursos le ayudarán a desarrollar sus competencias, mantenerse al día de las últimas prácticas asistenciales y apoyarle en su trabajo como auxiliar de cuidados. La **formación continua**, el acceso a lecturas especializadas y el intercambio de experiencias con otros profesionales le ayudarán a mejorar sus competencias y a ofrecer a los pacientes los cuidados más adecuados y respetuosos.